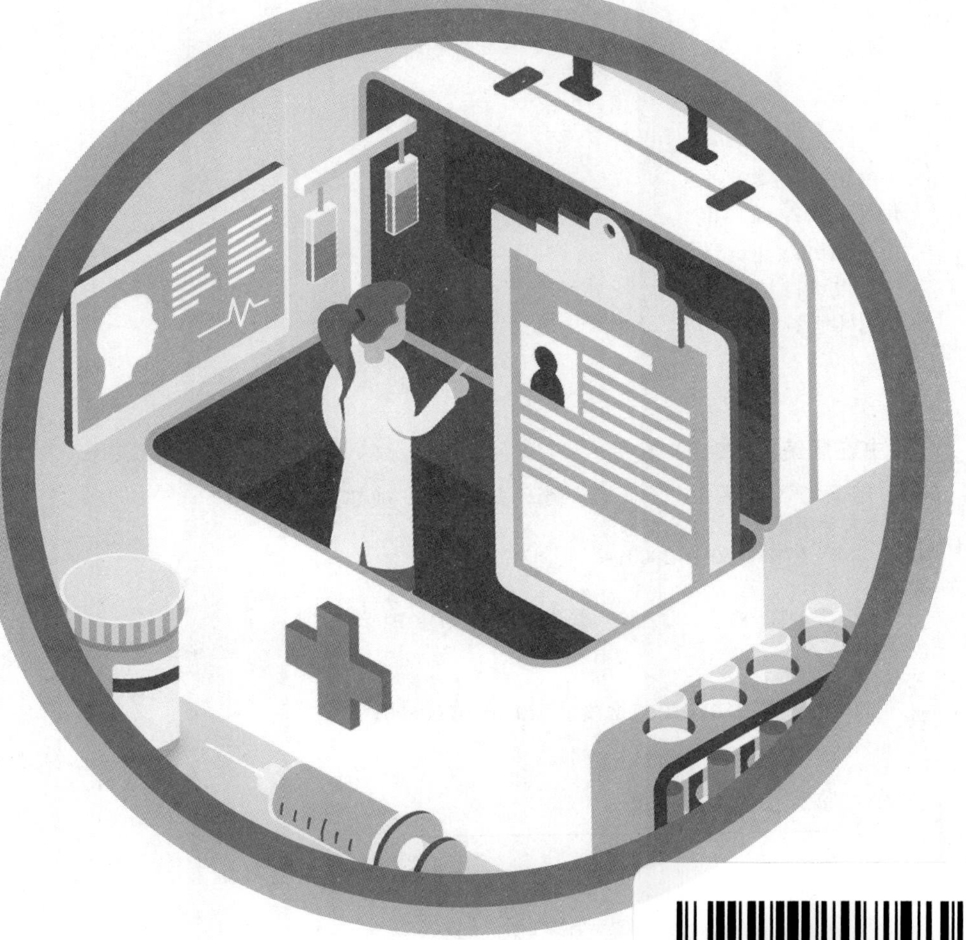

主审◎张斌

主编◎王志　李玲

临床护理指导用书

LINCHUANG HULI ZHIDAO YONGSHU

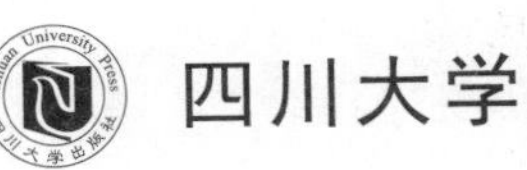

四川大学出版社

项目策划：梁　平
责任编辑：周　艳
责任校对：谢　瑞
封面设计：璞信文化
责任印制：王　炜

图书在版编目（CIP）数据

临床护理指导用书 / 王志，李玲主编．— 成都：四川大学出版社，2019.2
ISBN 978-7-5690-2803-4

Ⅰ．①临… Ⅱ．①王… ②李… Ⅲ．①护理学 Ⅳ．①R47

中国版本图书馆 CIP 数据核字（2019）第 035901 号

书名　临床护理指导用书

主　　编	王　志　李　玲
出　　版	四川大学出版社
地　　址	成都市一环路南一段 24 号（610065）
发　　行	四川大学出版社
书　　号	ISBN 978-7-5690-2803-4
印前制作	四川胜翔数码印务设计有限公司
印　　刷	郫县犀浦印刷厂
成品尺寸	185mm×260mm
印　　张	22.75
字　　数	553 千字
版　　次	2020 年 4 月第 1 版
印　　次	2020 年 4 月第 1 次印刷
定　　价	98.00 元

◆ 读者邮购本书，请与本社发行科联系。
电话：(028)85408408/(028)85401670/
(028)86408023　邮政编码：610065
◆ 本社图书如有印装质量问题，请寄回出版社调换。
◆ 网址：http://press.scu.edu.cn

四川大学出版社
微信公众号

目　　录

内科篇

妇产科与儿科篇

外科篇

内科篇

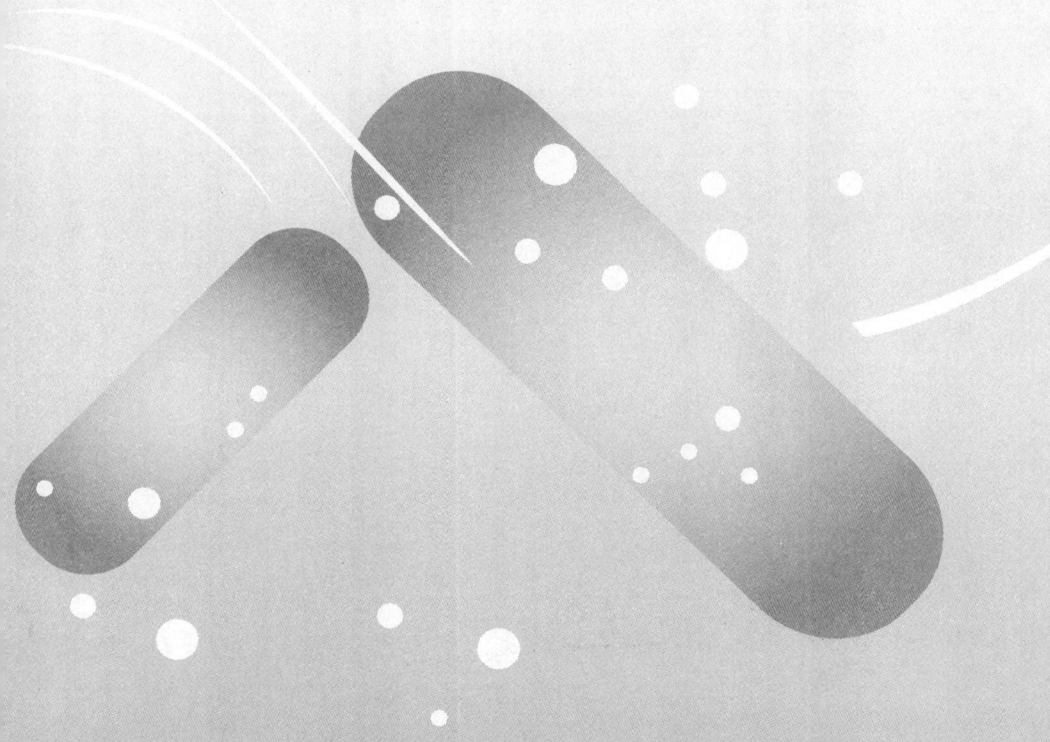

第一节　呼吸系统疾病患者常见症状体征的护理

呼吸道以环状软骨为界分为上呼吸道、下呼吸道，上呼吸道由鼻、咽、喉构成；环状软骨以下的气管、支气管和肺部器官构成下呼吸道。

一、咳嗽与咳痰

（一）定义

咳嗽是因咳嗽感受器受到刺激后引起的突然剧烈地呼气运动，是一种反射性防御动作，具有清除呼吸道分泌物和气道内异物的作用。

咳痰是借助支气管黏膜上皮的纤毛运动、支气管平滑肌的收缩及咳嗽反射，将呼吸道分泌物经口腔排出体外的动作。

（二）护理措施

1. 病情观察

密切观察咳嗽、咳痰情况，详细记录痰液的颜色、量和性质。

2. 改善环境与保证充足的休息

为患者提供安静、舒适的病室环境，保持室内空气清新、洁净，注意通风。保持室温18℃～20℃，湿度50％～60％。根据患者病情选择相对舒适的体位，采取坐位或半坐位有助于改善呼吸、咳嗽和排痰。另外，要保证患者有足够的休息时间。

3. 注意饮食

避免油腻、辛辣刺激的食物。心、肾功能障碍者，应给予充足的水分，保证每天饮水量达到1.5～2L，以利于湿润呼吸道黏膜，使痰液稀释容易排出。

4. 促进排痰

松动痰液，降低黏稠度，促进其由外周向中央移动；指导患者咳嗽或模拟咳嗽动作，如患者自主排痰困难，可在需要时采用负压吸痰，吸痰时间应少于15秒，两次抽吸应间隔3分钟以上，吸痰动作要迅速、轻柔，将不适感降至最低，吸痰前后适当提高吸入氧浓度，避免吸痰引起低氧血症，严格执行无菌操作，避免呼吸道交叉感染。

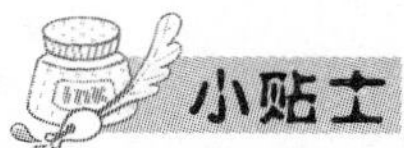

使用机械排痰，要注意拍背时避免患者进食、进饮或者同时进行其他护理治疗，刚进食完毕不宜立即进行机械排痰。

5. 用药护理

遵医嘱给予抗生素、止咳或祛痰药物，用药期间注意观察药物的疗效及不良反应。老年病患者尤其是同时伴有多种疾病的患者，长期服用的药物的种类较多，责任护士应该定期帮助患者清理口服药，每日询问患者的服药情况。

二、肺源性呼吸困难

（一）定义

肺源性呼吸困难是指患者主观上感到空气不足、呼吸费力；客观上表现为呼吸运动用力，严重时可出现张口呼吸、鼻翼翕动、端坐呼吸，甚至发绀，呼吸辅助肌参与呼吸运动，并且可有呼吸频率、深度、节律的改变。

（二）护理措施

1. 气体交换障碍

（1）病情观察：判断呼吸困难类型并动态评估患者呼吸困难的严重程度。根据医嘱监测患者血氧饱和度。

（2）改善环境与保证充分的休息：保持病室安静、干净、温湿度适宜。避免接触过敏原，如尘螨、刺激性气体、花粉等。

（3）保持呼吸道通畅：清除呼吸道分泌物及异物。遵医嘱合理用药缓解呼吸困难，必要时建立人工气道以保证气道通畅。

（4）氧疗和机械通气的护理：

①急性加重期短期氧疗：氧疗前须检查患者气道是否开放。急性情况下，氧疗的浓度是很关键的。与高浓度吸氧可能造成的危害相比，氧供不足会导致更高的死亡率和永久致残率。

②慢性病的长期氧疗：多项研究结果均证实，长期氧疗是影响慢性阻塞性肺疾病（chronic obstructive pulmonary disease，COPD）发展最重要的因素之一。两项大型试验证实，每日持续家庭氧疗（大于15h/d）对存在低氧血症的COPD患者而言，可改善其生存率、延长寿命。延长时间与每日吸氧时间呈正相关。

③氧疗的副作用：患者用氧过程中要严密监测，吸入氧浓度过高会降低缺氧对于COPD急性加重合并Ⅱ型呼吸衰竭的患者呼吸的刺激，加重二氧化碳潴留，同时也要避

免出现早产儿视网膜病变，氧中毒，吸入性肺不张。

2. 活动无耐力

（1）保证充分的休息：调整室内温湿度，集中时间治疗，患者休息时尽量减少不必要的护理操作并保持病室环境的安静和舒适。协助患者采取舒适卧位，因呼吸困难而不能平卧者，可采取半卧位或坐位身体前倾，使用靠枕进行身体支撑。

（2）呼吸训练：通过呼吸训练可以提高呼气时支气管内压力，防止小气道过早陷闭，利于肺内气体的排出。

腹式呼吸与缩唇呼吸：缩唇呼吸，用鼻子吸气，嘴巴缩成小圈，用嘴巴吐气；腹式呼吸，吸气时肚子向外膨出，吐气时肚子向内缩回。缩唇的口型大小和呼气流量以15～20cm处摆放一根蜡烛，蜡烛的火焰随气流倾斜而不至于熄灭为宜。

第二节　支气管哮喘患者的护理

支气管哮喘简称哮喘，是由多种细胞（如嗜酸性粒细胞、肥大细胞、T 淋巴细胞、中性粒细胞、气道上皮细胞等）和细胞组分参与的气道慢性炎症性疾病，是世界上最常见的慢性疾病之一，全球约有 3 亿哮喘患者。下图为气管、肺的示意图。

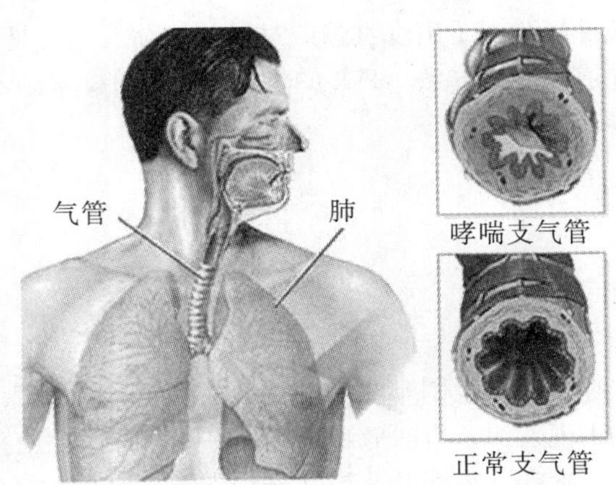

哮喘患者可采用自我护理能力量表和健康行为量表测量其自我护理能力及健康行为。

一、病因与发病机制

（一）病因

1. 遗传因素

哮喘患者的亲属患病率高于群体患病率，且亲缘关系越近，病情越严重。有研究表明，与气道高反应性（airway hyper reactivity，AHR）、IgE 调节和特应性反应相关的基因在哮喘的发病中起着重要作用。

2. 环境因素

环境因素主要为哮喘的激发因素，包括：①吸入性过敏原：如尘螨、花粉、真菌、动物毛屑、二氧化硫、氨气等各种特异或非特异性吸入物；②感染：如细菌、病毒、原虫、寄生虫等感染；③食物：如鱼、虾、蟹、蛋类、牛奶等；④药物：如普萘洛尔、阿司匹林等。⑤其他：气候改变、运动、妊娠等。

（二）发病机制

1. 免疫—炎症机制

哮喘的炎症反应是由多种炎性细胞、炎症介质和细胞因子参与的相互作用的结果。体液介导的免疫和细胞介导的免疫均参与发病过程。

2. 神经机制

神经因素被认为是哮喘发病的重要影响因素。支气管受复杂的自主神经支配，包括胆碱能神经、肾上腺素能神经和非肾上腺素能非胆碱能（NANC）神经。支气管哮喘与β—肾上腺素受体功能低下和迷走神经张力亢进有关。NANC 能释放舒张和收缩支气管平滑肌的神经介质，两者平衡失调，则可引起支气管平滑肌收缩。

3. 气道高反应性

其表现为气道对各种刺激因子出现过强或过早的收缩反应，是哮喘发病的重要影响因素。目前普遍认为气道炎症是导致 AHR 的重要机制之一，而 AHR 则为支气管哮喘患者的共同病理生理特征。

二、临床表现

（一）症状

典型症状为发作性呼气性呼吸困难或发作性胸闷和咳嗽，伴哮鸣音，严重者呈被迫坐位或端坐呼吸，甚至出现发绀。有时咳嗽可为唯一症状（咳嗽变异型哮喘），出现干咳或大量白色泡沫样痰。哮喘在夜间及凌晨发作和加重，可在数分钟内发作，持续数小时至数天，多数患者可自行缓解或应用支气管舒张药后缓解。有些青少年的哮喘症状表现为运动时出现胸闷、咳嗽和呼吸困难，称为运动型哮喘。

（二）体征

典型体征是双肺可闻及广泛的哮鸣音，呼气音延长。

（三）并发症

发作时可并发气胸、纵隔气肿、肺不张，长期反复发作和感染可并发慢性支气管炎、肺气肿、支气管扩张症、间质性肺炎、肺纤维化和肺源性心脏病。

三、治疗要点

目前哮喘不能根治，治疗目标主要是在使用最小有效剂量药物治疗或不用药物的基础上，使患者与正常人一样生活、学习和工作。

部分患者能找到引起哮喘发作的过敏原或其他非特异刺激因素。避免接触过敏原是防治哮喘最有效的方法。

1. 药物治疗

（1）糖皮质激素：是目前控制哮喘最有效的药物。通过作用于气道炎症形成过程中的诸多环节有效抑制气道炎症。给药途径包括吸入、口服和静脉给药等。

（2）β_2 受体激动剂：为控制哮喘急性发作的首选药物，分为 SABA（维持 4～6 小时）和 LABA（维持 10～12 小时）。用药方法有定量气雾剂吸入、干粉吸入、持续雾化吸入等，也可口服或静注，首选定量气雾吸入法。

（3）白三烯调节剂：具有抗炎和舒张支气管平滑肌的作用，通常口服给药。

四、护理评估

（1）评估患病及治疗经过。

（2）评估与哮喘有关的病因和诱因。

（3）评估心理－社会状况。

五、常见护理诊断/问题

（1）气体交换受损：与支气管痉挛、气道炎症、气道阻力增加有关。

（2）清理呼吸道无效：与支气管黏膜水肿、分泌物增多、痰液黏稠、无效咳嗽有关。

（3）知识缺乏：缺乏相应知识。

六、护理措施

（一）环境

提供干净、安静的病区环境，避免患者接触过敏原。室内不宜摆放花草，避免使用皮毛、羽绒或蚕丝织物等。

（二）吸氧

遵医嘱给予患者吸氧，纠正急性发作期的低氧血症。重症哮喘患者常伴有不同程度的低氧血症，应遵医嘱给予鼻导管或面罩吸氧。吸氧流量为1～3L/min，吸入氧浓度一般不超过40%。为避免气道干燥和寒冷气流刺激而导致气道痉挛，吸入的氧应尽量温暖、湿润。

（三）体位

宜采取半卧位或端坐位。哮喘急性发作期，患者被迫坐位，作为护理人员可协助患者采取相对舒适的姿势，比如安排好靠枕的放置，床上桌的使用。

（四）口腔与皮肤的护理

协助患者保持皮肤清洁、干燥、舒适。协助并鼓励患者咳嗽后用温水漱口，保持口腔清洁。如使用吸入剂或雾化，护理人员可协助患者进行漱口和面部清洁。

（五）用药护理

（1）给患者讲解所使用药物的相关知识及使用后的常见不良反应。

（3）对于使用吸入制剂的患者，需教会其正确使用吸入装置，以保障用药剂量的准确性，保证临床治疗效果。

（六）病情观察

观察哮喘发作的前驱症状，如鼻咽痒、打喷嚏、流涕、眼痒等黏膜过敏症状。哮喘发作时，观察患者意识状态，呼吸频率、节律、深度，是否有辅助呼吸肌参与呼吸运动等，监测呼吸音、哮鸣音变化，监测动脉血气分析和肺功能情况，了解病情和治疗效果。哮喘严重发作时，如经治疗病情无缓解，需做好机械通气的准备工作。加强对急性期患者的监护，尤其夜间和凌晨是哮喘易发作的时间，应严密观察病情变化。

（七）促进排痰

（1）对于痰液黏稠者可遵医嘱给予空气泵雾化吸入。指导患者进行有效咳嗽，协助叩背，以促进痰液排出。如患者病情允许，可使用机械振动排痰。

（2）补充水分：哮喘急性发作时，患者呼吸增快、出汗，常伴脱水、痰液黏稠，形成痰栓阻塞小支气管加重呼吸困难。应鼓励患者每天饮水2500～3000mL，以补充丢失的水分，稀释痰液。重症者应建立静脉通道，遵医嘱及时、充分补液，纠正水、电解质和酸碱平衡紊乱。

（八）提高活动耐力

（1）保证充分的休息。患者休息时尽量减少不必要的护理操作并保持病室环境的安静和舒适。采取的体位以患者自觉舒适为原则。

（2）逐步提高活动耐力。哮喘发作急性期，患者应绝对卧床休息；疾病缓解期，在保证充足的睡眠基础上，与医生协商并制定出日间的休息与活动计划，以不感觉疲乏为宜，逐步提高活动耐力。

（九）健康教育

（1）对患者进行入院宣教，让患者充分了解自身所患疾病的起因、用药知识、出院后的自我防护，降低患者再次发病率。

（2）吸入器用药的相关知识。

①定量雾化吸入器（MDI）：MDI 的使用需要患者呼吸配合。正确使用是保证吸入治疗成功的关键。

a. 介绍雾化吸入器具：根据患者文化层次、学习能力，提供雾化吸入器的学习资料。

b. 演示 MDI 的使用方法：打开盖子，摇匀药液，深呼气至不能再呼气时张口，将 MDI 喷嘴置于口中，双唇包住咬口，以慢而深的方式经口吸气，同时以手指按压喷药，至吸气末屏气 10 秒，使较小的雾粒沉降在气道远端，然后缓慢呼气。休息 3 分钟后可再使用一次。

c. 反复练习使用：医护人员演示后，指导患者反复练习，直至患者完全掌握。

②干粉吸入器：常用的有都宝装置和准纳器。这里以目前使用较多的都宝装置为例进行讲解。

都宝装置：即储存剂量型涡流式干粉吸入器，如普米克都宝、信必可都宝。使用都宝装置的方法：旋转并拔出瓶盖，确保红色旋柄在下方。拿直都宝，握住底部红色部分和都宝中间部分，向右旋转到底，再向反方向旋转到底，即完成一次装药。在此过程中，会听到一次“咔嗒”声。先呼气（勿对吸嘴呼气），将吸嘴含于口中，双唇包住吸嘴用力深长地吸气，然后将吸嘴从嘴部移开，继续屏气 5～10 秒后恢复正常呼吸。

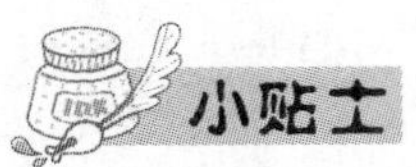

MDI 结构介绍：密封的储药罐内盛有药物和抛射剂，药物溶解或悬浮于抛射剂内；为防止微粒聚集，通常需要添加低浓度的表面活性物质，因此，MDI 喷出瞬间的气溶胶实际上是由药物、抛射剂和表面活性物质等组合而形成的复合气溶胶，实际直径为 40μm。

案例与思考

万某，68 岁，女性，入院前 40＋年，每因受凉，闻及油烟、煤烟等气味及进入冬季，反复出现发作性喘息、咳嗽，脱离上述环境经治疗后，症状可缓解，多次到当地医院住院。患者在上述症状基础上出现活动后心累，做胸部 CT、心脏彩超等检查，诊断为哮喘急性发作，收治入科。入科后立即对症处理，进行吸氧、抗感染、解痉平喘等治疗后，患者病情好转出院。

请思考：

(1) 哮喘患者如何提高自我保护能力?

(2) 作为责任护士，该患者住院期间对其的观察要点是什么?

知识拓展

常用的肺功能检测包含通气功能测定、肺容量测定、肺换气功能测定、支气管激发试验、支气管舒张试验。

肺功能检测前 30 分钟避免剧烈活动，前 1 小时避免吸烟，前 2 小时避免大量饮食，前 4 小时避免饮酒。衣着方面避免穿着限制胸腹活动的衣物。

肺功能-支气管激发与舒张试验对于哮喘的临床意义在于激发试验对非典型哮喘特别是咳型哮喘（CVA）是极好的诊断性检查手段。

第三节　慢性阻塞性肺疾病患者的护理

一、概述

慢性阻塞性肺疾病（COPD）简称慢阻肺，是一种具有气流受限特征的可以预防和治疗的常见疾病，气流受限不完全可逆，呈进行性发展，与气道和肺脏对有毒颗粒或有害气体的慢性炎性反应增强有关。

二、病因与发病机制

（一）病因

1. 吸烟

吸烟为重要的发病因素，吸烟时间越长，吸烟量越大，COPD 患病率越高。

2. 职业粉尘和化学物质

接触职业粉尘及化学物质，如烟雾、变应原、工业废气及室内空气污染等，浓度过高或时间过长时，均可导致 COPD。

3. 空气污染

大气中的二氧化硫、二氧化氮、氯气等有害气体及微小颗粒物可损伤气道黏膜上皮，使纤毛清除功能下降，黏液分泌增加，为细菌感染创造条件，从而可能导致 COPD。

4. 感染因素

与慢性支气管炎类似，感染亦是COPD发生发展的重要因素之一。

（二）发病机制

1. 炎症机制

气道、肺实质及肺血管的慢性炎症是COPD的特征性改变，中性粒细胞、巨噬细胞、T淋巴细胞等炎症细胞均参与了COPD发病过程。中性粒细胞的活化和聚集是COPD炎症发展的一个重要环节。

2. 蛋白酶—抗蛋白酶失衡机制

蛋白酶增多或蛋白酶不足均可导致组织结构破坏，引起肺气肿，从而导致COPD。

3. 氧化应激机制

有许多研究表明，COPD患者的氧化应激增加可直接作用并破坏许多生化大分子，导致细胞功能障碍或细胞死亡。

4. 其他机制

如自主神经功能失调、营养不良、气温变化等都有可能参与COPD的发生发展。

目前世界卫生组织已经将吸烟导致的烟草依赖作为一种疾病列入国际疾病分类，并确认尼古丁是目前人类健康的最大威胁。

对于患COPD需长期家庭氧疗的患者，要告知患者注意安全供氧，装置周围严禁烟火，防止氧气燃烧爆炸，同时氧疗装置定期更换、清洁、消毒。

当患者无法有效排出深部组织的痰液时，可由临床医师进行纤支镜吸痰。

三、临床表现

起病缓慢，病程较长，反复急性发作，主要症状有如下几种。

（一）慢性咳嗽

常晨间咳嗽明显，夜间有阵咳或伴有排痰，随病程发展，咳嗽可终身不愈。

（二）咳痰

清晨排痰较多，一般为白色黏液或浆液性泡沫痰，偶可带血丝。急性发作期痰量增多，可有脓性痰。

（三）气短或呼吸困难

早期在劳累时出现，随病程发展逐渐加重，以致在日常活动甚至休息时也感到气短，是COPD的标志性症状。

（四）喘息和胸闷

重度患者或急性加重时可出现喘息。

（五）其他

晚期患者有体重下降，食欲减退等。

四、治疗要点

（一）稳定期治疗

（1）教育和劝导患者戒烟；因职业或环境、粉尘、刺激性气体所致者，应脱离污染环境。

（2）支气管扩张剂。

①β_2受体激动剂，例如沙美特罗和福莫特罗。

②M胆碱受体阻断剂，长效药物有噻托溴铵。

③茶碱类药物，如茶碱和氨茶碱。

（3）糖皮质激素，常用于急性。

（4）祛痰药。

（5）长期家庭氧疗。

（二）急性加重期治疗

确定导致急性加重的原因，根据不同原因采取不同治疗手段。

（1）支气管扩张剂。

（2）低流量吸氧。

（3）抗生素。

（4）糖皮质激素。

（5）祛痰药。

五、护理评估

（1）评估病史。

（2）评估身体状况。

（3）评估实验室及其他检查结果。

六、常见护理诊断/问题

（一）气体交换障碍

与气道阻塞、通气不足、呼吸肌疲劳、分泌物过多和肺泡呼吸面积减少有关。

（二）清理呼吸道无效

与分泌物增多而黏稠、气道湿度减低和无效咳嗽有关。

（三）焦虑

与健康状况的改变、病情危重、经济状况有关。

（四）活动无耐力

与疲劳、呼吸困难、氧供与氧耗失衡有关。

（五）营养失调

与营养提供低于机体需要量、食欲降低、腹胀、呼吸困难、痰液增多有关。

（六）潜在并发症

呼吸肌相关性肺炎。

七、护理措施

（一）环境和体位

温度22℃～24℃、湿度50％～60％为宜。冬季注意保暖，避免直接吸入冷空气，使用供暖设备时，应避免空气温差较大、空气过度干燥。中度以上COPD急性加重期患者应卧床休息，医护人员协助患者采取舒适体位，急重度患者可采取身体前倾位。

（二）病情观察

(1) 观察患者咳嗽、咳痰的性质和量、呼吸困难的程度。
(2) 监测动脉血气分析和水、电解质、酸碱平衡状态。
(3) 肺性脑病的观察。

（三）用药护理

遵医嘱应用抗生素、支气管扩张药和祛痰药物。注意观察药物疗效和不良反应。

(1) 止咳药：喷托维林是非麻醉性中枢镇咳药，不良反应有口干、恶心、腹胀、头痛等。

(2) 祛痰药：溴己新偶见恶心、转氨酶升高，消化性溃疡者慎用。

(四) 氧疗护理——持续低流量低浓度 (25%~29%)

呼吸困难伴低氧血症者，遵医嘱给予氧疗。一般采用鼻导管持续低流量吸氧，氧流量为1~2L/min，应避免吸入氧浓度过高而引起二氧化碳潴留。提倡长期家庭氧疗。氧疗有效指标：患者呼吸困难减轻、呼吸频率减慢、心率减慢、活动耐力增加。

(五) 呼吸功能锻炼

COPD患者需要增加呼吸频率来代偿呼吸困难，这种代偿多数依赖于辅助呼吸肌参与呼吸，即胸式呼吸。然而胸式呼吸的效能低于腹式呼吸，患者容易疲劳。因此，护理人员应指导患者进行缩唇呼吸、膈式或腹式呼吸，以及使用吸气阻力器等呼吸训练，以加强胸、膈呼吸肌的肌力和耐力，改善呼吸功能。

(六) 皮肤护理

COPD患者急性加重期活动受限，尤其是在家长期卧床的老年患者容易发生压疮。压疮的预防与治疗非常重要。

(七) 心理护理

COPD患者因长期患病，反复住院，社会活动减少，经济负担加重等因素，尤其在住院期间易形成焦虑和抑郁的心理状态。因此，在进行日常诊疗护理的同时，护士应关心患者的情绪变化，提供力所能及的帮助，关于诊疗方面的问题及时与医生沟通，帮助患者正确了解疾病的病因、进展及治疗要点和配合重点，树立信心。

(八) 肺康复的应用

COPD患者住院期间根据病情可结合肺康复项目促进健康，出院后肺康复的应用可降低患者反复住院的风险。开展内容主要为六分钟步行实验、弹力操，以及用哑铃、踏步器训练。佩戴无创呼吸机的患者可在带机的同时进行肺康复训练。

呼吸道正常的生理功能——气体进入鼻腔经鼻毛滤过后，鼻腔内丰富的毛细血管网及潮湿的黏膜可将吸入气体加温到30℃~34℃，相对湿度可达80%~90%，气体到达隆突时，可接近体温（37℃），相对湿度达到95%以上，至肺泡时，气体温度达到37℃，相对湿度达100%。

案例与思考

呼吸内科病区收入一位老年患者，男，87 岁，气紧，活动受限，咳嗽，咳黄色脓痰，痰量多，患者病情急，平车入科。该患者入院前 20 年，受凉后都出现咳嗽、咳痰（白色泡沫痰），无畏寒、发热、恶心、呕吐等症状。1 月前，上述症状再次出现，并伴有气紧、心累、心慌、咳嗽，自行服药后效果不佳，为进一步治疗来院就诊，诊断为慢性阻塞性肺疾病。既往病史：哮喘病史，过去吸烟者，无手术史。

请思考：

(1) 什么样的因素会导致慢性阻塞性肺疾病的发生？

(2) 慢性阻塞性肺疾病患者该如何护理？

第四节 呼吸衰竭患者的护理

一、概述

下图表示人体安静时和呼吸时肺部的变化。

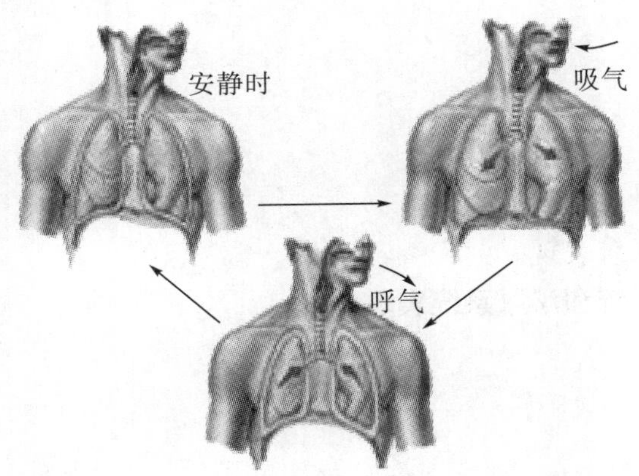

呼吸衰竭是指各种原因引起的肺通气和（或）换气功能严重障碍，使人静息状态下亦不能维持足够的气体交换，导致低氧血症伴（或不伴）高碳酸血症，进而引起一系列病理生理改变和相应临床表现的综合征。

二、病因与发病机制

（一）气道阻塞性病变

气管-支气管的炎症、痉挛、肿瘤、异物、纤维化瘢痕等均可引起气道阻塞。

（二）肺组织病变

各种累及肺泡和（或）肺间质的病变。

（三）肺血管疾病

肺栓塞、肺血管炎等可引起通气或血流比例失调，或部分静脉血未经氧合直接流入肺静脉，导致呼吸衰竭。

（四）心脏疾病

各种缺血性心脏疾病、严重心瓣膜疾病、心肌病、心包疾病、严重心律失常等均可导致通气和换气功能障碍，从而导致缺氧和（或）二氧化碳潴留。

（五）胸廓与胸膜病变

胸部外伤、严重的自发性或外伤性气胸、严重的脊柱畸形、大量胸腔积液、胸膜肥厚与粘连限制胸廓活动和肺扩张，导致通气不足及吸入气体分布不均，从而发生呼吸衰竭。

（六）神经肌肉疾病

脑血管疾病、颅脑外伤、脑炎以及镇静催眠剂中毒可直接或间接抑制呼吸中枢。

三、临床表现

（1）呼吸困难。
（2）发绀。
（3）不良的精神神经症状。
（4）不良的循环系统表现。
（5）不良的消化系统和泌尿系统表现。

四、治疗要点

（1）保持呼吸道通畅。
（2）氧疗。
（3）增加通气量、改善二氧化碳潴留。
（4）病因治疗。
（5）一般支持疗法。
（6）其他重要脏器功能的监测与支持。
（7）机械通气。
（8）抗感染。
（9）利用呼吸兴奋剂。

(10) 纠正酸碱平衡失调。

五、常见护理诊断/问题

(一) 低效性呼吸形态

与不能进行有效呼吸有关。

(二) 焦虑

与呼吸窘迫、疾病危重以及对环境和事态失去自主控制有关。

(三) 自理缺陷

与严重缺氧、呼吸困难、机械通气有关。

(四) 营养失调

营养提供低于机体需要量,与气管插管和代谢增高有关。

(五) 语言沟通障碍

与建立人工气道、极度衰弱有关。

(六) 潜在并发症

误吸、呼吸机相关性肺炎、呼吸机相关肺损伤。

六、护理措施

(一) 体位、休息与活动

帮助患者采取舒适且有利于改善呼吸状态的体位,一般呼吸衰竭患者取半卧位或坐位,趴伏在床桌上,借此增加辅助呼吸肌的效能,促进肺扩张。

(二) 给氧

氧疗能提高肺泡内氧分压,使血氧分压(Pao_2)和血氧饱和度(SaQ_2)升高,从而减轻组织损伤,恢复脏器功能,减轻呼吸做功,减少耗氧量,降低缺氧性肺动脉高压,减轻右心负荷。

方法:一般给氧法用鼻导管,使用简单方便,不影响吸痰和进食。氧疗过程中,应注意观察氧疗效果,如吸氧后呼吸困难缓解、发绀减轻、心率减慢,表示氧疗有效;如果意识障碍加深或呼吸过度表浅、缓慢,可能为二氧化碳潴留加重。用氧过程中,责任护士应该严密观察用氧疗效、鼻导管的固定、氧流量的大小、患者用氧的依从性。

（三）促进有效通气

指导患者进行腹式呼吸和缩唇呼吸，通过腹式呼吸时膈肌的运动和缩唇呼吸促使气体均匀而缓慢地呼出，以减少肺内残气量，增加有效通气量，改善通气功能。

（四）用药护理

遵照医嘱及时准确给药，并观察疗效和不良反应。静脉用药：输注呼吸兴奋药时应保持呼吸道通畅，否则会促发呼吸肌疲劳，加重二氧化碳潴留；适当提高吸入氧浓度，输液速度不宜过快，观察呼吸频率、节律、神志变化以及动脉血气的变化。

（五）心理支持

呼吸衰竭患者因呼吸困难，预感病情危急、可能危及生命等，常会产生紧张、焦虑、濒死感，故应多提供心理支持。

（六）机械通气

根据病情选用无创机械通气或有创机械通气。在慢性阻塞性肺疾病急性加重早期及时应用无创机械通气可以防止呼吸功能不全加重，责任护士在给患者佩戴无创呼吸机时要向患者及其家属讲解戴机的注意事项、头带的松紧、进食后半小时再戴机避免胀气。戴机过程中，严密观察患者病情变化及血气分析以及时调整参数，及时清理患者气道分泌物，同时注意佩戴口鼻罩患者的需求。有创通气人工气道的建立与管理参照重症医学。

（七）抢救药品的准备

呼吸衰竭患者病情变化快，一旦发生病情恶化需及时配合医生抢救，提高成功率。

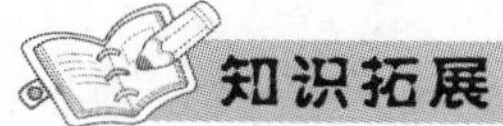

知识拓展

无创正压通气是指通过鼻罩、口鼻面罩或全面罩等无创性方式将患者与呼吸机相连进行正压辅助通气，与气管插管和气管切开等有创的连接方式存在显著区别。（如下图）

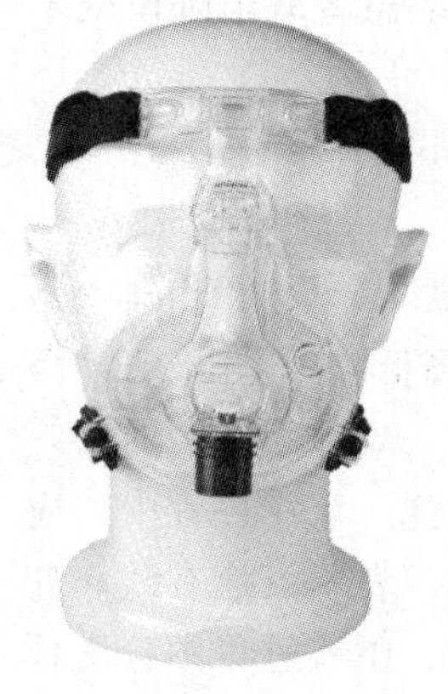

口鼻面罩

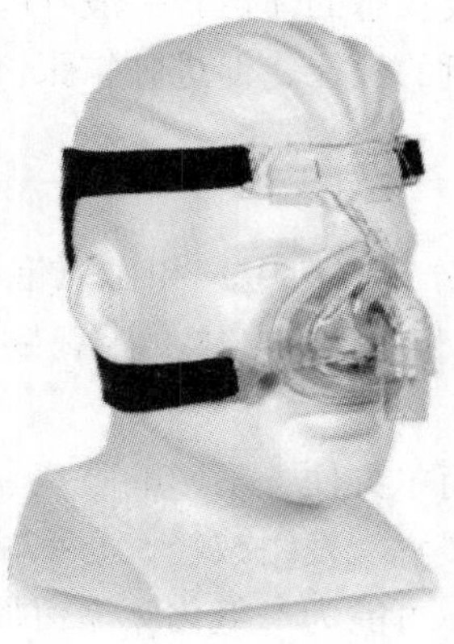

鼻罩

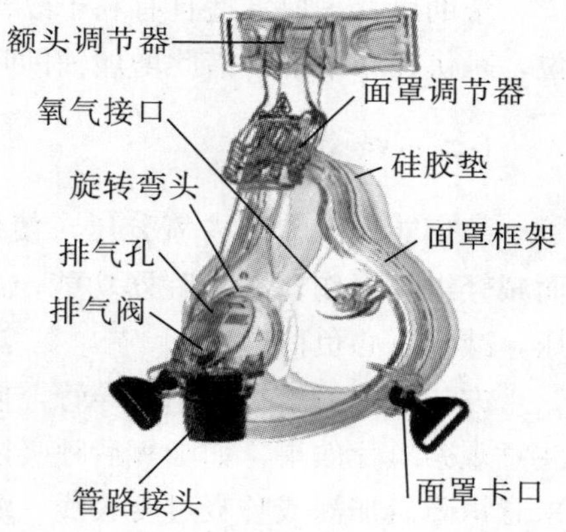

通气参数设置：

吸入氧浓度（Fi_{O_2}）：选择范围为 21%～100%，但当 Fi_{O_2} 大于 50%时，应警惕氧中毒。

潮气量（VT）：目前倾向于选择较小的 VT，一般为 8～10mL/kg。

呼吸频率（RR）：与 VT 配合以保证足够的每分钟通气量，根据病情选择。阻塞性通气障碍的患者宜用缓慢的 RR，一般为 12～20 次/分，有利于呼气；而有 ARDS 等限制性通气障碍的患者宜用较快的 RR。

常见并发症：

呼吸机相关性肺炎、呼吸机相关性肺损伤、氧中毒、呼吸性碱中毒、血流动力学紊乱、气管-食管瘘、呼吸机故障（气管插管脱出和管道脱开，气管插管滑入右主支气管，人工气道堵塞，呼吸机管道堵塞）所致的并发症。

第五节　心肌梗死患者的护理

一、概述

由于心肌缺血导致的心肌坏死均被定义为心肌梗死。

二、病因与诱因

（一）病因

冠状动脉完全闭塞、长时间的心绞痛或贫血、心动过速时的心肌坏死引起心肌梗死。最基本的病因是冠状动脉粥样硬化，一旦血供急剧减少或中断，使心肌严重而持久地急性缺血达 1 小时以上，即可发生心肌梗死。

（二）诱因

休克、脱水、出血、外科手术或严重心律失常、重体力活动、饱餐、情绪过分激动或血压剧升，用力大便等，均可诱发心肌梗死。

三、临床表现

持久的胸骨后剧烈疼痛、发热、白细胞计数和心肌酶增高及心电图进行性改变，甚至发生心律失常、休克及心力衰竭等。

（一）先兆

发病前数日有乏力，胸部不适，活动时心悸、气急、烦躁、心绞痛等前驱症状。心绞痛发作较以往频繁、性质较剧、持续时间长，硝酸甘油疗效差，诱发因素不明显。

（二）症状

1. 疼痛

疼痛是最先出现的症状，疼痛部位和性质与心绞痛相同，休息或含服硝酸甘油片多不能缓解，有濒死感。

2. 全身症状

全身症状主要是发热，伴有心动过速、白细胞计数增高和红细胞沉降率增快等，由坏死物质吸收所引起。体温一般在38℃上下，很少超过39℃，持续一周左右。

3. 胃肠道症状

疼痛剧烈时常伴恶心、呕吐、上腹胀痛，严重时可发生呃逆。

4. 心律失常

心律失常见于75％～95％的患者。多发生在起病的1～2天，24小时内多见，以室性心律失常最多见，尤其是室性早搏，室颤是入院前的主要死因。

5. 低血压和休克

血压下降，收缩压低于80mmHg，患者烦躁不安、面色苍白、皮肤湿冷、脉细而快、大汗淋漓、尿量减少、神志迟钝，甚至休克。

6. 心力衰竭

主要是急性左心衰竭，为梗死后心脏舒缩力显著减弱或不协调所致，发生率为32％～48％。

（三）体征

心浊音界增大；心率增快或减慢；心尖区第一心音减弱，可闻及舒张期奔马律，部分患者出现心包摩擦音；血压下降；出现心律失常、休克及心力衰竭时有相应的体征。

四、诊断标准

诊断心肌梗死需要“1+1策略”，标准为血清心肌标志物（主要是肌钙蛋白）升高（至少超过99％参考值上限），并至少伴有以下一项临床指标：

（1）缺血症状；

（2）新发生的缺血性ECG改变（新的ST－T改变或左束支传导阻滞）；

（3）ECG病理性Q波形成；

（4）影像学证据显示有新的心肌活性丧失或新发的局部室壁运动异常；

（5）冠脉造影或尸检证实冠状动脉内有血栓。

陈旧性心肌梗死的诊断，符合以下任一种的临床情况：

（1）病理性Q波，伴或不伴有症状，已排除由非缺血原因引起；

（2）影像学提示心存活肌减少，已排除由非缺血原因引起；

（3）既往心肌梗死的病理学证据。

五、治疗要点

早期、快速和完全地开通梗死相关动脉是改善患者预后的关键。

（1）经皮冠状动脉介入治疗（PCI）。患者入院至梗死相关动脉开通时间小于90min。

（2）溶栓治疗。溶栓治疗快速、简便，仅推荐于无PCI条件或PCI治疗可能导致梗死相关血管开通延迟时使用。

（3）抗栓治疗。

（4）抗心肌缺血和并发症及处理。

（5）二级预防和心脏康复。二级预防措施如下：

①非药物干预：严格戒烟；运动，对于所有病情稳定的患者，建议每日进行有氧运动；减少体脂量/减轻体重；控制其他危险因素。

②药物治疗：抗血小板治疗；ACEI/ARB类药物；β受体阻滞剂。

③控制心血管危险因素：控制血压；调脂治疗，坚持使用他汀类药物。

④其他措施：置入式心脏除颤器（ICD）的应用；多支血管病变的PCI策略。

六、护理评估

（一）病史评估

重点采集胸痛和相关症状病史，注意不典型疼痛部位和表现、无痛性心肌梗死（特别是女性、老年、糖尿病及高血压患者）以及既往史（包括心脑血管病、出血性疾病以及应用抗栓和溶栓药物）。

（二）身体评估

密切注意生命体征，观察患者的一般状态，有无皮肤湿冷、面色苍白、烦躁不安、颈静脉怒张等。应听诊肺部啰音、心律不齐、心脏杂音和奔马律，注意神经系统体征。

（三）实验室及其他检查

心电图有助于诊断心肌梗死；肌钙蛋白是诊断心肌坏死最特异和敏感的首选血清标志物；肌酸激酶同工酶对判断心肌坏死的临床特异性较高；二维超声心动图等影像学检查有助于急性胸痛的鉴别诊断。

七、常见护理诊断/问题

（一）急性疼痛：胸痛

与心肌缺血坏死有关。

（二）活动无耐力

与心肌氧的供需失调有关。

（三）恐惧

与剧烈胸痛伴濒死感有关。

（四）有便秘的危险

与进食少、活动少、不习惯床上排便有关。

（五）潜在并发症

心律失常、心力衰竭和心源性休克。

八、护理措施

（一）疼痛护理

剧烈胸痛会使患者交感神经过度兴奋，产生心动过速、血压升高和心肌收缩力增强，从而增加心肌耗氧量，并易诱发快速型室型心律失常。应该遵医嘱用药，尽量减轻患者的疼痛，可以选用扩张冠状动脉以及周围血管的药物来减轻患者的疼痛感。

（二）卧床休息与适度活动

心肌梗死急性期患者发病 24 小时内要绝对卧床休息，保持安静舒适的环境，翻身、梳洗等日常生活活动由护理人员协助完成，以降低患者心肌耗氧量和心脏负荷。待生命体征平稳，无其他并发症后可循序渐进增加活动量。

（三）心理护理

心肌梗死的患者及其家属均有不同程度的恐惧和焦虑，对患者及其家属进行必要的健康宣教有重要的意义，可以印发急性心肌梗死健康教育宣传资料，开辟“急性心肌梗死知识专栏”，定期组织“急性心肌梗死专题讲座”等，减少不必要的惊慌及不安。护士的工作有条不紊，忙而不乱可给患者及其家属带来充分的信赖感和安全感。且医护人员举止大方、言语得体才能给患者以更好的关心、同情和尊敬，使其感受到亲人般的温暖。

（四）密切观察患者的生命体征、意识及瞳孔的变化

急性心肌梗死患者心肌广泛坏死，心肌收缩力明显降低，心排血量急剧下降，易引起低血压，因此，需要严密观察血压变化。对于急性心肌梗死、血压不稳定者，每隔30分钟监测血压1次，血压稳定后可适当延长对血压的观察间隔。心律失常是急性心肌梗死的常见并发症之一，也是急性心肌梗死早期致死的主要原因，尤其是室性心律失常最多见。在心电监护过程中，护理人员应保持高度警觉和敏锐，及时发现心律、心率的变化，并将变化的心电图记录下，尽快协助医生采取及时有效的护理措施。同时密切观察急性心肌梗死患者呼吸、面色的变化，防止药物对患者呼吸循环的抑制。

（五）保持患者大小便通畅

心肌梗死患者在疾病早期多卧床休息，食欲减退，胃肠蠕动也减慢，所以易发生便秘。为防止患者发生便秘，除合理饮食外，对于无糖尿病病史的患者，每天清晨给予20mL蜂蜜加温开水同饮，并适当按顺时针方向进行腹部按摩促进肠蠕动。提醒心肌梗死患者勿用力排便，否则极可能诱发心律失常、心力衰竭，甚至发生心脏骤停，必要时给予开塞露或低压盐水进行灌肠。

（六）合理饮食

多食用低盐、低脂肪、低胆固醇、清淡易消化的食物，多进食水果蔬菜，适量饮水。

案例与思考

患者，袁××，女性，74岁，因3小时前无明显诱因突然出现胸痛，放射至左上肢伴麻木感，急诊平车入院，心电图示下壁心肌梗死，心肌酶学示肌钙蛋白：0.97ng/mL，肌酸激酶：98U/L，肌酸激酶同工酶：17.5U/L。患者入介入室在局部麻醉下行选择性冠状动脉造影+冠状动脉支架植入，术后安全返回病房，病情稳定，生命体征平稳。

请思考：

(1) 患者行PCI后有哪些护理诊断、护理措施？

(2) 怎样对急性心肌梗死患者进行健康教育？

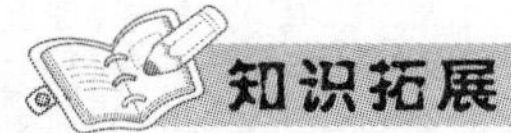

下图为冠状动脉支架置入术示意图。

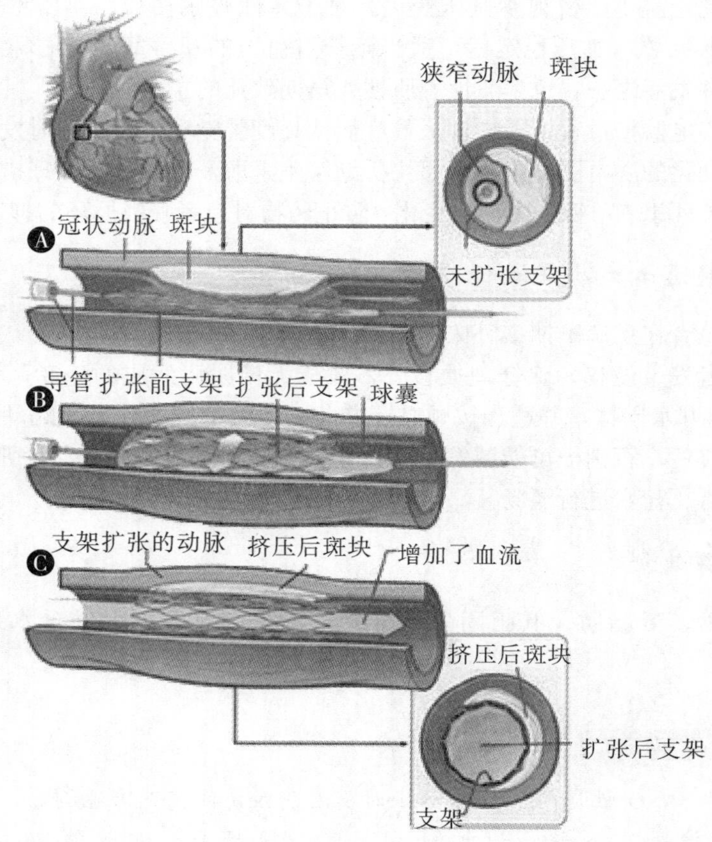

第六节　高血压患者的护理

一、概述

（一）定义

在未使用降压药物的情况下，非同日 3 次测量上肢血压，收缩压≥140mmHg 和（或）舒张压≥90mmHg 考虑为高血压（分级详见下表）。目前 90%以上的高血压原因尚不明确，称为原发性高血压。如果血压高是由于某些疾病（如肾脏病、原发性醛固酮增多症、嗜铬细胞瘤等）引起的，称为继发性高血压。

血压水平分类和定义

分类	收缩压（mmHg）		舒张压（mmHg）
正常血压	＜120	和	＜80
正常高值血压	120～139	和（或）	80～90
高血压	≥140	和（或）	≥90
Ⅰ级高血压	140～159	和（或）	90～99
Ⅱ级高血压	160～179	和（或）	100～109
Ⅲ级高血压	≥180	和（或）	≥110
单纯收缩期高血压	≥140	和	＜90

（二）易患对象

摄盐过多、进食高热量食物而缺乏活动所致的超重或肥胖、长期过量饮酒、吸烟、缺乏运动、长期精神压力大、有高血压家族史的55岁以上男性及更年期后的女性。有以上危险因素之一者，建议每6个月测量1次血压，并改变不良生活方式，预防高血压的发生。

（三）危害

（1）高血压加重动脉硬化，导致心、脑、肾、血管靶器官损害。

（2）高血压常见的并发症有脑卒中、心脏病、肾脏病、外周血管病、眼病。高血压并发症有“三高”：发病率高、病死率高、致残率高，严重影响生活质量和寿命。

二、病因与发病机制

（一）病因

高血压是在一定的遗传背景下由于多种后天环境因素作用，使正常血压调节机制失代偿所致。

（二）发病机制

下图为高血压发病机制简要示意图。

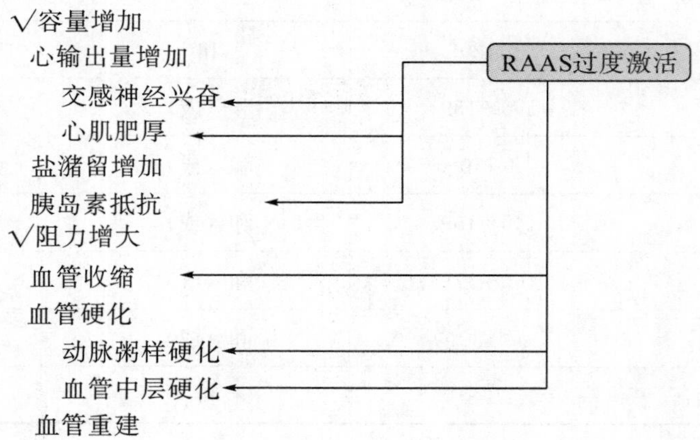

三、临床表现

（一）早期

一般缺乏特殊的临床表现，常见症状有头晕、头痛、耳鸣、失眠、疲劳、心悸等。

（二）进展期

随病程进展，血压持久升高可导致心、脑、肾、血管等靶器官受损的表现。

1. 心

可出现充血性心力衰竭、心绞痛、心肌梗死等表现。

2. 脑

可出现短暂性脑缺血、脑动脉血栓、脑出血。

3. 肾

可出现蛋白尿、肾功能损害。

4. 血管

除心、脑、肾血管病变外，可形成主动脉夹层甚至破裂，少数患者发生心、脑、肾等并发症后才被发现。

四、治疗要点

治疗高血压的目标是尽可能地降低心血管事件的发生率和病死率。坚持健康的生活方式和服用降压药是治疗高血压的主要方法，二者缺一不可。健康的生活方式是基础，合理用药是血压达标的关键。两者必须结合，才能有效控制高血压。

降压目标：

（1）中青年（<60 岁）原发性高血压：BP <140/90mmHg。

（2）中青年糖尿病、慢性肾脏病合并高血压：BP<130/80mmHg。

（3）老年收缩期高血压：收缩压为 140～150mmHg；舒张压<90mmHg 但不低于 65～70mmHg。

五、护理评估

（1）询问患者有无原发性高血压的危险因素。

（2）评估患者的血压、脉搏、心率、呼吸等，了解血压的波动范围。

（3）询问患者有无头痛、胸闷、恶心等症状。

（4）评估患者对疾病的认识、用药史及对治疗的依从性。

六、常见护理诊断/问题

（1）头痛：与血压升高有关。

（2）有受伤的危险：与头晕、急性低血压反应、视力模糊及意识改变有关。

（3）潜在并发症：心力衰竭、脑出血、肾功能衰竭等高血压危重症。

（4）焦虑：与血压控制不满意、发生并发症有关。

（5）知识缺乏：缺乏原发性高血压饮食、药物治疗相关知识。

七、护理措施

（一）心理护理

（1）鼓励患者表达自身感受。

（2）教会患者自我放松的方法。

（3）针对个体情况进行针对性心理护理。

（4）鼓励患者家属和朋友给予患者关心和支持，鼓励患者增强信心。

（5）解释高血压治疗的长期性、依从性的重要性，同时告诉患者一般预后良好。

（二）病情观察及护理

（1）观察患者头痛情况，如头痛程度、持续时间，是否伴有头晕、耳鸣、恶心、呕吐等症状；减少引起或加重头痛的因素。

（2）观察并记录患者血压变化，做到“四定”，即定时间、定体位、定部位、定血压计。

（3）避免受伤的潜在危险因素，如避免迅速改变体位、病室内有障碍物、地面滑等，必要时使用床档。

(4) 对于服用利尿剂患者，注意观察尿量和电解质，特别是血钾情况。

(5) 对于脑出血患者，注意观察神志、生命体征。

(6) 对于脑出血伴烦躁患者，注意安全管理，必要时使用保护性约束具保护患者，避免受伤。

(三) 用药护理

(1) 指导患者遵医嘱按时正确服用降压药物。

(2) 密切观察患者用药后的效果及药物副作用。

(3) 指导患者服药后应动作缓慢，警惕直立性低血压的发生。

(四) 健康宣教

(1) 健康的生活方式是治疗高血压的基础，应长期坚持；

(2) 健康的生活方式包括合理膳食、戒烟限酒、适量运动、心理平衡；

(3) 合理膳食，重点是限制钠盐摄入、限制总热量和营养均衡；

(4) 控制体重，减肥不如防肥，已超重/肥胖者要科学减肥。

(五) 睡眠护理

睡眠差者夜间血压未低于白天，夜间血压高使全身得不到充分休息，靶器官易受损。高血压患者失眠后，次日血压升高，心率增快。睡眠是最好的养生，良好的睡眠有助于降压。睡眠差者应找医生帮助调理，服用催眠药或助眠药，提高睡眠质量。

(六) 患者教育的重点内容

患者教育的重点内容见下表。

患者教育的重点内容

初诊时（诊断评估）	复诊时（明确诊断后）	随访时（长期观察）
高血压的危害；	告知个体血压控制目标；	坚持定期随访；
高血压的危险因素；	告知个体危险因素及控制；	坚持血压达标；
确诊高血压需做哪些检查；	服用降压药可能出现的不良反应；	坚持危险因素控制；
家庭自测血压的方法；	降压药联合应用的好处；	如何进行长期血压监测；
危险因素控制	尽量服用长效降压药；	如何观察高血压并发症；
	如何记录家庭自测血压数值	如何进行自我管理

每人每天摄入盐不超过6g（普通啤酒瓶盖去胶垫后一平盖相当于6g）。

高血压患者适宜的运动方式包括：有氧运动、力量练习、柔韧性练习、综合功能练习，最好选择下午或傍晚进行锻炼。

高血压自我管理：让患者认识高血压的危害，学会监测血压，学习如何调整膳食、戒烟限酒、适量运动、保持心情愉快等保健知识，增强防治高血压的能力及降压治疗的依从性，提高高血压的控制率。

案例与思考

患者，男性，57岁，2年前诊断为原发性高血压。血压的控制一直不理想，最近一次测量血压值为165/105mmHg。患者自述高血压并未给他带来很多不适，当头痛、心悸等症状出现时，他会服用医生开的降压药。随着症状好转，他常常熬夜加班工作，没有运动锻炼的习惯，嗜烟，偶饮酒。

请思考：

你认为该患者属于几级高血压？针对患者服用降压药物，对该患者如何做好出院指导？

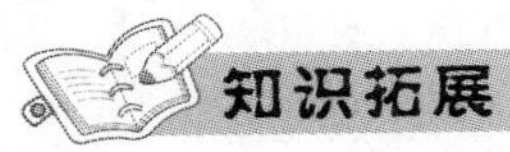

健康宣传顺口溜

适量运动3个有：有恒、有序、有度；3个不：不攀比、不争强、不过度；三五七：三十分钟三公里、一周运动五次、心率加年龄约等于170。

三“平”：平常饭菜：一荤一素一菇，粗粮细粮豆腐；平和心态：不争不恼不怒，爱心宽容大度；平均身材：不胖不瘦不堵，天天早晚走路。

炒菜油盐少放点，口味别咸清淡点，戒烟限酒自觉点，体重腰围控制点，伸腰伸腿勤动点，青菜水果多吃点，五谷大豆杂食点，开水牛奶多喝点，精神愉快放松点，休息睡眠充足点，每日二便通畅点，个人卫生良好点，血压心率常测点，勤看医生定时点，要想生活滋润点，防治知识多懂点，思想态度重视点，行动改变紧跟点，养成习惯坚持点，身体健康长寿点。

第七节　主动脉夹层患者的护理

一、概述

主动脉夹层（aortic dissection，AD）是主动脉腔内的血液从主动脉内膜撕裂口进入主动脉中膜，使中膜分离，并沿主动脉长轴方向扩展，从而造成主动脉真假两腔分离的一种病理改变。其特征是起病急、发展快、症状多样复杂、误诊率和病死率高，如不及时治疗，48 小时内死亡率可高达 50%。多见于 40～70 岁中老年人，约 70%的患者有高血压病史。

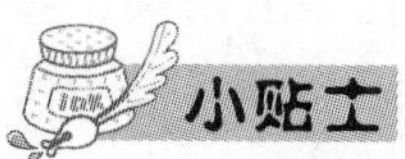

美国本病年发病率为 25～30/100 万，国内无详细统计资料，但临床上近年来病例数有明显增加趋势。

二、病因与发病机制

本病主要表现为主动脉中层的退行性病变，任何破坏中层弹性或肌肉成分完整性的疾病进程或其他条件都能使主动脉易患夹层分离。病因如下：

（1）高血压：75%急性主动脉夹层合并有高血压；

（2）遗传因素：常有家族聚集倾向；

（3）主动脉内膜损伤：高处坠落、突然刹车或撞车；

（4）妊娠：后期弹力纤维脆弱、全身血容量增加、血流张力增加；

（5）先天性心血管疾病：马方综合征等。

三、临床表现

（一）疼痛

多为撕裂样或刀割样疼痛。

（二）高血压

难以控制的高血压。

（三）脏器缺血表现

（1）神经系统：偏瘫、截瘫、一过性脑缺血；
（2）四肢缺血：肢体发凉、发绀、脉搏消失；
（3）肾脏缺血：尿少、肾衰；
（4）肠缺血：肠绞痛、肠梗阻、肠坏死等。

（四）破裂表现

（1）破入心包腔、胸膜腔引起心包填塞或胸腔积液；
（2）破入腹腔、食道、气管内引起休克、胸痛、呼吸困难、心悸及呕血、咯血等。

四、治疗要点

（一）非手术治疗

对于非复杂性的急性期 B 型主动脉夹层（主要指无高血压、无灌注不良、无主动脉周围血肿和无难治性疼痛等），推荐住院期间进行内科保守治疗，控制心搏出量和血压，防止主动脉进一步扩张和破裂。

（1）止痛：杜冷丁、吗啡、曲马多。
（2）降压：硝普钠泵入。
（3）减慢心率，减弱心肌收缩力：倍他乐克。
（4）镇静：安定、阿普唑仑。

（二）手术治疗

人工血管置换术。

（三）介入治疗

支架植入术。

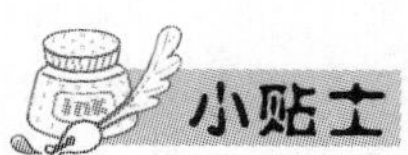

Debakey 分型（如下图）：Ⅰ型，胸主动脉夹层动脉瘤起源于升主动脉并累及腹主动脉；Ⅱ型，胸主动脉夹层动脉瘤局限于升主动脉；Ⅲ型，胸主动脉夹层动脉瘤起源于胸降主动脉，向下未累及腹主动脉者称为ⅢA，累及腹主动脉者称为ⅢB。

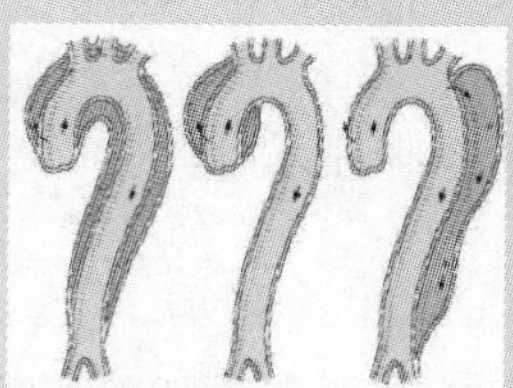

Ⅰ型　Ⅱ型　Ⅲ型

Ⅰ、Ⅱ型行主动弓置换术，Ⅲ型行介入治疗。

Stanford 分型：无论夹层起源于哪一部位，只要累及升主动脉，称为 A 型；夹层起源于胸降主动脉且未累及升主动脉，称为 B 型。

主动脉夹层的另一典型症状是双上肢血压、脉搏不对称。

五、护理评估

（1）评估疼痛部位、性质、时间程度，疼痛剧烈或持续不缓解或进一步加剧，说明病情仍在进展；

（2）评估心率、血压水平及降压治疗效果；

（3）评估患者心理状态；

（4）评估患者有无压迫症状，如头晕、恶心、呕吐、声音嘶哑、脉搏改变等；

（5）评估对主要器官（心、脑、肾）血液供应的影响，累及心、脑、肾者说明病情严重。

六、常见护理诊断/问题

（1）疼痛：与血管撕裂有关。

（2）恐惧、焦虑：与环境陌生、担心疾病愈后有关。

（3）自理能力下降：与病情危重及医源性限制有关。

（4）有感染的危险：与植入药物支架有关。

（5）知识缺乏：知识来源受限，缺乏疾病知识及康复知识。

（6）潜在并发症：术后出血、夹层破裂、猝死。

七、护理措施

（一）血压和心率的控制

动脉高压和左心室收缩速率加快是夹层发生、发展及破裂的最主要因素，因此应合理选择降压药物，但过度降压和药物不良反应同样具有危害性，通常将收缩压降至100～120mmHg、心率维持在60～75次/分为宜。

1. 血压的观察

对于主动脉夹层患者来说，由于夹层血肿波及右侧的头臂干动脉和（或）左侧的锁骨下动脉，引起两上肢的动脉灌注压出现改变时，即会出现双上肢的血压差，其差值多超过20mmHg，当夹层内血肿导致上下肢的血压差时，其差值多在40mmHg以上，从而使得四肢血压可能出现左臂高于右臂或右臂高于左臂或上肢高于下肢的异常情况。所以测量患者四肢血压非常重要，应做到左、右上肢和左、右下肢的血压同时测量并做详细记录，一旦发现一侧血压降低、双肢血压不对称，即刻报告医生，做好抢救准备。快速降压以硝普钠静脉滴注最有效和最常用，根据血压水平逐渐增加剂量。

2. 脉搏的观察

由于夹层动脉瘤可以阻碍血流通过血管真腔造成相应动脉无血液灌注，所以要经常检查四肢动脉（桡、股、足背动脉）和颈动脉的搏动情况，观察搏动的强度和是否有消失现象或双侧动脉搏动是否对称。

（二）疼痛的管理

剧烈的疼痛可致交感神经极度兴奋，患者烦躁不安，使血压、心率居高不下。护理人员要重视患者的疼痛情况，评估疼痛的性质、部位、时间、程度、伴随症状及使用镇痛镇静药后的疼痛变化情况，做好相关记录。如果疼痛减轻后又反复出现，表明夹层分离继续扩张；疼痛突然加重则提示动脉夹层有破裂趋势；若动脉夹层溃入血管腔，疼痛可骤然减轻。因此，疼痛的减轻和加重以及部位的改变都是病情变化的标志。

（三）病情观察

主动脉夹层在发病和发展过程中，夹层血肿压迫周围软组织或波及主动脉各大分支，可引起相应器官系统（如心血管系统、神经系统、呼吸系统、消化系统、泌尿系统等）受损的表现。因此，应严密观察有无呼吸困难、咳嗽、咯血，有无头痛、头晕、晕厥，有无偏瘫、失语、视力模糊、肢体麻木无力、大小便失禁、意识丧失等征象。最重要的是观察和预防因咳嗽等因素或病情进展而导致的瘤体破裂，若患者出现脉搏细速、面色苍白、皮肤发冷、意识模糊等症状，立即通知医生抢救。

（四）生活基础护理

嘱患者严格卧床休息，避免用力过度（如排便用力、剧烈咳嗽）；协助患者进餐、床上排便、翻身；饮食以清淡、易消化、富含维生素的流质或半流质食物为宜；鼓励饮水，指导患者多食用新鲜水果蔬菜及粗纤维食物；常规使用缓泻剂，如液状石蜡、开塞露等，保持大便通畅。

（五）心理护理

因剧烈的疼痛，患者易产生烦躁不安、精神紧张、焦虑等心理状态，不利于病情控制，应加强心理护理，及时与患者沟通，及时评估患者的应激反应和情绪状态，并确定相适应的心理护理对策。

八、健康教育

（1）指导患者以休息为主，活动量要循序渐进，注意劳逸结合；

（2）指导患者低盐低脂饮食，并戒烟戒酒，多食新鲜水果、蔬菜及富含粗纤维的食物，以保持大便通畅；

（3）指导患者学会自我调整心理状态，调控不良情绪，保持心情舒畅，避免情绪激动；

（4）指导患者按医嘱坚持服药，控制血压，自测心率、脉搏，不擅自调整药量；

（5）指导患者家属给患者创造一个良好的身心修养环境。

案例与思考

张××，男性，71岁，在家中出现持续腰腹部疼痛，为撕裂样，无明显放射痛。胸部CT检查提示为主动脉夹层。入院：BP 154/87mmHg，HR 72次/分。心理状况：焦虑。

既往史：高血压病史8年，最高160/100mmHg，未服药；吸烟10支/天。

治疗：家属拒绝转上级医院，收入心内科保守治疗。

请思考：

（1）需要测量两侧血压吗？血压、心率应控制在什么范围？

（2）该患者的护理问题是什么？应采取哪些护理措施？

第八节　消化性溃疡患者的护理

一、概述

消化性溃疡主要指发生于胃和十二指肠的慢性溃疡，是一种多发病、常见病。溃疡的形成受多种因素影响，其中酸性胃液对黏膜的作用是溃疡形成的基本因素，绝大多数的溃疡发生于十二指肠和胃，故又称胃、十二指肠溃疡。

二、病因与发病机制

消化性溃疡是一种多因素疾病，主要由胃、十二指肠黏膜的侵袭因素、防御—修复因素失衡引起。

（1）主要病因：幽门螺旋杆菌（HP）感染。

（2）决定因素：胃酸和胃蛋白酶。

（3）常见因素，如服用非甾体类抗炎药，如阿司匹林、吲哚美辛等。

（4）其他因素：如吸烟、遗传、环境等。

三、临床表现

（1）慢性过程。整个病程平均 6~7 年，有的可长达十几年，甚至更长。

（2）周期性上腹疼痛。呈反复周期性发作，冬春、秋冬季节交替发作。

（3）节律性上腹部疼痛。

胃溃疡与十二指肠溃疡特征见下表。

胃溃疡与十二指肠溃疡特征

	胃溃疡	十二指肠溃疡
部位	中上腹偏左	上腹正中偏右
性质	烧灼感或痉挛感	饥饿感或烧灼感
时间	餐后痛	空腹痛或夜间痛
规律	进食—疼痛—缓解	疼痛—进食—缓解
缓解方式	抗酸剂	抗酸剂、进食
癌变	有	无

四、药物指导

（一）胃黏膜保护药

1. 铋剂（包括枸橼酸铋钾和胶体果胶铋）

（1）服药前后半小时须禁食，不得饮用牛奶、含乙醇或含碳酸的饮料及服用其他药物；

（2）本药不宜大剂量长期服用，长期用药者，应注意是否有铋的蓄积；

（3）不得同时服用两种含铋制剂；

(4) 服药期间大便可呈无光泽的黑褐色，属正常反应，但无其他不适，停药后1～2天内粪便色泽转为正常，不良反应有恶心、便秘等胃肠道反应。

2. 铝碳酸镁

不良反应少且轻微，主要有口渴、食欲缺乏、胃肠道不适、消化不良、呕吐、大便次数增多或糊状便、腹泻；长期服用可能出现内分泌代谢、血清电解质变化。

3. 硫糖铝

(1) 用药前应先排除胃恶性肿瘤。

(2) 应空腹服药，餐前 1 小时和睡前服用效果最好，嚼碎或研成粉末可发挥最大效应。甲状腺功能亢进、营养不良性佝偻病、低磷血症者不宜长期服用本药。不良反应：嗜睡、眩晕、头昏或头痛、口干、便秘、恶心、胃痛、消化不良、腹泻等。

(二) 抑制胃酸药

1. H2 受体阻断剂

可能的不良反应有白细胞减少、血清转氨酶升高、男性性功能障碍和乳房增大，以及神经精神症状如困倦、迟钝、定向障碍、幻觉或躁动等。

2. 质子泵抑制剂

目前临床上使用的质子泵抑制剂主要有五种：奥美拉唑、兰索拉唑、泮托拉唑、雷贝拉唑和埃索美拉唑。质子泵抑制剂是目前最强而且长效的抑酸药。不良反应：患者长时间（大于 1 年）服用质子泵抑制剂可能导致低镁血症，增加心律不齐和肌痉挛的风险。

(三) 抗幽门螺旋杆菌药

幽门螺旋杆菌阳性者的溃疡复发率显著高于阴性者，所以对伴有此菌感染的溃疡患者，加用有效的抗菌药物，根治幽门螺旋杆菌感染，是抗溃疡治疗的重要措施。常用抗菌药物有：克拉霉素、阿莫西林、甲硝唑、四环素、呋喃唑酮及左氧氟沙星。

五、治疗方案

消化性溃疡常用药物疗法见下表。

消化性溃疡常用药物疗法

传统铋剂四联疗法	PPI+铋剂 + 甲硝唑+ 四环素
不包含铋剂的四联疗法：A 伴随疗法	PPI+ 阿莫西林 + 甲硝唑 + 克拉霉素
不包含铋剂的四联疗法：B 序贯疗法	PPI+ 阿莫西林，序贯到 PPI+ 甲硝唑 + 克拉霉素

目前常用的根除方案有 PPI+铋剂 + 抗菌药物或 PPI+ 抗菌药物，具体方案以及服药注意事项如下：

(1) 采用每天 2 次服药法，一般在早餐及晚餐时分别服用。

(2) 抑酸药及铋剂应在餐前半小时服用，两种抗菌药则在餐后服用。

(3) 疗程为 10～14 天，少于 10 天则有可能未完全清除细菌，但多于 14 天也无必要，徒增费用及不良反应。

(4) 应告知患者服药期间，大便色黑、小便色深黄是正常现象，勿心慌。

(5) 告知患者尽可能不间断地服药完成一个疗程，不要轻易中断治疗。否则杀菌不完全而且促使细菌产生耐药性，给今后治疗带来很大困难。

(6) 疗程结束后要检查治疗效果，需在服药结束后间隔一个月以上时间。推荐进行碳 13 或碳 14 呼气试验检查。

(7) 如果治疗失败，需要再次治疗者，不宜立即进行，应间隔数月，使细菌恢复对抗菌药物的敏感性。复治的选药更困难，应在专家指导下进行。

六、护理评估

（一）病史评估

患病及治疗经过，询问发病的有关诱因和病因，询问病程经过，如首次疼痛发作的时间、疼痛与进食的关系、是餐后还是空腹出现、有无规律、部位及性质如何。

（二）心理－社会状况评估

评估患者及其家属对疾病的认识程度，评估患者有无焦虑或恐惧的心理。

（三）身体评估

(1) 全身状况：有无痛苦表情，有无消瘦、贫血貌，生命体征是否正常。

(2) 腹部体征：上腹部有无固定压痛点，有无胃肠蠕动波，全腹有无压痛、反跳痛等。

七、常见护理诊断/问题

(1) 疼痛：与溃疡疼痛有关。

(2) 营养失调：与疼痛导致摄入量减少等有关。

(3) 焦虑：与疼痛症状反复出现有关。

(4) 知识缺乏：缺乏溃疡相关疾病知识。

(5) 潜在并发症：出血、穿孔等。

八、护理措施

（一）休息与活动

活动期、症状较重或有上消化道出血等应卧床休息；缓解期，鼓励适当活动。

（二）病情观察

应定时测量生命体征，密切观察面色变化、腹痛部位、性质、时间与饮食、气候、药物、情绪等的关系；同时应注意观察呕吐物、粪便的量、性状和颜色，以利于及时发现和处理出血、穿孔、梗阻、癌变等并发症。

（1）大出血。当出现大出血时应嘱患者卧床休息，并立即配合医生进行抢救，给予紧急输血、补充血容量、吸氧、止血等处理。

（2）穿孔。若出现穿孔应早期发现病情，立即给予禁食、禁水、胃肠减压、静脉输液等处理，争取在穿孔后 6～8 小时内明确诊断，及早手术。

（3）幽门梗阻。如发生幽门梗阻，严重者应立即禁食，给予胃肠减压、静脉输液和补充电解质，以维持水、电解质及酸碱平衡，必要时可每晚睡前用盐水做胃灌洗，准确记录出入水量。完全性梗阻，需手术治疗时，应立即配合做好术前准备。

（三）饮食护理

1. 进餐方式

指导患者有规律地定时进食，以维持正常消化活动的节律。在溃疡活动期，以少食多餐为宜，每天进餐 4～5 次，避免餐间零食和睡前进食，使胃酸分泌有规律。饮食不宜过饱，以免胃窦部过度扩张而增加促胃液素的分泌。进餐时注意细嚼慢咽，避免急食，咀嚼可增加唾液分泌，后者有稀释和中和胃酸的作用。

2. 食物选择

选择营养丰富，易消化的食物。除并发出血或症状较重外，一般无需制定特殊食谱。应避免食用机械性和化学性刺激性强的食物。机械性刺激强的食物是指生、冷、硬、粗纤维多的蔬菜、水果，如洋葱、韭菜、芹菜等。化学性刺激强的食物有浓肉汤、咖啡、浓茶和辣椒、醋等。

（四）疼痛护理

（1）帮助患者认识和去除病因，向患者解释疼痛的原因及机制，指导其减少或去除加重和诱发疼痛的因素，对服用非甾体类抗炎药（NSAID）者，若病情允许应停药，或遵医嘱换用对胃黏膜损伤少的药物。

（2）按疼痛特点指导缓解疼痛的方法，如十二指肠溃疡表现为空腹痛或午夜痛，指导患者在疼痛前或疼痛时进食碱性食物，也可采用局部热敷或针灸止痛。

（五）心理护理

正确评估患者与其家属的心理反应，积极进行健康教育，减轻不良心理反应。

幽门螺旋杆菌

幽门螺旋杆菌（HP）是消化性溃疡和慢性活动性胃炎的罪魁祸首，也是一些组织认定的胃癌第一类致癌原。

一、幽门螺旋杆菌的危害

（1）传染性强、感染任何健康人群，并通过粪一口途径或口一口途径感染，有家庭集聚的现象。

（2）破坏胃的正常结构和功能。

（3）导致胃酸减少或缺乏。

（4）可以引发急慢性胃炎、消化性溃疡。

二、幽门螺旋杆菌检测方法

受检者口服尿素（C14）胶囊后，静坐 15 分钟，然后对着呼气卡吹气，轻松完成检测。

注意事项：

（1）检测前禁食 6 小时。

（2）检测前必须停用 PPI 至少 2 周，停用抗菌药物、铋剂和某些具有抗菌作用的药物至少 4 周。

（3）受检者向卡中吹气时，勿将口水吹入卡中。

（4）上消化道出血的患者应在出血停止一周后再进行此项检测。

九、健康宣教

（1）生活要有规律，避免过度紧张与劳累，选择适合的锻炼方式，提高免疫力。戒烟酒。

（2）宜食用质软、易消化的食物（稀饭、馒头、面条、蒸蛋、鱼汤等），避免体积大、坚硬、粗纤维多的食物，以减少对溃疡面的机械性刺激。

（3）避免食用能强烈刺激胃液分泌的食物，如咖啡、浓茶、可可、巧克力、浓肉汤、鸡汤、过甜食物、酒精、地瓜等；各种香料及刺激性调味品，如味精、芥末、胡椒、辣椒、茴香、花椒等也应加以控制。生葱、生蒜、生萝卜、洋葱、蒜苗等产气多的食物对溃疡病病程发展不利。

（4）忌过甜、过咸、过热及生冷食物。

（5）谨慎使用或勿用致溃疡药物（如：阿司匹林、咖啡因、泼尼松）。

（6）如出现以下情况，应立即就医：上腹部疼痛的节律发生变化或加剧，出现黑便、呕血等。

案例与思考

患者，男性，40 岁，因“十二指肠溃疡”收入我院消化内科。

现病史：患者近一月来常于餐后 2～3 小时出现上腹烧灼样痛，伴反酸、嗳气，进食可缓解。口服抗酸药效果不佳。

辅助检查：内镜提示十二指肠球部溃疡，幽门螺旋杆菌检测（+）。

请思考：

请为该患者制订一份药物及饮食指导方案。

第九节　肝硬化患者的护理

一、概述

下图为肝硬化示意图。

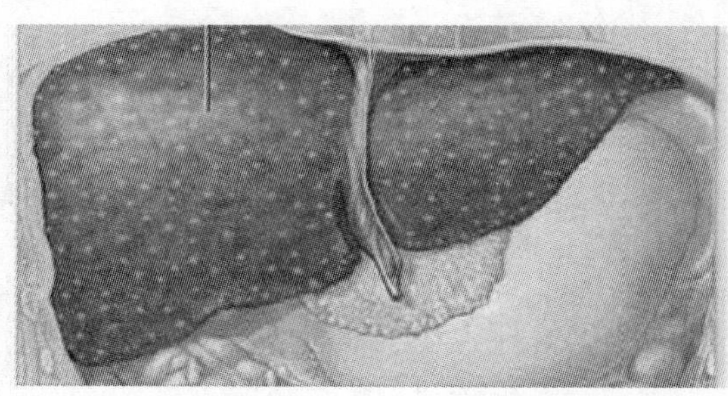

肝硬化是临床常见的慢性进行性肝病，是由一种或多种病因长期或反复作用形成的弥漫性肝损害。病理组织学上有广泛的肝细胞坏死，残存肝细胞结节性再生，结缔组织增生与纤维隔形成，导致肝小叶结构破坏和假小叶形成，肝脏逐渐变形、变硬而发展为肝硬化。

二、病因与发病机制

（1）中国目前是病毒性肝炎的高发区，尤其是慢性乙型肝炎、丙型肝炎，是引起门静脉性肝硬化的主要因素。

（2）酒精中毒、长期大量酗酒，是引起肝硬化的因素之一。

（3）营养障碍：长期食物中营养不足或不均衡、多种慢性疾病导致消化吸收不良、肥胖或糖尿病等导致的脂肪肝都可以发展为肝硬化。

（4）工业毒物或药物。

（5）循环障碍慢性充血性心力衰竭、慢性缩窄性心包炎可使肝内长期淤血缺氧，引起肝细胞坏死和纤维化，称淤血性肝硬化，也称为心源性肝硬化。

（6）遗传和代谢性疾病：如血色病和肝豆状核变性等。

（7）胆汁淤积：肝外胆管阻塞或肝内胆汁淤积时，高浓度的胆红素对肝细胞有损害作用，久之可发生肝硬化。

（8）血吸虫病：由于虫卵在汇管区刺激结缔组织增生，发生血吸虫病性肝纤维化，可引起显著的门静脉高压，称为血吸虫病性肝硬化。

三、临床表现

临床表现多样，起病多隐匿，病情进展缓慢，临床上分为代偿期和失代偿期。

（一）代偿期

代偿期症状较轻，缺乏特异性，疲乏无力，食欲减退，腹胀不适，恶心，上腹隐痛，轻微腹泻。间断性，因劳累或伴发病而出现，休息或治疗后可缓解。

（二）失代偿期

1. 肝功能减退

（1）消化吸收不良：食欲减退、恶心、厌食、腹胀，餐后加重。

（2）营养不良：消瘦、乏力、精神不振，甚至因衰弱而卧床不起。

（3）黄疸：皮肤、巩膜黄染、尿色深，肝细胞进行性或广泛坏死。

（4）出血和贫血：常有鼻腔、牙龈出血及皮肤黏膜瘀点、瘀斑或消化道出血等，与肝合成凝血因子减少、脾功能亢进和毛细血管脆性增加有关。

（5）内分泌失调：常见雌激素增多、雄激素减少，男性患者常有性欲减退、毛发脱落及乳房发育等，女性有月经失调、闭经、不孕等，蜘蛛痣及肝掌的出现均与雌激素增多有关。患者面部和其他暴露部位的皮肤色素沉着、面色黑黄、晦暗无光，称肝病面容。

2. 门静脉高压

（1）腹水：是肝硬化失代偿期最突出的临床表现。腹水出现时常有腹胀，大量腹水使腹部膨隆，状如蛙腹。

（2）门腔侧支循环开放：

①食管胃底静脉曲张，其破裂出血是肝硬化门静脉高压最常见的并发症。

②腹壁静脉曲张。

③痔静脉扩张。

④腹膜后吻合支曲张。

（3）脾大：是肝硬化门静脉高压较早出现的体征。

（三）并发症

上消化道出血、胆石症、感染、肝肾综合征、原发性肝癌、肝性脑病、肝肺综合征。

四、护理评估

（一）病史评估

患者患病的经过及治疗过程、效果，以及特殊饮食医嘱遵从情况。

（二）身体评估

全身情况：生命体征、意识、面色、体位、营养状况、皮肤黏膜等；腹部检查：有无腹水征，有无腹膜刺激征。

（三）心理－社会状况评估

评估患者的心理状态，有无个性、行为的改变，有无焦虑、抑郁、易怒、悲观等情绪。评估患者及其家属对疾病的认识程度及态度、家庭经济情况。

五、常见护理诊断/问题

（1）活动无耐力：与疾病有关。
（2）体液过多：与门静脉高压、腹水有关。
（3）营养失调：低于机体需要量，与禁食、炎症渗出、机体消耗大有关。
（4）有皮肤受损的危险：与患者卧床、水肿有关。
（5）潜在并发症：肝性脑病 、上消化道出血。
（6）有感染的危险：与机体抵抗力低下、门腔侧支循环开放等因素有关。

六、护理措施

（一）休息与体位

平卧位有利于增加肝、肾血流量，改善肝细胞的营养，提高肾小球滤过率，故应多卧床休息。可抬高下肢，以减轻水肿。阴囊水肿者可用托带托起阴囊，以利于水肿消退。大量腹水者卧床可取半卧位，以使膈下降，有利于呼吸运动，减轻呼吸困难和心悸。

（二）病情观察

（1）观察腹水和下肢水肿的消长，准确记录出入量，测量腹围、体重，并教会患者正确的测量和记录方法。

(2) 根据病情随时观察神志、表情、性格变化以及扑翼样震颤等肝昏迷先兆表现。

(3) 进食量不足、呕吐、腹泻者，或遵医嘱应用利尿剂、放腹水后更应密切观察。

(4) 观察鼻、牙龈、胃肠等出血倾向，若有呕血及便血，做好记录，及时与医师联系做对症处理。

(5) 对躁动不安的患者，应用约束带、床栏等保护性措施，以免坠床。

(6) 监测血清电解质和酸碱度的变化，以及时发现并纠正水电解质、酸碱平衡紊乱，防止肝性脑病、肝肾综合征的发生。

(三) 饮食护理

(1) 护理原则：高热量、高蛋白质、高维生素、易消化饮食，严禁饮酒，适当摄入脂肪，动物脂肪不宜过多摄入，并根据变化及时调整。

(2) 蛋白质选择以豆制品、鸡蛋、牛奶、鱼、鸡肉、瘦猪肉为主。血氨升高时应限制或禁食蛋白质，待病情好转后再逐渐增加摄入量，并应选择植物蛋白，例如豆制品。

(3) 适当补充多种维生素。

(4) 限制水和钠的摄入：有腹水者应限制钠的摄入（食盐 1.5～2.0g/d），进水量限制在每天 100mL 左右。评估患者有无不恰当的饮食习惯而加重水钠滞留，切实控制钠和水的摄入量。

(5) 食管胃底静脉曲张者应食菜泥、肉末、软食，进餐时细嚼慢咽，咽下的食团宜小且外表光滑，切勿混入鱼刺、甲壳等坚硬、粗糙的食物，以防损伤曲张的静脉导致出血。

(6) 加强营养支持：必要时遵医嘱给以静脉补充营养，如高渗葡萄液、复方氨基酸、白蛋白等。

(四) 用药护理

使用利尿剂时应特别注意维持水、电解质和酸碱平衡。利尿速度不宜过快，每天体重减轻一般不超过 0.5kg，有下肢水肿者每天体重减轻不超过 1kg。

(五) 皮肤护理

此类患者腹部皮肤膨隆，紧绷发亮，变薄，很容易擦伤引起感染。护理上要注意保持皮肤清洁和完整性。患者穿宽松的棉质内衣。定时翻身，每 2 小时 1 次，防止发生压疮。如有皮肤瘙痒不可手抓，及时给予止痒处理，防止皮肤感染。

(六) 心理护理

由于肝硬化病程长，易反复发作，可导致忧伤、消积、恐惧、悲观心理，不利于疾病恢复，故护理过程中对患者多给予理解、关心，通过谈心和举办相关知识讲座为患者解除思想顾虑，指导患者调节情绪。治疗期间保持良好心态，有利于疾病的恢复。

腹水治疗

一、利尿

常联合使用保钾及排钾利尿剂，即螺内酯联合呋塞米，剂量比例约为100mg∶40mg。一般开始用螺内酯60mg/d+呋塞米20mg/d，逐渐增加至螺内酯120mg/d+呋塞米40mg/d。利尿效果不满意时，应酌情配合静脉输注白蛋白。利尿速度不宜过快，以免诱发肝性脑病、肝肾综合征等。饮食限钠和使用大剂量利尿剂（螺内酯400mg/d+呋塞米160mg/d），腹水仍不能缓解，或在治疗性腹腔穿刺术后迅速复发，为顽固性腹水。

二、经颈静脉肝内门腔分流术

腹水形成的关键在于门静脉高压，当利尿剂辅以静脉输注白蛋白利尿效果不佳时，经颈静脉肝内门腔分流术可有效缓解门静脉高压，增加肾脏血液灌注，显著减少甚至消除腹水。

三、排放腹水加输注白蛋白

一般每放腹水1000mL，输注白蛋白8g。

四、大量顽固性腹水

应用利尿剂效果较差，一般给予腹穿及腹腔内注射药物，以利于腹水排出。

（1）术前嘱患者排尿以免损伤膀胱，一次抽腹水不宜大于3000mL，以免大剂量放腹水引起大量蛋白质丢失及水、电解质紊乱而诱发肝昏迷。注意腹腔放液速度不宜过快，以防腹压骤然降低，内脏血管扩张而发生血压下降甚至休克等现象。

（2）穿刺过程中应注意观察患者有无恶心、头晕、心悸、面色苍白、出冷汗等现象，观察腹水的颜色，抽取腹水标本，及时送检。

（3）术后穿刺部位，应用无菌干棉签按压，用无菌纱布固定好，防止溢液不止引起继发感染。

案例与思考

患者，男性，45岁，因“肝硬化失代偿期伴腹水”收入我院消化内科。

现病史：入院前1+月，患者无明显诱因出现腹痛，以上腹及脐周疼痛明显。

腹部检查：腹部膨隆，腹式呼吸存在，无腹壁静脉曲张，未见肠型及蠕动波，腹软，上腹及脐周压痛，无反跳痛，未触及包块。肝脾肋下未触及，Murphy征阴性。腹部叩诊呈鼓音，移动性浊音阳性。肠鸣音4次/分。

辅助检查：腹部彩超显示腹腔有大量积液。

请思考：

请针对该患者提出护理诊断及护理措施。

第十节 急性胰腺炎患者的护理

一、概述

急性胰腺炎是多种病因导致胰腺组织自身消化所致的胰腺水肿、出血及坏死等炎症损伤，临床以急性上腹痛及血清淀粉酶或脂肪酶升高为特点。多数患者病情轻，预后好，少数患者可伴发多器官功能障碍及胰腺局部并发症，死亡率高。

胰腺外分泌功能：分泌胰液。

胰腺内分泌功能：分泌胰岛素、胰高血糖素、生长抑素等。

二、病因与发病机制

（一）胆道系统疾病

胆石症及胆道感染是急性胰腺炎的主要病因（最常见，占40%～70%）。

（二）酒精

酒精可促进胰液分泌，当胰管流出道不能充分引流大量胰液时，胰管内压升高，引发腺泡细胞损伤。

（三）胰管阻塞

胰管结石、蛔虫、狭窄、肿瘤（壶腹周围癌、胰腺癌）可引起胰管阻塞和胰管内压升高。

（四）外伤与手术

腹腔手术、腹部钝挫伤等会损伤胰腺组织，导致胰腺严重血液循环障碍，引起急性胰腺炎。

（五）代谢障碍

高甘油三酯血症与急性胰腺炎有病因学关联。

（六）感染及全身炎症反应

可继发于急性流行性腮腺炎、甲型流感等。

三、临床表现

（一）症状

1. 腹痛

为急性胰腺炎的主要表现和首发症状，常在暴饮暴食或酗酒后突然发生。疼痛剧烈而持续，腹痛常位于中上腹，向腰腹部呈带状放射，取弯腰抱膝位可减轻疼痛。

2. 恶心、呕吐及腹胀

起病后多出现恶心、呕吐，常同时伴有腹胀，甚至出现麻痹性肠梗阻。

3. 发热

多数患者有中度以上发热，一般持续 3～5 天。

4. 低血压或休克

重症急性胰腺炎患者常发生低血压或休克。

5. 水电解质及酸碱平衡紊乱

多有轻重不等的脱水，呕吐频繁者可有代谢性碱中毒。

（二）体征

1. 轻症急性胰腺炎（mild acute pancreatitis，MAP）

腹部体征较轻，可有肠鸣音减弱和腹胀，多数上腹有压痛，无腹肌紧张和反跳。通常在 1～2 周内恢复，病死率极低。

2. 重症急性胰腺炎（severe acute pancreatitis，SAP）

占急性胰腺炎的 5%～10%，后期如坏死组织合并感染，病死率高。

3. Grey—Turner 征

由于胰酶或坏死组织液沿腹膜后间隙渗到腹壁下，致两侧腰部皮肤呈暗灰蓝色。

4. Cullen 征

脐周围皮肤出现青紫。

（三）并发症

1. 胰瘘

急性胰腺炎致胰管破裂，胰液从胰管漏出大于 7 天，即为胰瘘。

2. 胰腺脓肿

胰腺内、胰周积液或胰腺假性囊肿感染，发展为脓肿，患者常有发热、腹痛、消瘦及营养不良症状。

3. 左侧门静脉高压

胰腺假性囊肿压迫和炎症，导致脾静脉血栓形成，继而脾大、胃底静脉曲张，破裂后发生大出血。

四、诊断标志物

诊断急性胰腺炎的重要标志物有淀粉酶和脂肪酶。

1. 淀粉酶

患急性胰腺炎时，血清淀粉酶于起病后 2～12 小时开始升高，48 小时开始下降，持续 3~5 天。尿淀粉酶升高较晚，在发病 12～24 小时开始升高，下降缓慢，持续 1～2 周。

2. 脂肪酶

血清脂肪酶于起病后 24～72 小时开始升高，持续 7～10 天，其敏感性和特异性均略优于血清淀粉酶。

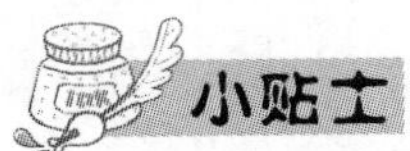

确定胰腺炎，一般要具备下列 3 条中任意 2 条：①急性、持续中上腹痛；②血清淀粉酶或脂肪酶的值大于正常值 3 倍；③急性胰腺炎的典型影像学改变。

五、护理评估

（一）病史评估

腹痛发生的原因或诱因，起病急骤或持续时间、腹痛的部位、性质和程度；腹痛发生时的伴随症状，如有无恶心、呕吐等。

（二）身体评估

全身情况：生命体征、神志、神态、体位、营养状况等；腹部检查：腹部紧张度，有无压痛、反跳痛等。

（三）心理一社会状况评估

患者对于疾病的性质、过程、预后及防治知识的了解程度。

六、常见护理诊断/问题

（一）疼痛

与胰腺及周围组织炎症有关。

（二）潜在并发症

低血量性休克、急性肾衰竭。

（三）体温过高

与胰腺炎症有关。

（四）有体液不足的危险

与呕吐、禁食及感染性休克有关。

（五）营养失调

营养提供低于机体需要量，与禁食、炎症渗出、机体消耗大有关。

（六）知识缺乏

缺乏有关疾病方面的知识。

七、护理措施

（一）休息与体位

患者应绝对卧床休息，减轻胰腺负担，促进组织修复。腹痛时协助患者取弯腰、前倾或屈膝侧卧位，以缓解疼痛，对于因剧痛辗转不安者应防止坠床。

（二）病情观察

严密监测生命体征，定时记录患者的呼吸、脉搏、心率、血压、体温、血氧饱和度等。注意患者有无脉搏细速、呼吸急促、尿量减少等低血容量的表现。观察患者皮肤黏膜的色泽与弹性有无变化，判断失水程度。

（三）液体复苏

旨在迅速纠正组织缺氧，也是维持血容量及水电解质平衡的重要措施。因此，如心功能容许，在最初的48小时静脉补液量及速度为200～250mL/h，或使尿量维持在大于0.5mL/（kg·h）。

（四）呼吸功能支持

对于症状轻的患者可给以鼻导管、面罩给氧，力争使动脉氧饱和度>95%。当出现急性肺损伤、呼吸窘迫时，应给以正压机械通气，注意观察患者呼吸困难和呼吸窘迫的缓解情况、呼吸频率、面罩舒适的程度和对呼吸机设置的依从性。

（五）用药护理

腹痛剧烈者，可遵医嘱给以哌替啶等止痛药，但哌替啶反复使用可致成瘾。禁用吗啡，以防引起括约肌痉挛，加重病情。注意监测用药前后患者疼痛有无减轻，疼痛的性质和特点有无改变。

（六）饮食护理

1. 禁食

对于轻症急性胰腺炎患者，在短期禁食期间可通过静脉补液提供能量。对于重症急性胰腺炎患者，在肠蠕动尚未恢复前，应先给以肠外营养，并根据血电解质水平补充钾、钠、氯、钙、镁，注意补充水溶性和脂溶性维生素。

2. 加强营养支持

当病情缓解时，应尽早过渡到肠内营养。恢复饮食应从少量、无脂、低蛋白饮食开始，逐渐增加食量和蛋白质，直至恢复正常饮食。

（七）防治低血容量性休克

如患者出现神志改变、脉搏细速、血压下降、尿量减少、皮肤黏膜苍白、冷汗等低血容量性休克的表现，应积极配合医生进行抢救。

（1）迅速准备好抢救用物品，如静脉切开包、人工呼吸器、气管切开包等。

（2）患者取平卧位，注意保暖，给以氧气吸入。

（3）尽快建立静脉通路，必要时静脉切开，遵医嘱输注液体、血浆或全血，补充血容量。

（4）如循环衰竭持续存在，遵医嘱给以升压药。注意患者血压、神志及尿量的变化。

（八）基础护理

禁食期，需每日 2 次清洁口腔。使用中药治疗灌肠时，每次便后应擦净，保持臀部清洁、干燥，以防发生湿疹和褥疮。

（九）心理护理

向患者讲解有关疾病的相关知识，解释绝对卧床休息有利于疾病的恢复，解释各项检查、治疗措施，听取并解答患者或其家属的提问，以减轻他们的疑虑。

（十）中药治疗的护理

（1）大承气汤保留灌肠。将药液适当加热至 39℃～41℃装入输液瓶，把输液管过滤器剪掉，连接输液瓶，排气后，接一次性直肠滴入导管，前端润滑后按照灌肠法插入患者肛门 15～20cm。

注意事项：中药直肠滴入给药法方法简单、易于操作。但在实际操作时要注意保护患者隐私，加强与患者的沟通；严格控制中药温度及滴注速度；延长保留时间，使药物充分发挥治疗效果，确保疗效。

（2）黄化瘀散硬膏：将硬膏加热，摊平敷于患者左腹胰腺处，固定妥当，保留 8 小时，取下，清洁皮肤。

八、健康指导

（1）嘱患者养成规律进食习惯，注意少食多餐，避免暴饮暴食，应避免摄入刺激性强、产气多、高脂和高蛋白的食物，戒烟戒酒。恢复饮食：应从少量、无脂、低蛋白饮食开始，如稀饭、菜汤、水煮菜、不放油和肉的凉拌菜、豆腐等。逐渐增加食量和蛋白质后，无腹痛及腹胀后，恢复正常饮食。避免油腻及油炸等高脂饮食，烹调方法上多采用蒸、煮、烩等用油少的烹调方法。高脂血症患者进食低脂高膳食纤维饮食：如牛肉、羊肉、鱼肉、猪瘦肉、绿豆、胡萝卜、芹菜、菠菜、海带等。

（2）向患者讲解急性胰腺炎的主要诱发因素、预后及并发症知识。指导患者积极治疗胆道疾病，避免此病的复发。

（3）活动：建议患者保证足够的卧床休息时间，避免剧烈运动。

案例与思考

患者，女性，45 岁，因“急性胰腺炎”收入我院消化内科。

现病史：入院前半天，患者进食脂餐后出现腹痛，为中上腹持续性疼痛，疼痛剧烈，难以忍受，伴恶心、呕吐胃内容物 2 次，呕吐后腹痛无减轻，伴口干、口苦。体温 36.5℃，脉搏 97 次/分，呼吸 20 次/分，血压 130/76mmHg。

辅助检查：血清淀粉酶，140.6U/L；血常规，WBC 16.47×10^9/L；NEUT，88%；尿淀粉酶，8216 U/L；全腹 CT 检查，急性胰腺炎改变。

请思考：

请阐述该患者饮食指导的内容。

第十一节　上消化道出血患者的护理

一、概述

上消化道出血是指屈氏韧带以上的消化道，包括食管、胃、十二指肠或胰胆等病变引起的出血，胃空肠吻合术后的空肠病变出血亦属这一范围。大量出血是指在数小时内失血量超过1000mL或循环血容量的20%，其临床主要表现为呕血和（或）黑便，往往伴有血容量减少引起的急性周围循环衰竭，是常见的急症，病死率高达8%～13.7%。

二、病因与发病机制

（一）上胃肠道疾病

（1）食管疾病，如食管癌、食管炎、食管憩。

（2）胃十二指肠疾病，如息肉、胃间质瘤、门静脉高压性胃病。

（3）胆道出血，如胆管或胆囊结石。

（4）胰腺疾病累及十二指肠，如胰腺癌或急性胰腺炎并发脓肿溃破。

（二）全身性疾病

不具特异性地累及部分消化道，也可弥散于全消化道，如血液病、尿毒症、血管性疾病、结节性动脉炎等。

三、临床表现

（一）呕血和（或）黑便

呕血和（或）黑便是上消化道出血的特征性表现。出血部位在幽门以上者常有呕血和黑便，在幽门以下者可仅表现为黑便。但是出血量少而速度慢的幽门以上的病变可仅见黑便，而出血量大、速度快的幽门以下的病变可因血液反流入胃，引起呕血。

（二）失血性周围循环衰竭

大量出血达全身血量30%～50%即可产生休克，表现为烦躁不安或神志不清、面色苍白、四肢湿冷、口唇发绀、呼吸困难、血压下降至无法测量、脉压缩小及脉搏快而弱等，若处理不当，可导致死亡。

（三）氮质血症

由于大量血液蛋白质的消化产物在肠道被吸收，血中尿素氮浓度可暂时增高，称为肠源性氮质血症。临床表现为全身水肿等。

（四）贫血和血象变化

急性大出血后均有失血性贫血，但在出血的早期，血红蛋白浓度、红细胞计数与血细胞比容可无明显变化。

（五）发热

中度或大量出血病例，于 24 小时内发热，多在 38.5℃以下，持续数日至一周不等。

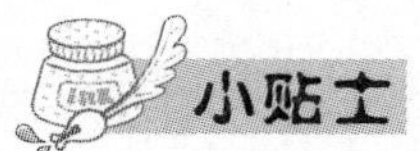

内镜检查

一、胃镜和结肠镜

胃镜和结肠镜检查是上消化道出血定位、定性诊断的首选检查方法，出血后24～48小时内行急诊内镜检查，可以直接观察病灶的情况。

二、胶囊内镜

胶囊内镜检查使很多小肠病变得到诊断。该检查在出血活动期和静止期均可以进行，是目前小肠出血的一线检查方法。上、下消化道出血鉴别见下表。

上、下消化道出血鉴别

	上消化道出血	下消化道出血
部位	屈氏韧带以上的消化器官出血	屈氏韧带以下的肠道出血
常见病因	消化性溃疡、急性糜烂性出血性胃炎、食管静脉曲张、胃癌	大肠癌、大肠息肉
病史	多有消化性溃疡、应激史	多有腹部疼痛、排便异常等
出血先兆	急性上腹痛或原有节律性上腹痛加剧	中下腹疼痛或里急后重等
特征性临床表现	呕血、黑便	血便不伴呕血
便血特点	柏油样便、黑便	暗红色或鲜红色血便
粪便性状	稠或成形，血与粪便均匀混合	多不成形，或血液附在粪便表面或大便后滴血

四、治疗要点

（一）补充血容量

立即配血，等待配血时先输入平衡液或葡萄糖盐水、右旋糖酐或其他血浆替代品，尽早输入浓缩红细胞或全血，以尽快恢复和维持血容量及改善周围循环，防止微循环障碍引起脏器功能衰竭。

（二）止血

（1）非曲张静脉上消化道出血的止血措施。

①抑制胃酸分泌药：常用 H2 受体拮抗剂如雷尼替丁、西咪替丁等，质子泵抑制剂如奥美拉唑、泮托拉唑等。

②内镜下直视止血。

③手术治疗。

④介入治疗。

（2）食管胃底曲张静脉出血的止血措施。

①血管加压素：其作用机制是使内脏血管收缩，从而减少门静脉血流量，降低门静脉及其侧支循环的压力，以控制食管胃底曲张静脉的出血。

②生长抑素及其衍生物：为最常见药物，此药半衰期短，应确保用药的持续性。

③三（四）腔二囊管压迫止血：该管的两个气囊分别为胃囊和食管囊，三腔管内的三个腔分别通往两个气囊和患者的胃腔，四腔管较三腔管多了一条在食管囊上方开口的管腔，用以抽吸食管内积蓄的分泌物或血液。

④内镜下直视下止血。

⑤手术治疗：外科手术行经颈静脉肝内门体静脉分流术。

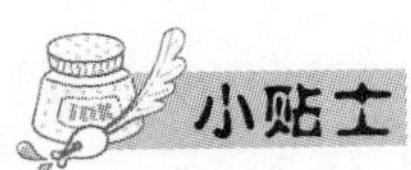

小贴士

三（四）腔二囊管（如下图）的止血效果是得到肯定的，但患者痛苦、并发症多，早期再出血率高，当患者合并充血性心力衰竭、呼吸衰竭、心律失常及不能肯定为曲张静脉破裂出血时，不宜使用。

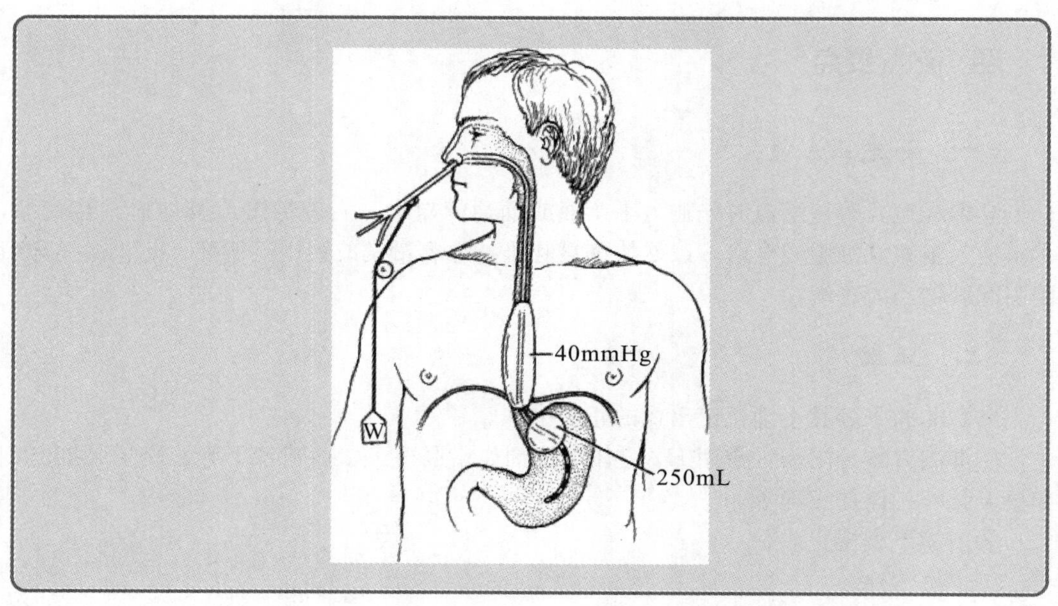

五、护理评估

（一）健康史评估

重点询问有无肝硬化、消化性溃疡、胃癌等病史，既往出血情况，既往使用药物情况。

（二）身体状况评估

生命体征、神志、神态、体位、营养状况、面色等。

（三）心理—社会状况评估

患者对于疾病的性质、过程、预后及防治知识的了解程度。

（四）生活史评估

日常生活是否有规律，包括学习或工作、活动、休息与睡眠、平日饮食习惯等。

六、常见护理诊断/问题

（一）潜在并发症

血容量不足、窒息等。

（二）活动无耐力

与失血性周围循环有关。

（三）体液不足

与消化道大出血有关。

（四）营养失调

营养提供低于机体需要量，与禁食、失血有关。

（五）恐惧

与疾病知识缺乏、担心预后等有关。

（六）知识缺乏

缺乏有关引起上消化道出血的疾病及其防治的知识。

七、护理措施

（一）休息与活动

少量出血者应卧床休息，大出血时患者应绝对卧床休息，护理人员协助患者取舒适体位，呕血时头偏向一侧，避免误吸，必要时用负压吸引器清除气道内的分泌物、血液或呕吐物。保持呼吸道通畅，给予吸氧。治疗与护理工作应有计划集中进行，以保证患者的休息和睡眠。

（二）治疗护理

立即建立静脉通道。配合医生迅速、准确地实施输血、输液、各种止血治疗及用药等抢救措施，并观察治疗效果及不良反应。

（三）病情观察

（1）生命体征：有无心率加快、心律失常、脉搏细弱、血压降低、脉压差变小、呼吸困难、体温不升或发热等。

（2）精神和意识状态：有无精神疲倦、烦躁不安、嗜睡、表情淡漠、意识不清甚至昏迷等。

（3）观察皮肤和甲床色泽，肢体温暖或是湿冷，周围静脉特别是颈静脉充盈情况。

（4）准确记录出入量，疑有休克时留置导尿管，测每小时尿量，应保持尿量大于30mL/h。

（5）观察呕吐物和粪便的性质、颜色和量。

（6）定期复查血红蛋白浓度、红细胞计数、血细胞比容、网织红细胞计数、大便隐血，以了解贫血程度、出血是否停止。

（7）监测血清电解质和血气分析的变化。

（8）周围循环状况的观察：如患者烦躁不安、面色苍白、四肢湿冷提示微循环血液灌注不足，而皮肤逐渐转暖、出汗停止则提示血液灌注好转。

（四）初次出血量判断

（1）大便隐血试验阳性提示每日出血量 5mL 以上，出现柏油样便提示出血量 70mL 以上。

（2）胃内积血量达 250～300mL 时可引起呕血。

（3）一次出血量不超过 400mL，一般不引起全身症状，出血量超过 400mL 时可引起全身症状，如头晕、乏力、心悸、出汗等。

（4）如出血量超过 1000mL，临床即出现急性周围循环衰竭的表现。

（五）再次出血量判断

（1）反复呕血，甚至呕吐物由咖啡色转为鲜红色。

（2）黑便次数增多且粪质稀薄，色泽转为暗红色，伴肠鸣音亢进。

（3）周围循环衰竭的表现经充分补液、输血但改善不明显。

（4）血红蛋白浓度、红细胞计数、血细胞比容持续下降，网织红细胞计数持续增高。

（六）饮食护理

食管胃底静脉曲张破裂出血，急性大出血者应禁食，少量出血无呕吐者可进温凉、清淡饮食。出血停止后改为营养丰富、易消化、无刺激性半流质软食，开始少量多餐，后改为正常饮食。

（七）基础护理

护理出血期禁食，需每日 2 次清洁口腔。呕血时应随时做好口腔护理，保持口腔清洁、无异味。大便次数频繁，每次便后应擦净，保持臀部清洁、干燥，以防发生湿疹和褥疮。

（八）心理护理

向患者讲解有关疾病的相关知识，解释安静休息有利于止血，关心、安慰患者，解释各项检查、治疗措施，听取并解答患者或其家属的疑问，以减轻他们的疑虑。经常巡视，患者大出血时陪在其身旁，使其有安全感。

（九）健康指导

（1）注意饮食卫生和饮食规律，进食营养丰富、易消化的食物（蒸蛋、藕粉、稀饭、面条、牛奶，切碎煮熟的菜、肉等），避免暴饮暴食，避免粗糙（油炸、糯米等食物）或过冷、过热、产气多食物，刺激性食物（如浓茶、咖啡、辣椒）；戒烟戒酒。

（2）生活起居有规律，劳逸结合。

（3）在医生指导下用药，以免用药不当。

（4）病情监测指导，出现头晕、心悸等不适，或呕血、黑便时，立即卧床休息，减少身体活动，呕吐时取侧卧位以免误吸，立即送医院治疗。

案例与思考

患者，男性，45 岁，因“上消化道出血”收入我院消化内科。入院前 2 小时，患者无明显诱因出现呕血 1 次，呕吐暗红色样血液，量约 100mL，并解暗红色稀便 1 次，约 500mL，伴上腹痛、头昏、乏力、心悸。辅助检查：红细胞，2.73×10^{12}/L；血红蛋白，80g/L；红细胞比积，25.22%。

请思考：

（1）如何判断该患者继续或再次出血？

（2）该患者大呕血时应该怎样护理？

第十二节　内镜下逆行胰胆管造影术患者的护理

一、概述

内镜下逆行胰胆管造影术（ERCP）是在内镜下经十二指肠乳头插管注入造影剂，从而逆行显示胰胆管的造影技术，是目前公认的诊断胰胆管疾病的金标准。在 ERCP 的基础上，可以进行内镜下十二指肠乳头括约肌切开术（EST）、内镜下鼻胆管引流术（ENBD）、内镜下胆汁内引流术（ERBD）等介入治疗，由于不用开刀、创伤小，住院时间也大大缩短，深受患者欢迎。

二、适应证

（1）凡疑有胰胆疾病。

（2）疑有胆管结石、肿瘤、炎症、寄生虫或梗阻性黄疸且原因不明。

（3）胆囊切除或胆管手术后症状复发。

（4）临床疑有胰腺肿瘤、慢性胰腺炎或复发性胰腺炎缓解期。

(5) 疑有十二指肠乳头或壶腹部炎症、肿瘤或胆源性胰腺炎须去除病因。

(6) 怀疑有胆总管囊肿等先天性畸形及胆胰管汇合异常。

三、术前准备

(一) 心理护理

十二指肠乳头括约肌的松弛与否是 ERCP 成功与否的首要影响因素，而情绪、精神状态影响了其松弛状态。由于患者对 ERCP 缺乏了解，患者及其家属对手术具有一定的恐惧心理，因此术前应耐心地向患者介绍 ERCP 的操作过程、手术的优点、可能存在的风险、手术成功的百分率、术中配合的知识，增加患者对 ERCP 的了解和信任，消除患者的紧张、恐惧心理，促进患者的主动合作。

(二) 术前检查及药物准备

检查患者有无严重的心、肺、脑、肾疾病，检查血压及凝血功能，做碘过敏试验及抗生素过敏试验，备好造影剂。患者穿着不宜太厚，以适应摄片要求，并去除义齿及金属物品。术前患者禁食、禁水 8 小时。造影剂一般采用 76%复方泛影葡胺、0.9%氯化钠溶液稀释至 25%。检查仪器处于备用状态，X 线屏调到最清晰，调试好高频电的强度。术前 30 分钟给予阿托品 0.5mg 静脉推注，安定 10mg、杜冷丁 50mg 肌内注射，口服利多卡因胶浆 20mL，并建立一条留置针静脉通道。

四、术中配合

(1) 一般选择采用俯卧位或左侧卧位进行选择性胆总管深插管，头偏向右侧，双手放于身体两侧或右手放于胸右侧。

(2) 协助患者将牙垫咬好并固定，防止恶心、呕吐时牙垫脱出。

(3) 尽量放松，用鼻深吸气，用嘴慢慢呼出。

(4) 有口水时任其自然流出，不要吞咽，否则易引起呛咳。

(5) 操作过程中会有异物感、恶心等，但可耐受，禁忌屏气或向外吐出及自行拉出内镜，以免引起咽喉黏膜擦伤和消化道大出血等。

(6) 检查过程中密切观察患者的血压、心率及血氧饱和度，必要时给予氧气吸入，如发现异常情况及时报告术者。

五、常见护理诊断/问题

(一) 疼痛

与手术切口疼痛有关。

（二）营养失调

与营养提供低于机体需要量有关。

（三）引流失效

与各种管道有关。

（四）自理部分能力缺陷

与安置管道、卧床休息有关。

（五）知识缺乏

缺乏疾病的相关知识。

（六）焦虑

与担心疾病的预后有关。

（七）潜在并发症

感染，出血，胆漏。

六、护理措施

（一）严密观察病情

（1）密切观察患者的面色、体温、脉搏、呼吸、血压的变化；密切观察有无恶心、呕吐、腹痛、腹胀及压痛、反跳痛、皮肤黄染等症状体征。

（2）密切观察大便的颜色、量、性状以及是否有结石排出。

（3）及时检测血清淀粉酶水平，于术后 6 小时抽血查淀粉酶，24 小时复查血清淀粉酶，对患者的病情密切观察并及时记录、汇报。为防止胆管继发感染，一般术后给予抗生素治疗 3~5 天。

（二）饮食护理

术后一般禁饮食 24 小时，以防进食后胃酸分泌刺激胰腺分泌，加重胆胰负担，遵医嘱常规补液，防止发生低血糖。待血清淀粉酶水平正常，无腹痛、恶心、呕吐等症状，进少量温开水无异常后，可由全流食→半流食→清淡饮食逐渐过渡为普通低脂饮食。

（三）心理护理

鼻胆管经口咽鼻腔引流，常刺激患者，引起咽喉不适，患者易产生紧张、焦虑，应对患者进行心理疏导，解释鼻胆管引流的治疗意义和优点，消除患者顾虑。只要心理护理得当，患者多能耐受，并很好配合使治疗顺利完成。

（四）术后并发症护理

注意观察有无呕吐、黄疸加重、寒战、高热、腹痛、血压下降等症状，应警惕急性胰腺炎、胆道出血、胆管炎、穿孔等术后并发症的发生。

（五）鼻胆管护理

1. 鼻胆管固定

（1）采用体外双固定，即鼻翼处加耳廓处固定。耳廓处固定，将鼻胆管置于一侧面颊，由上而下顺时针方向圈起两周绕挂在耳廓处，再由胶布粘贴。

（2）注意鼻胆管在体外的长度，留有在床上翻身、大小便等活动余地，防止脱出。

2. 鼻胆管冲洗

每日 20mL 甲硝唑冲洗两次，定期更换引流袋，预防胆道内沉渣堵塞鼻胆管，并可控制胆道感染的发展。冲洗时严格无菌操作，动作要轻柔，压力不宜过大，速度不宜过快。

3. 引流液观察

（1）引流期间准确记录引流液量、色、性质，胆汁引流量应大于 300mL/d，1～2 天内呈黑绿色并混有少量絮状物，3～4 天后可能转为棕黄色或淡黄色，再之后引流液逐渐变成正常胆汁，呈清亮淡黄色。一般 24 小时分泌量为 800～1000mL。

（2）如引流量少（100～200mL/d）且色泽由淡黄色变为无色，则考虑导管可能置入胰管内，应及时报告医生，由医生调整治疗方案。

（3）长期胆道梗阻者胆汁为深黄色或墨绿色，化脓性胆管炎患者胆汁有脓性絮状物。两者通常经鼻导管引流 2～4 天可逐渐变成正常胆汁，同时腹痛、腹胀、发热等症状缓解或逐渐减轻，表示引流效果理想，否则提示梗阻。

七、健康宣教

（1）嘱患者养成规律进食习惯，注意少食多餐。避免暴饮暴食，避免刺激性强、产气多、高脂和高蛋白饮食，戒烟戒酒。

（2）建议患者出院后有足够的卧床休息时间，避免剧烈运动。

（3）遵照医嘱服药，进行自我恢复和治疗。

（4）若出现腹痛等症状，应及时就诊。

第十三节　慢性肾功能衰竭患者的护理

一、概述

慢性肾功能衰竭（chronic renal failure，CRF）为各种慢性肾脏病持续进展的共同结局。它是以代谢产物潴留，水、电解质及酸碱代谢失衡和全身各系统症状为表现的一种临床综合征。

各种原因引起的肾脏结构和功能障碍≥3 个月，包括肾小球滤过率（glomerular filtration rate，GFR）正常和不正常的病理损伤、血液或尿液成分异常，及影像学检查异常，或不明原因的 GFR 下降（＜60mL/min）超过 3 个月，称为慢性肾脏病（chronic kidney disease，CKD）。

慢性肾功能衰竭代表慢性肾脏病中 GFR 下降至失代偿期的那一部分，主要为 CKD4～5 期。

二、病因与发病机制

慢性肾脏病和慢性肾功能衰竭病因主要有糖尿病肾病、高血压肾小动脉硬化、原发性或继发性肾小球肾炎、肾小管间质疾病、肾血管疾病、遗传性肾病等。

慢性肾功能衰竭进展的机制尚未完全阐明，目前认为可能与以下因素有关：肾单位高滤过、肾单位高代谢、肾组织上皮细胞表型转化的作用、细胞因子和生长因子的作用等。

三、临床表现

在慢性肾脏病和慢性肾功能衰竭的不同阶段，其临床表现各异。CKD1～3 期患者可以无任何症状，或仅有乏力、腰酸、夜尿增多等轻度不适；少数患者可有食欲减退、代谢性酸中毒及轻度贫血。进入 CKD4 期以后，上述症状更趋明显。到 CKD5 期时，可出现急性左心衰竭、严重高钾血症、消化道出血、中枢神经系统障碍等，甚至危及生命。

（1）水、电解质代谢紊乱：其中以代谢性酸中毒和水、钠平衡紊乱最为常见。

（2）蛋白质、糖类、脂类和维生素代谢紊乱：主要与蛋白质分解增多或（和）合成减少、负氮平衡、肾脏排出障碍等因素有关。

（3）心血管系统表现：常有血压升高，长期的高血压会使左心室肥厚扩大、心肌损害、心力衰竭。

（4）血液系统表现：贫血是尿毒症患者必有的症状。

（5）呼吸系统表现：酸中毒时呼吸深而长。

（6）神经肌肉系统表现：早期疲乏、失眠、注意力不集中，其后会出现性格改变、抑郁、记忆力减退、判断力降低。

（7）内分泌功能紊乱。

（8）骨骼病变。

（9）皮肤表现：皮肤失去光泽，干燥、脱屑。

四、治疗要点

（一）早期防治

早期诊断、有效治疗原发疾病和去除导致肾功能恶化的因素，是慢性肾功能衰竭防治的基础，也是保护肾功能和延缓慢性肾脏病进展的关键。

（1）及时、有效地控制高血压。

（2）严格控制血糖。

（3）控制尿液蛋白质水平。

（二）营养治疗

限制蛋白饮食能够减少含氮代谢产物生成，减轻症状及并发症，甚至可能延缓病情进展。非糖尿病肾病患者在CKD1～2期推荐蛋白摄入量为0.8g/（kg·d），CKD3期推荐0.6g/（kg·d）；糖尿病肾病患者出现蛋白尿推荐0.8g/（kg·d），如有条件，在低蛋白饮食的基础上可同时补充适量的必需氨基酸和α－酮酸。

（三）药物治疗

口服碳酸氢钠可纠正代谢性酸中毒，轻度患者1.5～3g/d，中、重度患者3～15g/d，必要时可静脉输入。为防止水、钠潴留需适当限制钠摄入量，一般氯化钠摄入量不超过6～8g/d。同时积极预防高钾血症的发生。

当血红蛋白（Hb）<100g/L时可考虑开始使用重组人促红细胞生成素，同时应重视补充铁剂。

（四）肾脏替代治疗

血液透析，腹膜透析，肾移植。

五、护理评估

（1）症状和身体评估：各系统症状；水、电解质与酸碱平衡失调。

（2）辅助检查。

（3）肾功能不全分期。

（4）健康史评估：有无慢性肾脏病史；有无家族史；有无吸烟、嗜酒不良生活习惯。

（5）心理–社会状况评估。

六、常见护理诊断/问题

（一）体液过多

与肾小球滤过率降低、摄入过多有关。

（二）营养失调

营养提供低于机体需要量，与患者食欲缺乏、蛋白质摄入限制、原发疾病及透析的影响有关。

（三）焦虑/恐惧

与患者对疾病的恐惧、担心预后有关。

（四）潜在并发症

水、电解质与酸碱平衡失调及高血压、贫血，与肾单位功能降低、透析不充分、饮食控制不严格有关。

（五）有感染的危险

与机体抵抗力降低、外伤及侵入性操作有关。

七、护理措施

（1）活动与休息：患者应停止体力劳动，避免劳累。症状明显时应卧床休息。

（2）饮食护理：给予高热量、低磷、优质蛋白质及维生素含量丰富的饮食。蛋白质摄入量每天宜0.6g/kg，且其中60%以上必须是高生物效价的优质蛋白质，如鸡蛋、鱼、瘦肉和牛奶等，尽可能少地摄入富含植物蛋白饮食；低磷饮食：每日摄入磷量小于800mg；水肿、高血压和少尿要限制饮水，每日尿量大于1000mL而又无水肿者，则不限制水的摄入量。

（3）遵医嘱应用促红细胞生成素，每次皮下注射应更换注射部位，治疗期间应注意严格控制血压。

（4）观察药物疗效，观察有无高血压、头痛、血管栓塞、肌病或流感样症状、癫痫、高血压脑病等不良反应。每月定期监测血红蛋白和血细胞比容等。严重水肿者每日测体重1次，准确记录出入水量。对于病情严重、长期卧床者要定时翻身，防止压疮。正确应用降压药、强心药。

（5）对于血液透析和腹膜透析患者按相应护理常规护理。

（6）做好心理护理，耐心开导患者，及时了解患者及其家属的情绪变化，对不良情绪给予积极、及时的心理疏导。争取家属参与患者的护理，给予患者情感支持，使患者保持稳定、积极的情绪状态。

（7）定期进行空气消毒，预防感染。

（8）避免皮肤过于干燥，应以中性肥皂和沐浴液进行皮肤清洁，洗后涂上润肤剂，以避免皮肤瘙痒。

八、健康指导

（1）疾病知识指导：向患者及其家属介绍慢性肾功能衰竭的基本知识，指导积极正确治疗，消除或避免加重病情的各种因素，延缓病情进展，提高生活质量。

（2）指导患者严格遵医嘱用药，避免使用肾毒性的药物。解释透析治疗或肾移植的重要性，使患者积极接受透析治疗或肾移植。教会患者准确记录每日的尿量、血压、体重，定期复查肾功能、血清电解质，定期随访复诊等。

（3）生活知识指导：指导患者根据病情和活动耐力进行适当活动，以增强机体抵抗力，但要避免劳累，做好防寒保暖。

（4）强调合理饮食对本病的重要性，严格遵从饮食原则，注意蛋白质的合理摄入和水钠限制。

（5）指导患者注意个人卫生，注意室内空气清洁，经常开窗通风，但避免对流风。避免与呼吸道感染者接触，尽量避免去公共场所。

（6）指导患者家属关心、照料患者，给患者以情感支持，使患者保持稳定积极的心理状态。

腹膜透析患者的健康教育

腹膜透析是利用患者自身腹膜的半透膜特性，通过弥散和对流的原理，规律、定时地向腹腔内灌入透析液并将废液排出体外，以清除体内潴留的代谢产物、纠正电解质和酸碱失衡、超滤过多水分的肾脏替代治疗方法。

腹膜透析是目前治疗终末期肾病的主要肾脏替代疗法之一。20世纪60年代，我国开始开展腹膜透析疗法治疗慢性肾功能衰竭，并取得了很好的效果；70年代开展持续性非卧床腹膜透析，80年代非卧床腹膜透析治疗在国内已初具规模；自90年代开始，新型管路连接系统的应用使腹膜炎发生率明显降低，腹膜透析在国内得到了更广泛的发展。随着透析管路连接系统的简化更新、新型腹膜透析液生物相容性的提高，自动腹膜透析技术的持续革新和医保制度的日趋完善，腹膜透析的整体技术不断进步，透析患者的生存率逐年提高，接受腹膜透析的患者人数不断增多。

1. 适应证

腹膜透析适用于急性、慢性肾功能衰竭，高容量负荷，电解质或酸碱平衡紊乱，药物中毒等疾病，以及肝衰竭的辅助治疗，并可进行经腹腔给药、补充营养等。

(1) 慢性肾功能衰竭：腹膜透析适用于多种原因所致的慢性肾功能衰竭治疗。

(2) 急性肾衰竭或急性肾损伤：一旦诊断成立，若无禁忌可早期进行腹膜透析，清除体内代谢废物，纠正水、电解质和酸碱紊乱，预防并发症，并为后续药物治疗及给予营养创造条件。

(3) 中毒性疾病：对于急性药物中毒，尤其是有血液透析禁忌证或无条件进行血液透析的患者，可考虑腹膜透析治疗。腹膜透析既能清除毒物，又能清除体内潴留的代谢产物及过多水分。

(4) 其他：充血性心力衰竭；急性胰腺炎；肝性脑病、高胆红素血症等肝病；经腹腔给药和营养支持。

2. 腹膜透析健康教育对象

患者本人及其家属；对于无法自己操作的患者，应同时包括其他护理人员。

3. 教育实施方法

口头教育、书面教育、集体培训。

4. 教育内容

(1) 透前教育。

①疾病知识。

②腹膜透析原理及方法。

③手术配合。

(2) 透后教育。

①伤口保护与导管制动。

②清洁和无菌。

(3) 换液的相关教育。

①换液所需物品：腹透液、夹子、碘伏帽、挂液架、脸盆、纸巾等。

②换液的环境：洁净干燥、光线充足，勿养宠物，透析时勿接电话，房间定期消毒。

③换液操作前应认真洗手，如患有感冒或呼吸道感染，需戴上口罩。

④换液的程序：加热透析液（把透析液加温至接近体温）；清洁桌面；备齐

换液所需物品；戴口罩，洗手；撕开外袋，取出并检查腹透液是否在有效期内。

⑤换液的步骤：准备—连接—引流—冲洗—灌注—分离。

⑥换液后的处理：检查腹透液—称量腹透液—记录引流时间—处理透析液和用过的物品—将其他物品妥善收好。

⑦指导换液操作的时间安排。

(4) 液体平衡和合理饮食：控制液体的摄入、观察及处理水肿、控制盐的摄入、摄入合理的优质蛋白。

(5) 指导口服药物的用药原则及作用。

(6) 导管及出口处护理：

①早期出口处护理（6 周以内）：透析导管的固定与制动；准备换药需要的物品；评估换药环境；评估出口处；更换敷料；记录出口处情况。（基本原则：每周换药一次，戴口罩及手套；选择清洗剂和消毒剂；保持出口处及隧道里的清洁干燥；给予无菌敷料保护；妥善固定导管；洗澡的注意事项；若有渗液、损伤、感染或出血等情况要及时处理。）

②长期出口处护理（6 周以后）：每天或隔天沐浴换药一次；选择性地戴口罩及手套；选择清洗剂。

(7) 异常情况的判断与处理：一旦出现接头污染、引流困难、透出液呈红色立即打电话给腹透中心。

(8) 常见并发症的判断与处理：腹膜炎（透出液混浊、腹痛、发热），导管出口处感染（发红、肿胀、按压时疼痛，有脓性分泌物），导管移位或阻塞时立即打电话给腹透中心。

(9) 预防腹膜炎等并发症的措施：严格按照无菌操作；养成良好的生活习惯；保护透析管；保持大便通畅；密切观察身体状况的变化。

(10) 居家透析的相关教育。

①居家透析环境的要求：操作房间要求；腹透液存放要求；室内设施要求；清洁与消毒要求。

②居家透析需准备的物品：腹透液及碘伏帽、出口处换药用的无菌敷料、无菌棉签、口罩、碘伏、0.9%氯化钠溶液、胶布、血压计、体温计、磅秤、量杯、挂液架、夹子、恒温箱、消毒房间用的紫外线灯等。

(11) 门诊随访相关事项：随访时间安排；提供腹透记录，汇报透析情况；提供口服药物清单；家庭透析过程中的问题及处理；充分评估及进行相关检查。

5. 出院指导

(1) 药品的储存：要储存 1 周以上。

(2) 个人卫生：穿宽松的内衣裤，勤换内衣，不穿紧身衣裤。

(3) 妥善固定导管，不要牵拉。

(4) 运动：可适当进行体育锻炼，如散步、慢跑、打太极拳等。

(5) 门诊复查相关注意事项。

(6) 发放出院指导卡，留下联系方式，以便随时访问。

下图表示腹膜透析时的一些操作过程。

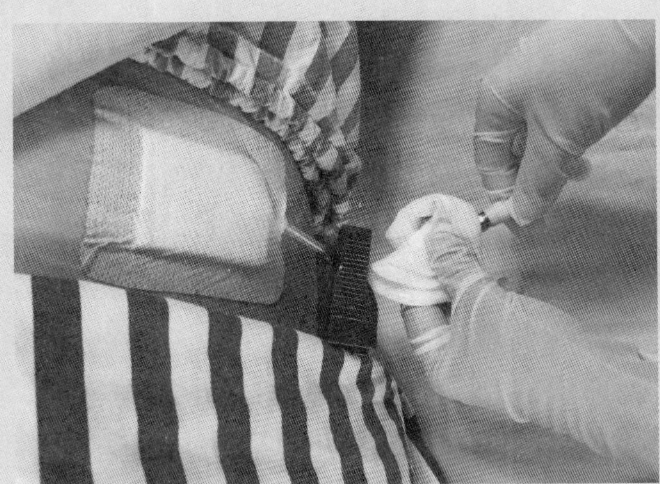

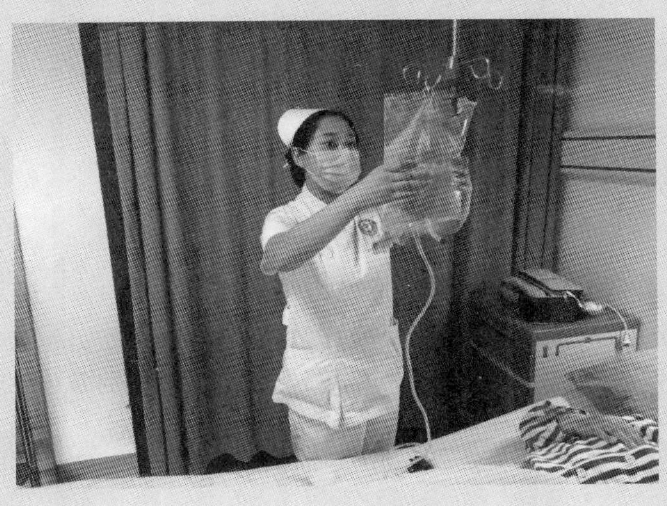

案例与思考

张先生，55 岁，发现肌酐升高 1+年，规律透析 9+月，右侧胸痛 4 天。

患者陪护诉患者今晨出现抽搐症状，持续时间超过 3 分钟，具体情况不详。患者于 9 时 15 分左右再次出现肢体抽搐，患者呼之不应，牙关紧闭，无大便失禁、口吐白沫等症状，立即给予对症处理后缓解。

辅助检查：红细胞，34.24HPF；红细胞计数，190.2/μL；大便常规正常，粪便隐血阴性；TP，65.2g/L；ALB，40.1g/L；Urea，24.04mmol/L；Cr，645.44μmol/L；

UA，461.6μmol/L；血脂，正常；Ca1，76mmol/L；P1，79mmol/L；转铁蛋白，TF 1.82g/L；甲状旁腺激素（PTH），430.7pg/mL。

诊断：慢性肾功能不全尿毒症期（CKD5d 期）肾性贫血。

请思考：

（1）该患者的诊断依据有哪些？

（2）患者发病时，应采取怎样的措施？

（3）可采取什么方法给予患者有效的健康宣教？

第十四节　缺铁性贫血患者的护理

一、概述

缺铁性贫血（iron-deficiency anemia，IDA）是指当机体对铁的需求与供给失衡，体内贮存铁耗尽继之红细胞内铁缺乏，血红蛋白合成减少而引起的一种小细胞低色素性贫血。

二、病因与发病机制

（一）病因

（1）需铁量增加而铁摄入量不足：多见于婴幼儿、青少年、妊娠和哺乳期的妇女。

（2）铁吸收障碍：主要见于胃大部切除后，胃酸分泌不足且食物绕过铁吸收的部位十二指肠快速进入空肠，使铁吸收减少。

（3）铁丢失过多：慢性失血是成人缺铁性贫血最常见和最重要的病因。

（二）发病机制

（1）缺铁对铁代谢的影响：当体内贮存铁减少到不足以补偿功能状态所需的铁时，则可出现铁代谢各项指标异常。

（2）缺铁对造血系统的影响：红细胞内缺铁，血红素合成障碍，血红蛋白生成减少，会导致红细胞胞质少、低色素性小红细胞贫血；严重时粒细胞、血小板的生成也受影响。

（3）缺铁对组织细胞代谢的影响：缺铁可致黏膜组织病变和外胚叶组织营养障碍，从而引起缺铁性贫血的一些特殊的临床表现。

小贴士

近年来的临床观察与研究均发现，幽门螺旋杆菌感染也是 IDA 的重要病因。下图为正常红细胞、低色素小红细胞示意图。

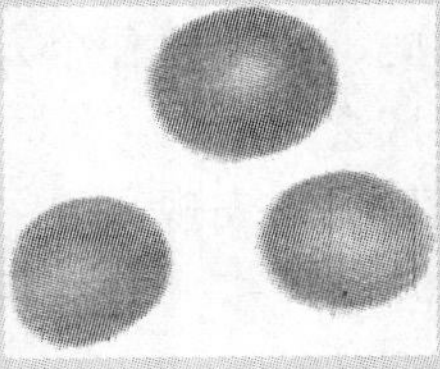

正常红细胞

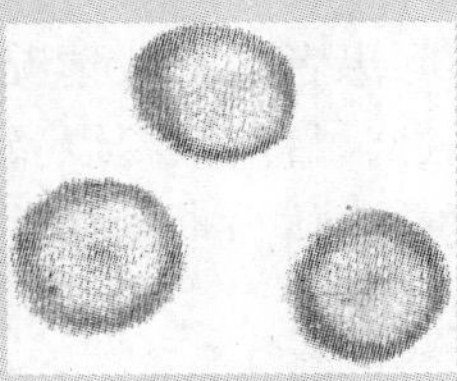

低色素小红细胞

三、临床表现

本病多呈慢性经过，其临床表现包括原发病和贫血两个方面。

（一）缺铁原发病的表现

如消化性溃疡、慢性胃炎、溃疡性结肠炎、痔疮出血、功能失调性子宫出血、黏膜下子宫肌瘤、结核病等疾病相应的临床表现。

（二）一般贫血共有表现

如面色苍白、乏力、易倦、头晕、头痛、心悸、气促、眼花、耳鸣、纳差、心率加快等。

（三）缺铁性贫血的特殊表现

（1）组织缺铁表现：如皮肤干燥、角化、萎缩、无光泽，毛发干枯易脱落，指（趾）甲扁平、不光整、易裂甚至出现反甲或匙状甲，黏膜损害多表现为口角炎、舌炎、舌乳头萎缩，可有食欲下降，严重者可发生吞咽困难。

（2）神经精神系统异常：儿童较明显，如过度兴奋、易激惹、好动、发育迟缓、体力下降、注意力不集中、行为异常等。少数患者可有异食癖，约 1/3 患者可出现末梢神经炎或神经痛。

四、治疗要点

（一）病因治疗

病因治疗是根治缺铁性贫血的关键，应积极治疗原发病，合理膳食。

（二）补铁治疗

首选口服铁剂。常用药物有硫酸亚铁、富马酸亚铁、右旋糖酐铁。

五、护理评估

（1）病史评估：询问患者的一般情况、既往史、家族史和个人史，了解与本病相关的病因、诱因、治疗经过、目前状况以及心理与社会支持。

（2）身体评估：重点评估与本病相关的体征与临床表现。

（3）实验室及其他检查。

六、常见护理诊断/问题

（一）活动无耐力

与贫血引起全身组织缺氧有关。

（二）营养失调

营养提供低于机体需要量，与铁摄入不足、吸收不良、需要量增加或丢失过多有关。

（三）口腔黏膜受损

与贫血引起的口腔炎、舌炎有关。

（四）有感染的危险

与严重贫血引起营养缺乏和衰弱有关。

（五）潜在并发症

贫血性心脏病。

七、护理措施

（一）病情观察

注意观察患者的生命体征与临床症状，如有无头晕、头痛、纳差等，观察皮肤、黏膜及活动耐力变化，了解血红蛋白、血清铁及铁蛋白水平等。如发现患者病情变化或加重，应及时告知医生，遵医嘱给予相应的处理。

（二）休息与活动

轻症患者对日常活动均可耐受，但剧烈运动时较同龄正常人易感疲乏，甚至头昏目眩。因此，应指导患者有规律生活，做适合自身情况的运动。对严重贫血者，应根据其活动耐力下降程度选择休息方式、活动强度及每次活动持续时间。贫血严重或贫血发生速度快者，应以卧床休息为主，轻中度贫血或贫血发生速度缓慢者，可活动与休息交替，但应以不让患者感觉疲劳为宜。

（三）饮食护理

（1）纠正不良的饮食习惯：指导患者保持均衡饮食，避免偏食或挑食；养成良好的进食习惯，定时、定量，细嚼慢咽，必要时可少量多餐；尽可能减少刺激性过强食物的摄取。

（2）增加含铁丰富食物的摄取：鼓励患者多吃含铁丰富且吸收率较高的食物（如动物肉类、肝脏、血、蛋黄、海带与黑木耳等）或铁强化食物。

（3）促进食物铁的吸收：不合理的饮食结构或搭配往往不利于铁的吸收，如食物中蔬菜类过多而肉类、蛋类不足，富含铁的食物与牛奶、浓茶同服等。食用鱼、肉类及富含维生素 C 的食物，有利于铁的吸收。

（四）药物护理

合理使用铁剂，密切观察。

（1）让患者了解口服铁剂易引起的不良反应有恶心、呕吐、胃部不适和排黑便等胃肠道反应，故应饭后或餐中服用，反应过于强烈者从小剂量开始服用，若仍有不适可及时告诉医护人员，以便调整药量或更换制剂。

（2）口服液体铁剂时，患者要使用吸管，避免染黑牙齿。

（3）服铁剂同时忌饮浓茶、咖啡、牛奶，可服用含维生素 C、乳酸或稀盐酸等酸性药物或食物。

（4）服铁剂期间大便会变成黑色，这是由于铁剂在肠道细菌作用下变成硫化铁，应向患者说明以消除顾虑。

（5）强调要按剂量、按疗程服药，定期复查。

（6）注射铁剂的不良反应：注射局部疼痛、硬结形成，皮肤发黑和过敏反应。为减少或避免局部疼痛与硬结形成，注射铁剂应采用深部肌内注射法，并经常更换注射部位。

（五）口腔护理

注意观察口腔与舌黏膜是否完好，用软毛牙刷刷牙，避免擦伤。若发生口腔炎或舌炎，则根据医嘱进行口腔护理。

铁剂过敏反应常表现为脸色潮红、头痛、肌肉关节痛和荨麻疹，严重者可出现过敏性休克。

八、健康指导

（一）疾病预防指导

（1）饮食指导：提倡均衡饮食，荤素结合，以保证足够热量、蛋白质、维生素及相关营养素（尤其铁）的摄入。为增加食物铁的吸收，可同时服用弱酸类食物，并避免与抑制铁吸收的食物、饮料或药物同服。家庭烹饪建议使用铁制器皿，可得到一定量的无机铁。

（2）易患人群的食物铁或口服铁剂的预防性补充：如婴幼儿要及时添加辅食，包括蛋黄、肝泥、肉末和菜泥等；生长发育期的青少年要注意补充含铁丰富的食物，避免挑食或偏食；妊娠与哺乳期的女性应增加食物铁的补充，必要时可考虑预防性补充铁剂，特别是妊娠期的妇女，每天可口服元素铁10～20mg。

（3）相关疾病的预防和治疗：慢性胃炎、消化性溃疡、肠道寄生虫感染、长期腹泻、痔疮出血或月经过多等疾病的预防和治疗，不仅是缺铁性贫血治疗的关键，也是预防缺铁性贫血的重点。

（二）疾病知识指导

提高患者及其家属对疾病的认识，让患者及其家属能主动参与疾病的治疗与康复。

（三）病情监测指导

监测内容主要包括自觉症状（包括原发性的症状、贫血的一般症状及缺铁性贫血的特殊表现等），静息状态下呼吸与心率变化，能否平卧，有无水肿及尿量变化等。一旦出现自觉症状加重，静息状态下呼吸、心率加快，不能平卧、下肢水肿或尿量减少，多提示病情加重、重症贫血或并发贫血性心脏病，应及时就医。

案例与思考

王某，女性，25岁，因面色苍白、头晕、乏力1年余，加重伴心慌1个月来我院血液科就诊。

病情描述：1年前无明显诱因头晕、乏力，家人发现其面色不如从前红润，但能照常上班，近1个月来加重伴活动后心慌，曾到医院检查说血红蛋白低（具体不详），给硫酸亚铁口服，因胃难受仅用过1天，病后进食正常，不挑食，二便正常，无便血、黑便、尿色异常、鼻衄和齿龈出血。睡眠好，体重无明显变化。既往体健，无胃病史，无药物过敏史。结婚半年，月经初潮14岁，7天/27天，末次月经半月前，近2年来月经量多，半年来更明显。

查体：T 36℃；P 104次/分；R 18次/分；BP 120/70mmHg，一般状态好，贫血貌，皮肤黏膜无出血点，浅表淋巴结不大，巩膜不黄，口唇苍白，舌乳头正常，心肺无异常，肝脾不大。

血象：血红蛋白 60g/L，红细胞 3.0×10^{12}/L，网织红细胞 1.5%，血清铁 8.12μmol/L。

请思考：

(1) 该患者最可能的临床诊断是什么？

(2) 该患者主要的护理诊断有哪些？

(3) 为了有效地促进疾病的康复及预防并发症，作为主管护士，你应如何进行针对性的健康指导？

第十五节　糖尿病患者的护理

一、概述

糖尿病是一组由多种病因引起的以慢性高血糖为特征的代谢性疾病，是由于胰岛素分泌和（或）作用缺陷所引起的。

目前国际上通用WHO糖尿病专家委员会提出的分型标准（1999）。糖尿病的分型如下。

（一）1型糖尿病（T1DM）

胰岛B细胞被破坏导致胰岛素绝对缺乏。

(1) 免疫介导性：急发型及缓发型（GAD抗体及ICA抗体阳性）。

(2) 特发性：无自身免疫证据。

（二）2型糖尿病（T2DM）

从主要以胰岛素抵抗为主伴相对胰岛素分泌不足，到主要以胰岛素分泌不足为主伴胰岛素抵抗。

（三）其他特殊类型糖尿病

病因已经明确的糖尿病：

（1）胰岛B细胞功能遗传性缺陷。

（2）胰岛素作用遗传性缺陷。

（3）胰腺外分泌疾病。

（4）内分泌腺疾病。

（5）免疫介导的罕见类型。

（6）妊娠糖尿病（gestation diabetes mellitus，GDM）：妇女怀孕期间发生的糖尿病，而非糖尿病妊娠。

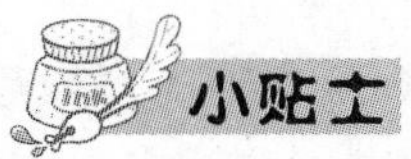

胰岛素主要是由胰岛B细胞分泌，是体内唯一一种降低血糖的内分泌激素。胰岛素于1921年由F.G. 班廷和C.H. 贝斯特首先发现，于1922年开始用于临床治疗。胰岛素分为：动物胰岛素、人胰岛素、人胰岛素类似物。胰岛素除有降低血糖的作用，还有调节脂肪、蛋白质代谢，促进生长发育的作用。

二、病因与发病机制

糖尿病的病因及发病机制极为复杂，至今未完全阐明。不同类型糖尿病，其病因不尽相同，即使在同一类型中也存在着异质性。总的来说，遗传因素及环境因素共同参与其发病。胰岛素由胰岛细胞合成和分泌，经血液循环到达体内各组织器官的靶细胞，与特异性受体结合并引发细胞内物质代谢效应。该过程中任何一个环节发生异常均可导致糖尿病。

三、临床表现

（一）基本临床表现

血糖升高后因渗透性利尿引起多尿，继而口渴多饮；外周组织对葡萄糖利用发生障碍，脂肪分解增多，蛋白质代谢负平衡，渐见乏力、消瘦，儿童生长发育受阻；常易饥、多食。故糖尿病的临床表现常被描述为“三多一少”，即多尿、多饮、多食和体重减轻。可有皮肤瘙痒，尤其外阴瘙痒。血糖升高较快时可使眼房水、晶体渗透压改变而引起屈光改变致视力模糊。许多患者无任何症状，仅于健康检查或各种疾病就诊化验时发现高血糖。

（二）常见类型糖尿病的临床特点

(1) 1型糖尿病发病年龄通常小于30岁，起病迅速，有中度至重度的临床症状，体重明显减轻或体形消瘦，常有自发酮症。

(2) 2型糖尿病可发生在任何年龄，多见于40岁以上成人和老年人，但近年来发病趋向低龄化，尤其在发展中国家儿童发病率上升。

(3) 妊娠糖尿病通常是在妊娠中、末期出现，一般只有轻度无症状性血糖增高。妊娠糖尿病妇女分娩后血糖一般可恢复正常，但未来发生2型糖尿病的风险显著增加，故妊娠糖尿病患者应在产后6～12周筛查糖尿病，并长期追踪观察。

（三）并发症

1. 急性严重代谢紊乱

急性严重代谢紊乱指糖尿病酮症酸中毒和糖尿病高血糖高渗透压综合征。

2. 感染性疾病

糖尿病容易并发各种感染，血糖控制差者更容易发生。肾盂肾炎和膀胱炎多见于女性患者，容易反复发生，严重者可发生肾及肾周脓肿、肾乳头坏死。疖、痈等皮肤化脓性感染可反复发生，有时可引起败血症或脓毒血症。糖尿病合并肺结核的发生率显著增高，病灶多呈渗出干酪样，易扩展播散。

3. 慢性并发症

可累及全身各重要器官，可单独出现或以不同组合同时出现或先后出现。

(1) 微血管病变：微血管病变可导致视网膜病变、肾脏病变、神经病变。由于高血糖和糖基化终末产物引起的炎症反应和血管病变，血液动力学改变导致组织缺血缺氧和微血管病变，神经病变的发病机制与视网膜病变和肾脏病变有所不同。

(2) 大血管病变：高胰岛素血症、高血压、糖脂代谢紊乱、高纤维蛋白原血症、白蛋白尿症构成大血管病变的危险因素群。动脉粥样硬化主要侵犯主动脉、冠状动脉、脑动脉、肾动脉和肢体动脉等，引起冠心病、缺血性或出血性脑血管病。

(3) 糖尿病足：是指糖尿病血管病变、神经病变和感染等导致的足或下肢组织破坏与坏死。

(4) 其他并发症：如糖尿病引起的视网膜黄斑变、白内障、青光眼等。

四、治疗要点

由于糖尿病的病因和发病机制尚未完全阐明，目前仍缺乏病因治疗。

强调早期、长期、综合、全面达标及治疗方法个体化的原则。综合治疗包括：糖尿病教育、饮食治疗、运动锻炼、药物治疗、自我监测和心理疏导6个方面，以及降糖、降压、调脂和改变不良生活习惯4项措施。

（一）健康教育

每位糖尿病患者一旦诊断即应接受糖尿病教育，教育的目的是使患者充分认识糖尿病并拥有糖尿病的自我管理能力。糖尿病的教育可是大课堂式、小组式或个体化，后两者的针对性更强，更易于取得良好效果。

（二）医学营养治疗

科学饮食的目的是在控制病情的前提下兼顾生活质量。饮食原则是：每日摄入总热量均衡稳定；按比例摄入营养素，食物品种多样化，全面获得营养；三餐合理分配；鼓励高纤维饮食；饮食贯穿始终。

（三）运动治疗

运动在2型糖尿病的管理中占有重要的地位和意义。适当的运动可以增加胰岛素敏感性，减轻体重，改善血糖情况。因此坚持有规律的运动是控制糖尿病的基本措施。糖尿病患者如果能坚持12～14年，可以显著降低死亡率。其运动原则：因人而异，量力而为，循序渐进，持之以恒。

（四）药物治疗

通过糖尿病饮食、运动治疗手段改善患者生活方式，是糖尿病及其并发症防治的基础治疗措施，但是由于胰岛素抵抗的持续存在，胰岛B细胞的进行性衰退，甚至在疾病发展过程中遭遇各种应激，单单改善生活方式是远远不够的，还需要合理和积极地使用药物。口服降糖药主要包括促胰岛素分泌剂（磺脲类、非磺脲类），增加胰岛素敏感性药物（双胍类和噻唑烷二酮类）和α-糖苷酶抑制剂。胰岛素的作用主要是降低血糖，同时影响蛋白质和脂肪代谢。

（五）减重手术治疗

2009年美国糖尿病学会正式将减重手术列为治疗2型糖尿病的措施之一。

我国规定的手术适应证包括：①年龄在18～60岁，一般情况良好，经生活方式干预和药物治疗难以控制；②HbA1c>7%，BMI≥32kg/m²，有或无并发症。

手术禁忌包括：①1型糖尿病患者；②胰岛B细胞明显衰竭的2型糖尿病患者；③患者BMI<25kg/m²等。目前，手术治疗肥胖伴2型糖尿病在我国人群中的安全性有待评价。

（六）胰腺和胰岛细胞移植治疗

治疗对象主要为1型糖尿病患者。目前局限于伴终末期肾病患者，或经胰岛素强化治疗仍难达到控制目标且反复发生严重代谢紊乱者。但供体的来源、免疫抑制剂的长期应用、移植后的效果等方面的顾虑使该治疗方法受到限制，尚处于临床试验阶段。

（七）糖尿病急性并发症的治疗

糖尿病的急性并发症分为糖尿病酮症酸中毒和糖尿病高血糖高渗透压综合征。

（八）低血糖的治疗

低血糖是糖尿病治疗过程中的常见并发症，是血糖控制达标过程中要特别注意的问题，常见于老年人、肾功能减退者以及有严重微血管和大血管并发症的患者。

（九）糖尿病患者围手术期管理

糖尿病患者的围手术期是患者面临的巨大挑战期。据调查，25%～50%的糖尿病患者一生中经历各种手术，而在经历外科手术的中老年患者中，10%～15%为糖尿病患者。

五、护理评估

（1）评估病史、年龄、有无并发症。
（2）评估身体状况、生活习惯。
（3）实验室及其他检查。

六、常见护理诊断/问题

（1）营养失调：营养提供低于或高于机体需要量，与严重代谢紊乱、蛋白质分解增加有关。
（2）有感染的危险。
（3）潜在并发症：糖尿病足、酮症酸中毒、高血糖高渗透压综合征、低血糖。
（4）活动无耐力：与严重代谢紊乱、蛋白质分解增加有关。
（5）自理缺陷：与视力障碍有关。
（6）知识缺乏：缺乏糖尿病的预防及自我管理知识。

七、护理措施

（一）饮食护理

第一步：简单估算理想体重。
第二步：计算每日需要热量。
第三步：选择对应的热量食谱。膳食中碳水化合物所提供的热量应占饮食总热量的50%～60%；蛋白质提供的热量占总热量（无肾脏损害时）的10%～15%；脂肪提供的热量不能超过饮食总热量的30%。食盐摄入量限制在每天6g以内，尤其是高血压患者；不鼓励糖尿病患者饮酒，应警惕酒精可诱发低血糖，避免空腹饮酒。

（二）运动护理

绝对适应证：糖耐量减低者以及无显著高血糖和并发症的2型糖尿病患者。相对适应证：轻度并发症的患者（有微量白蛋白尿、无眼底出血的单纯性视网膜病变、无明显自主神经功能障碍的糖尿病周围神经病变等）。在饮食指导和药物控制血糖后，再进行运动疗法。无酮症酸中毒的1型糖尿病患者，在调整好饮食和胰岛素用量的基础上进行运动治疗能有效将血糖控制在良好的水平。若有空腹血糖大于16.7mmol/L、反复发作低血糖或血糖波动较大、急性并发症、增殖性视网膜病变等情况，需要在病情控制稳定后及在内分泌科医师建议下方可逐步恢复运动。

1. 运动强度

建议大多数2型糖尿病患者进行低至中等强度的体育活动。中等强度的标准为运动中的目标心率<170－年龄；锻炼后有微汗，稍累。

2. 运动项目

运动的类型包括有氧运动和无氧运动。有氧运动如：快走、慢跑、骑自行车、打太极拳、游泳、跳舞等，如无禁忌证，每周最好进行2次轻度或中度抗阻运动，锻炼肌肉力量和耐力。无氧运动：指对特定肌肉的力量训练，如举重、铅球、百米跑、摔跤等，是突然产生爆发力的运动，其可以增加局部肌肉的强度，增加机体对胰岛素的敏感性，但易引起血氧不足，乳酸生成增多。

3. 运动持续时间

有氧运动建议每次20～60min。

4. 运动频率

每周3～7次，如运动量较大，可每隔一两天一次。

（三）口服药物护理

1. 促胰岛素分泌剂

（1）磺脲类：作用于胰岛B细胞表面受体，促进胰岛素释放。常用的有格列本脲（优降糖）、格列吡嗪（美吡达）、格列齐特（达美康）、格列喹酮（糖适平）、格列美脲（亚莫利）等。磺脲类作为单药治疗主要应用于新诊断的2型糖尿病患者通过饮食和运动控制血糖不理想时，以及肥胖2型糖尿病患者应用双胍类药物治疗后血糖控制不满意或因胃肠道反应不能耐受者。1型糖尿病患者，处于某些应急状态或有严重的并发症的患者，儿童糖尿病患者，孕妇及哺乳期妇女等不宜选用。不宜同时使用磺脲类，也不宜与其他胰岛素促泌剂合用。最主要的不良反应是低血糖，常发生在老年人、肝肾功能不全或营养不良者，作用时间长的药物（如格列本脲和格列美脲）较易发生，且持续时间长、停药后可反复发生，还可以导致体重增加、皮疹、胃肠道反应，偶见肝功能损害、胆汁淤积性黄疸等。

（2）非磺脲类：主要是格列奈类药物，常用的有瑞格列奈（诺和龙）和那格列奈。作用机制是直接刺激胰岛B细胞分泌胰岛素，可改善胰岛素第一时相分泌，降糖作用快而短，主要用于控制餐后高血糖。较适合用于2型糖尿病早期餐后高血糖阶段或以餐后高血糖为主的老年患者。禁忌证同磺脲类。常见不良反应是低血糖和体重增加，但低血糖的风险和程度较使用磺脲类的轻，可在肾功能不全的患者中使用。

2. 增加胰岛素敏感性药物

（1）双胍类：此类药物通过减少肝脏葡萄糖的输出、延缓葡萄糖从胃肠道吸收入血、改善外周胰岛素抵抗和加速无氧酵解而降低血糖，是2型糖尿病患者控制血糖的一线药物和药物联合应用中的基本药物，并可能有助于延缓或改善糖尿病心血管并发症。单独使用时不易发生低血糖，但与胰岛素或胰岛素促泌剂合用时可增加低血糖风险。常用的有盐酸二甲双胍（格华止），通常剂量为500～2500mg，分2～3次口服。常见不良反应有腹部不适、口中金属味、恶心、畏食、腹泻等。禁用于肝、肾功能不全，严重感染，缺氧，发热，外伤或接受大手术的患者；1型糖尿病患者不宜单独使用；80岁以上的患者慎用；酗酒者、慢性胃肠疾病和营养不良患者不宜使用。准备做静脉注射碘造影剂检查的患者，使用造影剂前后应暂停服药至少48小时。

（2）噻唑烷二酮类：主要作用是增强靶组织对胰岛素的敏感性，减轻胰岛素抵抗。可单独或与其他降糖药物合用治疗2型糖尿病，适用于糖耐量减低，伴有胰岛素抵抗明显者。目前临床不将其作为2型糖尿病治疗的一线用药。禁用于有心力衰竭、肝病、严重骨质疏松和骨折病史患者，1型糖尿病患者、孕妇、儿童慎用。常见的有罗格列酮（文迪雅）和吡格列酮。主要不良反应为转氨酶升高，容易引起水钠潴留，另有研究提示此类药物可能增加女性患者骨折风险。

3. α一糖苷酶抑制剂

食物中淀粉和蔗糖的吸收需要依附在小肠黏膜上皮细胞表面的α一糖苷酶。α一糖苷酶抑制剂通过抑制这类酶从而延缓碳水化合物的吸收，降低餐后血糖。其适用于以碳水化合物为主要食物成分和餐后血糖升高的患者，可作为2型糖尿病治疗的一线药物，可单独或与磺脲类、双胍类合用。1型糖尿病患者若使用的胰岛素剂量较大而餐后血糖控制不理想，也可联合使用。肝肾功能不全者慎用，不宜用于胃肠道功能紊乱者、孕妇和儿童。从小剂量开始，逐渐加量可减少胃肠道不良反应。单独服用不发生低血糖，并可减少餐前反应的低血糖风险。常用的有阿卡波糖（拜糖平）、伏格列波糖（倍欣）。阿卡波糖，每次25～50mg，3次/天。服用后常有腹胀、排气增多等不良反应。

（四）使用胰岛素的护理

1. 适应证

（1）1型糖尿病；（2）各种严重的糖尿病伴急、慢性并发症或处于应急状态，如急性感染、创伤、手术前后等；（3）2型糖尿病经饮食、运动、口服降糖药物治疗血糖控制不满意；（4）妊娠糖尿病。

2. 制剂类型

胰岛素制剂一般为皮下或静脉注射，根据来源分为动物胰岛素、人胰岛素和人胰岛素类似物 3 种。

3. 胰岛素的不良反应

（1）胰岛素过敏；（2）局部皮下脂肪萎缩；（3）低血糖反应；（4）高胰岛素血症和胰岛素拮抗；（5）水肿；（6）胰岛素性屈光不正；（7）体重增加。

4. 胰岛素治疗的护理

（1）正确选择注射部位；（2）对胰岛素自我注射的患者进行指导；（3）胰岛素储存条件：已开封的胰岛素可在室温下保存，避免阳光直射，保存期为开启后 1 个月，未开封的胰岛素存放在 2℃～8℃的环境中，避免冷冻和阳光直射，防止反复震荡，不要使用已经过期的胰岛素。

5. 胰岛素泵强化治疗

胰岛素泵输注的方式分为基础率和餐前大剂量两种。基础率是胰岛素泵按照预设程序 24 小时持续微量向体内输注胰岛素，用于控制两餐之间和夜间的血糖稳定。餐前大剂量是针对进食食物后产生的血糖高峰而输注的胰岛素，以使餐后血糖稳定，可根据进餐时间、进餐量和食物灵活设定。

适应证：①血糖控制不理想，血糖波动大的患者；②怀孕或者计划怀孕的女性糖尿病患者；③经常出差或生活不规律的患者；④生长发育期的青少年和儿童糖尿病患者；⑤喜欢参加运动的患者；⑥胃轻瘫的患者；⑦围手术期的患者；⑧不愿意接受胰岛素每日多次注射，要求提高生活质量的患者。

（五）监控血糖、血脂、血压、体重

监控血糖、血脂、血压、体重有利于判断并掌握病情；有利于及时调整治疗方案，以使病情获得最佳控制；能够及时预防、发现、治疗各种急性、慢性并发症；有利于改善患者的生活质量，并最终延长寿命。

（六）足部观察、检查及护理

许多糖尿病患者由于缺乏足部护理常识而导致糖尿病足，严重的会造成截肢甚至危及生命。因此，糖尿病患者学会如何进行足部护理，对预防高危足患者下肢截肢具有重要意义。糖尿病高危足的护理应注意以下方面：

（1）每日用温水洗脚 1～2 次，水温以 38℃～40℃为宜。洗脚前可用手背或肘部检查水温，如备有温度计更好。水太热容易烫伤皮肤，太凉不利于血液循环。洗脚时间也不宜太长，以 10 分钟为宜。洗脚后应用干净、柔软、吸水性好的毛巾将脚轻轻地擦干。如果毛巾质硬粗糙或者用力过重，均易造成足部皮肤不易察觉的创伤。擦脚用的毛巾最好为白色，以便及时发现是否有血迹或者脓迹。

（2）每日检查足部：糖尿病患者应每日于清洗足部后，观察足部皮肤颜色、温度和湿度的变化，检查有无红肿、皮损、脚病以及足背血管搏动、足部皮肤感觉等情况，如

有异常情况，及时到医院请专业医生处理，千万不可大意而延误了治疗，导致病情加重。

(3) 修剪趾甲：修剪趾甲应略呈弧形，与脚趾等缘，不可剪得过多而伤及甲沟导致甲沟炎。如有鸡眼、胼胝、脚癣等足部疾病，应及时治疗，不可自行处理，以防感染化脓导致坏疽。另外，糖尿病患者不宜剧烈运动，避免双足过度负重，并预防外伤。吸烟可加重动脉硬化，故应禁止吸烟。

(4) 保持皮肤润滑：糖尿病患者由于植物神经病变，出汗减少，足部皮肤干燥，特别是足跟部，容易出现皮裂，并可进一步形成溃疡，继发感染。每天涂抹羊脂或动/植物油类润滑剂，并轻柔而充分地按摩皮肤；如有伤口，不要自行处理，不要用鸡眼膏等化学药物处理鸡眼或胼胝。

(5) 注意保暖：糖尿病患者应比正常人更注意加强足部的保暖。鞋子要宽松、舒适，不可夹脚，否则会妨碍血液循环。袜子可穿透气性好的纯棉或羊毛袜，裤子可穿羊毛裤或棉裤，保证下肢及足部的血液循环；冬天要防止冻伤、烫伤，不要用热水袋或电热毯取暖，不要烤火及用热水烫脚；夏天要注意防止蚊虫叮咬。

八、健康指导

(一) 疾病预防指导

(1) 糖尿病普查：定期开展糖尿病的普查工作。凡 40 岁以上者，每年均接受常规体检。(2) 耐糖量试验 (OGTT)：在门诊就诊患者中，对糖尿病高危者要行常规血糖、糖化血红蛋白检查。(3) 胰岛自身抗体检查。

(二) 疾病知识指导

(1) 饮食指导。(2) 运动指导。(3) 胰岛素注射指导。(4) 低血糖知识指导。(5) 合理用药指导。

(三) 疾病监测指导

(1) 定期监测血糖。(2) 监测血压、血脂、血红蛋白等指标的变化。

(四) 用药及自我护理指导

(1) 指导口服药的注意事项及不良反应。(2) 指导胰岛素的注意事项及不良反应。(3) 指导皮肤及足部护理。(4) 老年人控制血糖不应过于严格。(5) 告知家属用药的注意事项及不良反应。(6) 指导患者识别低血糖。

下图为针对患者进行健康教育的一些现场图。

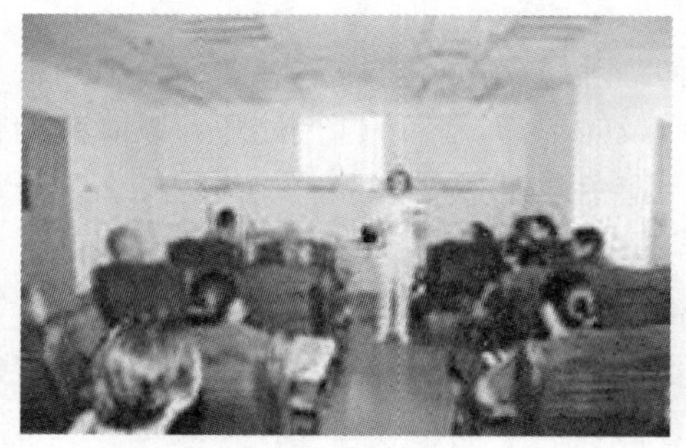

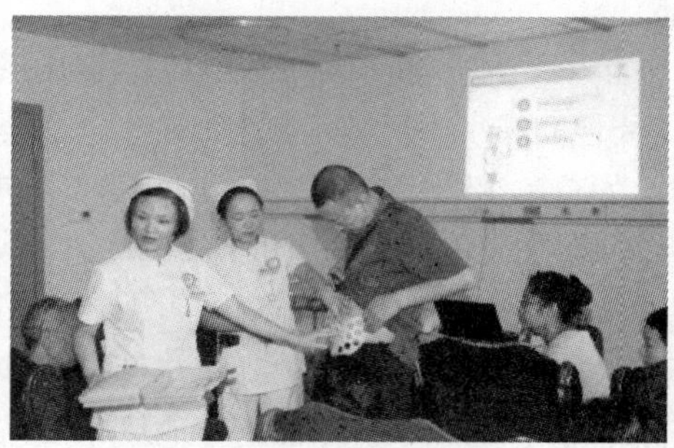

下图表示胰岛素的注射。

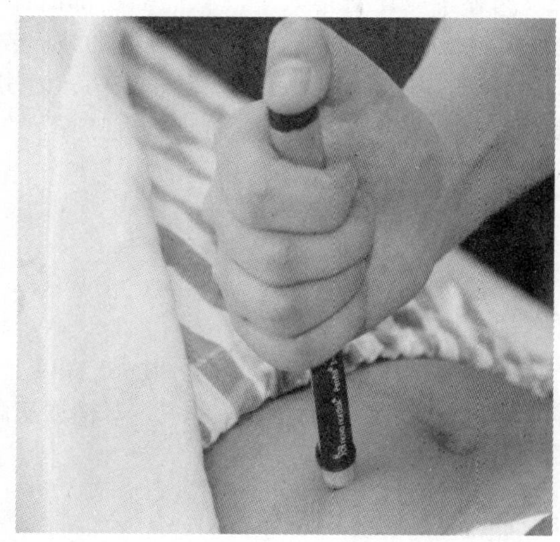

小贴士

糖尿病酮症酸中毒患者的护理

糖尿病酮症酸中毒（diabetic ketoacidosis，DKA）是糖尿病最常见的急性并发症之一，是体内胰岛素严重缺乏引起的高血糖、高血酮、酸中毒的一组临床综合征。最常发生于1型糖尿病患者，2型糖尿病患者在某些情况下亦可发生。临床表现以发病急、病情重、变化快为特点。本症主要是由于糖代谢紊乱，体内酮体产生过多，导致血中 HCO_3^- 浓度降低，失代偿时，血液 pH 值下降，引起酸中毒症。随着糖尿病知识的普及和胰岛素的广泛应用，DKA 的发病率已明显下降。

1. 发病诱因

（1）感染是最常见的诱因，以泌尿道和肺部感染多见；（2）胰岛素治疗中断或不适当减量；（3）应激状态：如心肌梗死、外伤、手术、妊娠、分娩等；（4）饮食失调或胃肠疾病：酗酒、呕吐、腹泻、高热等。

2. 症状与体征

（1）原有的糖尿病症状加重。多数患者在发生意识障碍前感疲乏、四肢无力、极度口渴、多尿多饮，随后食欲减退、恶心、呕吐，且伴有头痛、嗜睡、呼吸深而速、呼气有烂苹果味，严重者有脱水明显、尿量减少、皮肤弹性差的表现，少数患者表现为腹痛等急腹症。（2）血糖明显升高，多为16.7～33.3mmol/L；血酮升高；二氧化碳结合力下降；血液pH值下降，呈代谢性酸中毒；尿糖、尿酮体阳性。

3. 治疗与急救护理

（1）严密观察病情变化，及时采血，定期监测血糖，准确记录出入量。

（2）补液：迅速纠正失水以改善血容量与肾功能。按照补液原则进行补液。失水重者，在入院第1小时内输入1000mL，以后6小时内每1～2小时输入500～1000mL，视末梢循环、血压、尿量等决定输液速度。初期治疗时血糖浓度很高，不能输入葡萄糖，当血糖下降至13.9mmol/L以下，改用5%葡萄糖加胰岛素急性输注（按每3～4g葡萄糖加1U胰岛素计算）。第一个24小时输液总量为4000～5000mL，严重脱水者可达6000～8000mL。

（3）纠正电解质及酸碱平衡。

（4）胰岛素应用：0.9%氯化钠溶液加小剂量胰岛素静脉输入，可按0.1U/（kg·h）开始，降血糖的速度为每小时3.9～6.1mmol/L，避免血糖下降过快诱发脑水肿。

（5）积极对伴发病和诱因进行治疗，消除诱因。

糖尿病高血糖高渗透压综合征患者的护理

糖尿病高血糖高渗压综合征是糖尿病的严重并发症，大多数发生在老年2型糖尿病患者，主要原因是在体内的胰岛素相对不足的情况下，出现引起血糖急剧升高的因素，同时伴有严重脱水，导致血糖显著升高，严重者出现昏迷、休克和多器官衰竭。

1. 诱因

（1）引起血糖增高的因素：各种感染并发症和应急因素，如手术、创伤；各种能引起血糖增高的药物：如糖皮质激素、各种利尿剂等；糖摄入过多：如静脉大量输入葡萄糖、静脉高营养；合并影响糖代谢的内分泌疾病：如甲亢、皮质醇增多症等。（2）引起失水、脱水的因素：使用利尿药；水入量不足（如饥饿、限制饮水或呕吐等）；透析治疗；大面积烧伤。（3）肾功能不全。

2. 症状与体征

（1）起病时患者常先有多尿、多饮，可有发热，失水逐渐加重，随后出现神经精神症状，表现为嗜睡、幻觉、淡漠，最后陷入昏迷。(2) 特征性改变为高血糖和高血浆渗透压，多数伴有高钠血症和氮质血症。血糖常高至33.3mmol/L以上，血钠可高达155mmol/L，有效血浆渗透压一般在350mOsm/L以上。

3. 治疗与急救护理

(1) 严密观察病情变化：与糖尿病酮症酸中毒的病情观察类似，还需要注意以下情况：迅速大量输液不当时，可发生肺水肿等并发症。

(2) 补液：立即就诊脱水状态，血压偏低，血钠≤155mmol/L者用0.9%氯化钠溶液，血钠≥155mmol/L且无低血压者可补0.45%氯化钠溶液。补液速度先快后慢，血糖下降至16.7mmol/L时改为5%葡萄糖溶液加胰岛素。补液总量一般按体重10%～12%计算。

(3) 纠正电解质紊乱。

(4) 胰岛素：胰岛素的剂量和用法与糖尿病酮症酸中毒相似，定期监测血糖。

(5) 积极治疗诱因及并发症。

低血糖症患者的护理

对非糖尿病患者来说，低血糖标准为血糖值小于2.8mmol/L；而糖尿病患者只要血糖值≤3.9mmol/L就属于低血糖范畴。

1. 病因

(1) 在诊断糖尿病之前或在糖尿病的早期，血糖和胰岛素的分泌不能同步。

(2) 未能随病情好转及时调整药物剂量，在口服降糖药或注射胰岛素后没能按时进餐或没吃够平时主食量。

(3) 临时体力活动增大，没事先减少药物剂量或增加饮食量。

(4) 老年糖尿病、肝肾功能不全、营养不良或同时服用其他引起低血糖的药物。

(5) 血糖下降过快。

(6) 合并肾上腺、垂体、甲状腺疾病。

(7) 空腹大量饮酒。

2. 症状与体征

脑细胞所需的能量几乎全由血液中葡萄糖提供，脑细胞贮存葡萄糖的能力有限，当血糖降低时，一方面引起交感神经兴奋，大量儿茶酚胺释放，另一方面由于能量供应不足使大脑皮质功能被抑制，皮质功能异常，即出现交感神经兴奋和中枢神经系统功能障碍两组症状。

(1) 交感神经兴奋的表现：包括软弱无力、出汗、心悸、面色苍白、视物模糊、四肢颤抖、烦躁等。

(2) 中枢神经功能障碍：包括意识模糊、定向力和识别力逐渐丧失、头痛、语言障碍、幻觉、易怒或直接进入昏迷。

3. 治疗与急救护理

（1）血糖测定：凡怀疑低血糖患者，应立即测血糖，在治疗过程中观察血糖水平。

（2）升高血糖：补充葡萄糖，最快速有效。对于确诊为磺脲类药物导致的低血糖昏迷者，给予葡萄糖，在患者意识恢复后可能再次陷入昏迷，要根据病情维持输注葡糖糖液 2～3 天，使血糖维持在 5.5mmol/L 以上。或进行胰高血糖素治疗、糖皮质激素治疗、病因治疗。

案例与思考

患者，男性，26 岁，未婚，因“发现血糖升高 1+年，加重 1 天”入院。入院前 1+年，患者无明显诱因出现口渴、多饮、多尿、消瘦等症状，于我院住院，诊断为“2 型糖尿病”，给予胰岛素治疗，症状缓解后出院，出院后间断使用胰岛素治疗，未再于内分泌科门诊随访及复查。入院前 1 天，患者于我院门诊测得随机血糖为 23.3mmol/L，患者无明显口渴、多饮、多尿、消瘦等症状。今日再次于我院就诊，门诊以“糖尿病”收住我科。患者自患病以来，精神、食欲、睡眠欠佳，大小便正常。体重近期无明显变化。查体：体温 36.1℃，脉搏 99 次/分，呼吸 20 次/分，血压 103/78mmHg。

辅助检查：入院时测随机血糖为 23.3mmol/L。

请思考：

（1）该患者的血糖及糖化血红蛋白控制范围是多少？

（2）作为管床护士，该从哪些方面做出院指导？

第十六节　系统性红斑狼疮患者的护理

一、概述

系统性红斑狼疮（systemic lupus erythematosus，SLE）是一种有多系统损害的慢性自身免疫性疾病。患者血清中具有以抗核抗体为代表的多种自身抗体。

主要累及皮肤黏膜、骨骼肌肉、肾脏及中枢神经系统，同时还可累及肺、心脏、血液等多个器官和系统。临床上可出现各个系统和脏器损伤的表现，如皮肤、关节、浆膜、心脏、肾脏、中枢神经系统、血液系统等损伤，女性发病明显多于男性，妇女育龄期为发病高峰期。

二、病因与发病机制

（一）病因

本病病因未明，可能与遗传、性激素、环境等有关。

（二）发病机制

SLE的免疫应答异常可以表现在多个方面和多个水平，其中以T淋巴细胞和B淋巴细胞的高度活化和功能异常最为突出。多数学者认为T淋巴细胞的功能亢进促使B淋巴细胞高度活化而产生多种自身抗体，这是本病的免疫学特点，也是本病发生和延续的主要因素之一。免疫应答异常与细胞因子网络失衡、细胞凋亡异常、免疫复合物清除能力下降等多方面因素有关。

三、临床表现

（一）全身症状

活动期患者大多数有全身症状。约90%患者可出现发热，以长期低度、中度热多见。此外，疲倦、乏力、体重减轻等亦常见。

（二）皮肤与黏膜

约80%的患者可有皮肤损害。蝶形红斑是SLE最具特征的皮肤改变，约40%患者可见，表现为鼻梁和双颧颊部呈蝶形分布的红斑。

（三）关节肌肉症状

有关节痛者占90%以上，常为先发症状，且常与皮损、发热和其他内脏损害同时发生，典型的特征为发作性对称性关节痛，肿胀，常累及手指的远端小关节、指间关节、掌指关节、腕关节和膝关节。

（四）肾脏病变

肾脏病变最为常见，对本病患者进行常规肾活检显示，几乎都有肾损害，但仅半数病例有临床症状，狼疮肾脏病变主要为肾炎和肾病综合征。

（五）心血管系统症状

心血管系统症状系疾病本身及长期接受激素治疗所致，心脏损害见于2/3以上的患者，包括心包炎、心肌炎和心内膜炎等，其中以心包炎最为常见。

（六）呼吸系统症状

呼吸系统疾病见于50%～70%的患者，胸膜、肺实质和肺血管均可受累，其中以胸膜炎最常见，表现为发作性胸痛，持续数小时至数天不等，有时伴有不同程度的胸腔积液，可为单侧也可为双侧，还可累及纵隔胸膜。

（七）消化系统症状

消化系统疾病可发生于半数以上的病例，表现为腹痛，尤以狼疮危象为明显，常被误诊为急腹症，可伴有腹水，且常反复发作，胃肠道血管炎是本病非特异症状。

四、治疗要点

目前仍无根治方法，治疗在于控制病情及缓解临床症状。

（1）非甾体类抗炎药。

（2）抗疟药。

（3）肾上腺糖皮质激素。

（4）免疫抑制剂。

（5）其他。

下图表示患者的一些症状。

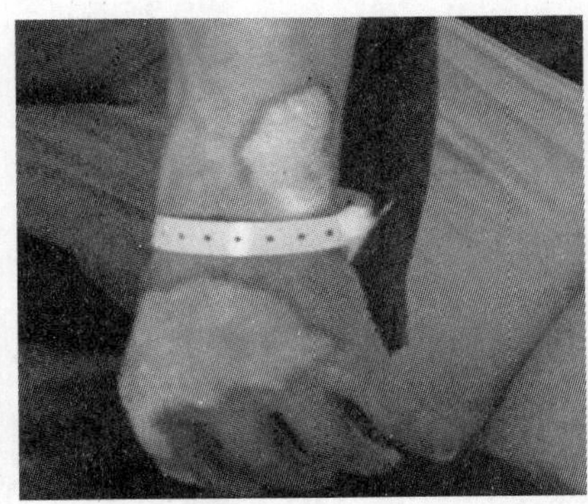

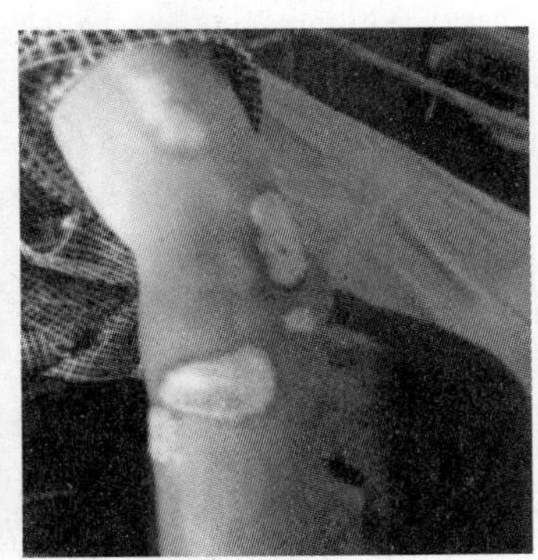

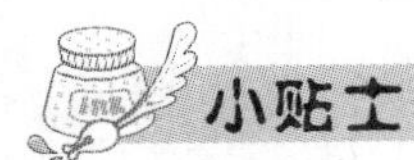

非药物性治疗很重要，必须进行心理治疗使患者有乐观情绪。

目前，SLE患者的生存期已从20世纪50年代的50%的4年生存率提高至80%的15年生存率。

五、护理评估

（1）病史评估。
（2）身体评估。
（3）实验室检查。

六、常见护理诊断/问题

（一）皮肤完整性受损

与疾病所致的血管炎性反应等因素有关。

（二）疼痛

慢性关节疼痛与自身免疫反应有关。

（三）口腔黏膜受损

与自身免疫反应、长期使用激素等因素有关。

（四）潜在并发症

慢性肾功能衰竭。

（五）焦虑

与病情反复发作、迁延不愈、面容毁损及多脏器功能损害等有关。

七、护理措施

（1）急性活动期应卧床休息；病情稳定的慢性患者可进行适当的工作和活动，但需避免过度劳累，以减少消耗、保护脏器功能。

（2）给予高蛋白、高热量、维生素含量丰富、易消化且无刺激的食物。肾功能不全者宜进行低盐、优质蛋白饮食，限制水和钠盐的摄入。

（3）遵医嘱做好用药护理，及时观察药物疗效和不良反应。服用非甾体类抗炎药时，要指导患者饭后服用，以减轻胃肠道不良反应。长期应用激素患者不可随意漏服、停服及自行减量，以免引起病情“反跳”，注意观察有无肥胖、血糖升高、高血压、感染、股骨头坏死、骨质疏松等不良反应。应用细胞毒药物者要及时监测血常规、肝肾功能，观察有无白细胞减少、肝肾损害等不良反应。大剂量糖皮质激素冲击治疗时，密切观察生命体征变化，并做好抢救准备工作。

（4）观察患者生命体征、神志等，有无发热、关节疼痛、皮疹、口腔黏膜溃疡、水肿、心前区不适、气促、腹泻、呕吐等，尽早预防和发现脏器损害，防止病情恶化。对于发生狼疮脑病、急性肾衰竭等患者，按相应疾病护理常规处理。

（5）减轻和避免皮肤受损。病情允许时，每日沐浴 1 次。有皮疹、红斑或光敏感者，避免阳光直接照射裸露皮肤，外出时穿长袖衣、长裤，戴宽边帽子，忌日光浴；避免接触刺激性物品，如染发剂、烫发剂、定型发胶、农药等。

（6）保持口腔清洁，坚持餐后用温开水或盐开水漱口。

（7）加强心理护理，争取更多的家庭和社会支持。

案例与思考

罗某，女性，67 岁，反复面部红斑 18 年，咳嗽、咯痰 1 周。18 年前，患者无明显诱因开始反复出现面部红斑症状，晒太阳后面部红斑加重，无关节疼痛、口干、眼干症状，被诊断为“系统性红斑狼疮”，给予对症治疗，症状情况不详。此后长期间断服用强的松等药物进行治疗，间断于风湿科门诊随访及复查。入院前 1 周，患者因受凉而出现咳嗽、咯痰症状，咯黄色脓痰，伴活动后气喘症状，伴畏寒、发热、出汗症状，未自测体温。

辅助检查：甘油三酯 3.78mmol/L，谷氨酰转肽酶 93.6U/L，谷丙转氨酶 60.27U/L，谷草转氨酶 54.8U/L，钾 3.08mmol/L，磷 0.88mmol/L，钠 147.7mmol/L。

诊断：系统性红斑狼疮。

请思考：

（1）对该患者如何进行心理护理？

（2）如何对该患者进行出院指导？

第十七节　痛风患者的护理

一、概述

痛风是单钠尿酸盐沉积于骨关节、肾脏和皮下等部位所引发的急、慢性炎症和组织损伤，与嘌呤代谢紊乱和（或）尿酸排泄减少所致的高尿酸血症直接相关。其临床表现为高尿酸血症、反复发作的痛风性急性关节炎、间质性肾炎和形成痛风石，严重者可导致关节畸形及功能障碍，并常伴有尿酸性尿路结石。

二、病因与发病机制

原发者属遗传性疾病，且与肥胖、原发性高血压、血脂异常、糖尿病、胰岛素抵抗关系密切。

继发者可由肾病、血液病、药物及高嘌呤食物等多种原因引起。

血浆尿酸盐的浓度取决于以下两方面：一是嘌呤的吸收和生成，二是尿酸的分解和排泄。嘌呤代谢的终产物是尿酸，而体内的尿酸包括内源性的氨基酸、核糖以及其他小分子化合物合成或核酸分解产物，还包括外源性的食物中的核苷酸分解产物。当高尿酸引起急性关节炎发作、痛风石形成以及关节和肾脏改变时，发生痛风。仅有高尿酸血症或高尿酸血症合并尿酸性肾石病不属于痛风的范畴。

痛风是一种终身性疾病，慢性期病变可致关节残毁，严重影响患者生活质量；伴发高血压、糖尿病或肾病者，肾功能不全的风险增加，并可危及生命。

三、临床表现

关节疼痛急性发作是急性痛风的典型症状。疾病发作多在轻微损伤、饮食过量或相关疾病以后，特别好发于肢体远端关节，典型的症状发于足趾（足痛风），也可因尿酸盐结石引起肾绞痛。慢性痛风以破坏性关节变化为特征。

四、治疗要点

（一）一般治疗

调整生活方式，限制高嘌呤食物，鼓励患者多饮水，限制总热量摄入，保持理想体重等。

（二）急性关节炎期治疗

急性期要注意休息，避免外伤、受凉、劳累。药物选择：秋水仙碱、非甾体类抗炎药、糖皮质激素等，关节疼痛剧烈时可口服可待因或肌内注射哌替啶。

（三）间歇期及慢性关节炎期治疗

生活方式调整，维持血尿酸正常水平，减少或清除体内沉积的单尿酸盐晶体。

非药物治疗：患者的健康教育、适当调整生活方式和饮食习惯是痛风长期治疗的基础。

必要时可选择剔除痛风石，对残毁关节进行矫形等手术治疗。

五、护理评估

(1) 病史评估。
(2) 身体评估。
(3) 实验室检查。

六、常见护理诊断/问题

(一) 疼痛

与尿酸盐结晶沉积在关节引起炎症反应有关。

(二) 生活自理能力下降

与痛风发作和关节畸形导致患者活动能力下降有关。

(三) 躯体活动障碍

与关节受累、关节畸形有关。

(四) 知识缺乏

患者缺乏疾病相关饮食、运动、用药和关节保护等知识。

七、护理措施

(一) 休息与体位

急性期应绝对卧床休息，抬高患肢避免受累关节负重，也可对受累关节给予冰敷或硫酸镁湿敷。

(二) 饮食干预

指导患者选择合理的食物烹调方法，因为合理的食物烹调方法能减少食物中的嘌呤量。选择低嘌呤的食物，尽可能减少食物中的嘌呤，嘌呤含量较低的食物有：谷类如精白米、玉米、馒头和面条等，蔬菜如卷心菜、胡萝卜和黄瓜等，乳类如各种牛奶、酸奶，但是长期的低嘌呤饮食可能会引起患者营养不良，免疫力下降。因此，患者应隔几天食用一次高嘌呤食物，如猪牛羊肉、动物内脏和虾等。

另外，患者应限制蛋白质和热量的摄入，低盐饮食，多喝水，不饮酒。热量和蛋白质摄入越多，尿酸合成也越多，喝水能够促进肾循环，增加尿量，尿酸也可顺带排出，以防沉积形成结石。酒精能在体内促进乳酸的合成，降低尿酸的排出量。

（三）心理干预

与患者建立良好的关系，及时与患者沟通，了解患者的心理活动，消除消极因素。痛风患者在发作期疼痛难忍，活动困难，生活难以自理，因此，患者会表现出烦躁、焦虑、忧郁等消极情绪，更有甚者会对生活失去信心、出现厌世的情绪，如果不及时沟通，会产生严重的后果。因此，医护人员及患者家属应多关心患者，帮助患者减轻压力，保持心情愉快，增加战胜疾病的信心，积极主动地配合医护人员的治疗与护理，增加服药依从性，促进治疗过程的顺利进行。

（四）药物指导干预

详细地向患者讲述所用药物的名称、作用、不良反应以及服用方法等。痛风治疗是一个长期的过程，长久地使用药物，药物不良反应会慢慢地表现出来，患者的服药依从性降低，可能偷偷减药或者停药，使得治疗中断、疾病反复。因此，在用药前须让患者了解自身的健康状况，明白遵医嘱的重要性。

（五）健康教育

对患者进行定期检查和用药指导。向患者耐心地讲解痛风的症状、危害、诊断标准和治疗措施等，让患者及其家属了解保健知识，提高生活质量。

案例与思考

郭先生，38 岁，反复左侧膝关节、踝关节红肿热痛 10+年，加重 1 天。

病史：患有高血压 10 年，血压基本维持在 140/90mmHg，口服药物治疗（比索洛尔）。

辅助检查：白细胞 16.97 × 10^9/L，单核细胞 0.89 × 10^9/L，淋巴细胞百分率 15.12%，嗜酸细胞百分率 0.1 %，血小板 314×10^9/L，中性粒细胞 13.48 ×10^9/L，中性粒细胞百分率 79.51 %。

诊断：急性痛风发作。

请思考：

(1) 该患者的诊断依据是什么？

(2) 住院期间如何对患者进行健康教育？

第十八节　有机磷中毒患者的护理

一、概述

急性有机磷农药中毒（AOPIP）是指有机磷农药（OPI）进入人体内抑制乙酰胆碱酯酶（AChE）活性，引起体内生理效应部位乙酰胆碱（ACh）大量蓄积，出现毒蕈碱样、烟碱样和中枢神经系统等中毒症状和体征，严重者常死于呼吸衰竭。

OPI 大都为油状液体，呈淡黄色至棕色，稍有挥发性，有大蒜臭味，除敌百虫外难溶于水。

二、病因与发病机制

有机磷农药进入体内后迅速与体内的乙酰胆碱酯酶结合，生成磷酰化乙酰胆碱酯酶，使乙酰胆碱酯酶丧失了水解乙酰胆碱的功能，导致乙酰胆碱大量积聚，作用于相应受体，产生严重的神经功能紊乱，特别是呼吸功能障碍，从而影响生命活动。由于副交感神经兴奋造成的 M 样作用使患者呼吸道大量腺体分泌，造成严重的肺水肿，加重了缺氧，患者可因呼吸衰竭和缺氧死亡。

OPI 主要经胃肠、呼吸道及皮肤黏膜吸收。6～12 小时血液中浓度达高峰，24 小时内通过肾由尿排泄，48 小时后完全排出体外。

三、临床表现

（一）胆碱能神经兴奋及危象

（1）毒蕈碱样症状：临床表现为恶心、呕吐、腹痛、多汗、流泪、流涕、流涎、腹泻、尿频、大小便失禁、心跳减慢和瞳孔缩小、支气管痉挛和分泌物增加、咳嗽、气急，严重患者出现肺水肿。

（2）烟碱样症状：常有全身紧束和压迫感，而后发生肌力减退和瘫痪。严重者可有呼吸肌麻痹，造成周围性呼吸衰竭。

(3) 中枢神经系统症状：中枢神经系统受乙酰胆碱刺激后有头晕、头痛、疲乏、共济失调、烦躁不安、谵妄、抽搐和昏迷等症状。

(二) 中间综合征

一般在急性中毒后1～4天急性中毒症状缓解后，患者突然出现以呼吸肌、脑神经运动支配的肌肉以及肢体近端肌肉无力为特征的临床表现。患者发生颈、上肢和呼吸肌麻痹。累及颅神经者，出现睑下垂、眼外展障碍和面瘫。肌无力可造成周围性呼吸衰竭，此时需要立即呼吸支持，如未及时干预则容易导致患者死亡。

(三) 有机磷迟发性神经病

有机磷农药急性中毒一般无后遗症。个别患者在急性中毒症状消失后2～3周可发生迟发性神经病，主要累及肢体末端，可发生下肢瘫痪、四肢肌肉萎缩等神经系统症状。目前认为这种病变不是由乙酰胆碱酯酶受抑制引起的，可能是由于有机磷农药抑制神经靶酯酶，并使其老化所致。

(四) 其他表现

敌敌畏、敌百虫、对硫磷、内吸磷等接触皮肤后可引起过敏性皮炎，并可出现水疱和脱皮，严重者可出现皮肤化学性烧伤，影响预后。有机磷农药滴入眼部可引起结膜充血和瞳孔缩小。

四、治疗要点

(1) 现场急救。
(2) 清除体内毒物。
(3) 紧急复苏。
(4) 应用解毒剂和复能剂。

小贴士

阿托品是目前救治有机磷农药中毒有效的解毒剂，用量愈来愈大，时间愈来愈长，常常导致阿托品中毒。由于有机磷农药中毒后对阿托品的耐受量增大，重度中毒必须早期给予足量阿托品，由静脉注射，以求速效，以后根据情况，定时给药，出现阿托品化表现。当患者出现阿托品化表现后即应减量，延长给药间隔时间。

阿托品化的表现：瞳孔较前散大；口干；皮肤干燥；颜面潮红；肺部啰音减少或消失；心率加快等。

四、护理评估

(1) 询问患者有机磷农药接触史，如口服、农业生产中皮肤接触或吸入有机磷农药雾滴等。中毒发病时间与毒物品种、剂量和侵入途径密切相关。

(2) 评估目前病情与一般情况。

(3) 评估心理—社会状况。

五、常见护理诊断/问题

（一）意识障碍

与有机磷农药中毒有关。

（二）低效型呼吸形态

与有机磷农药致肺水肿、呼吸肌麻痹、呼吸中枢受抑制有关。

（三）清理呼吸道无效

与有机磷农药中毒致支气管分泌物过多及肺部感染有关。

（四）潜在并发症

有感染的危险。

（五）焦虑

与担心预后有关。

（六）知识缺乏

缺乏疾病治疗相关知识。

六、护理措施

（一）彻底清除毒物

对口服农药中毒的患者要进行彻底洗胃，洗胃液的温度控制在25℃～38℃，尽可能避免患者对农药中的残留毒物发生再次吸收，还要尽量减少洗胃过程中患者的胃黏膜壁发生收缩活动，使患者体内的农药毒物减少残留。对于中毒严重的重度患者可以使用一定量的导泻剂，对于经皮肤接触而产生农药中毒的人员，要及时对中毒患者的衣物还有被褥和鞋袜进行清理，同时患者还要洗头发、剪指甲、擦净皮肤并进行消毒，但在消毒过程中不要使用过多的热水，尽量少用酒精，以免促进农药毒物的吸收。

（二）药物治疗

为患者建立静脉通道，在患者发生中毒的早期可以使用一些阿托品药剂，也可以使用复能剂，帮助中毒患者将其体内残留的农药毒物排出体外。在使用药剂进行治疗的过程中一定要观察患者的临床症状变化，关注其瞳孔是否出现散大迹象，嘴唇和皮肤是否发生了干燥，患者的心率是否出现加速，颜面是否出现潮红，情绪是否出现躁动等。为了防止中毒患者经治疗后发生中毒事件再度恶化、避免反跳事件的发生，可以对其进行药物的减量配合治疗，达到临床疗效时要及时停用。

（三）监测病情变化

对中毒患者要谨慎使用一些脱水剂，对于利尿剂的使用也要多加小心，详细记录患者在治疗期间的体液出入量，防止患者发生水、电解质的代谢紊乱，保持其体内的酸碱平衡，观察患者的临床病情是否发生变化。

（四）预防并发症

中毒患者需要输液，在输液过程中要观察患者的各种生命体征是否发生变化，注意患者的呼吸节律变化，控制输液的速度，防止肺水肿等并发症的发生。

（五）饮食指导

治疗过程中，需要对患者进行必要的培训，使其合理安排进食时间，饮食种类搭配得当，多食用流质食物，逐渐食用半流质食物，尽量避免高脂肪、高蛋白、高糖饮食，对患者家属进行必要的培训，为其做好患者后期的饮食指导工作。

（六）心理护理

对患者进行有效的心理辅导，进行必要的医学卫生知识的宣传和教育工作，使患者可以了解到自身病情的详细情况，可以积极主动地配合医生的治疗。

案例与思考

刘女士，55 岁，因“大量饮酒及服敌敌畏后 7＋小时”入院。

病史：入院前 7＋小时，患者饮白酒约 500mL，随后服用敌敌畏，服用量不详，逐渐出现意识障碍。入院前 3 小时，家属发现患者时其已意识模糊，患者无抽搐、大小便失禁、发热等症状。

辅助检查：白细胞 13.42×10^9/L，中性粒细胞百分率 89.4%，胆碱酯酶 7.08kU/L，高敏 C 反应蛋白 14.5mg/L，肌酸激酶 316.7U/L，钾 3.06mmol/L，磷 1.38mmol/L，尿酸 436.7μmol/L，乳酸脱氢酶 263U/L。

诊断：急性酒精中毒；急性有机磷农药中毒。

请思考：

（1）针对该患者如何进行健康指导？

（2）该患者住院期间对其如何进行病情观察？

第十九节　脑血栓形成患者的护理

一、概述

脑血栓形成，即动脉粥样硬化性血栓性脑梗死，是脑梗死最常见的类型，是脑动脉主干或皮质支动脉粥样硬化导致血管增厚、管腔狭窄闭塞和血栓形成，引起脑局部血流减少或供血中断，脑组织缺血缺氧导致软化坏死出现局灶性神经系统症状。脑血栓形成是临床最常见的脑血管疾病。

二、病因与发病机制

（一）脑动脉粥样硬化

脑动脉粥样硬化为脑血栓形成最常见和最基本的病因，常伴高血压。脑血栓形成与动脉粥样硬化互为因果，糖尿病和高脂血症也可加速动脉粥样硬化的进程。

（二）脑动脉炎

各种原因导致脑动脉炎，致使管腔狭窄、闭塞。

（三）其他

真性红细胞增多症、血小板增多症、血栓栓塞性血小板减少性紫癜、弥散性血管内凝血、颅内外（颈动脉、颅内动脉和椎动脉）夹层动脉瘤等。

三、临床表现

（一）临床特点

（1）多见于50岁以上高危人群。

（2）在安静或睡眠中发病，部分病例有短暂性脑缺血发作前驱症状。

（3）起病缓慢，多在10小时或1～2天达高峰。

(4) 以偏瘫、失语、偏身感觉障碍等局灶性定位症状为主。
(5) 部分患者有全脑症状。

(二) 临床类型

依据症状体征演进过程分：完全性卒中、进展性卒中。

依据临床表现特别是神经影像学检查证据分：大面积脑梗死、分水岭脑梗死、出血性脑梗死、多发性脑梗死。

四、治疗要点

治疗遵循超早期、个体化、整体化原则：
(1) 超早期治疗：发病后力争于治疗时间窗内选用最佳治疗方案。
(2) 个体化：根据患者年龄、病情、临床类型及基础疾病决定治疗方案。
(3) 整体化：进行病因治疗、对症支持、支持治疗、康复治疗等综合治疗。

五、护理评估

(一) 病史评估

评估病因及危险因素、起病情况及临床表现。

(二) 身体评估

评估生命体征、意识状态、头颈部（瞳孔大小及对光反射、眼球有无震颤、面部表情、吞咽、语言、听力等）、四肢躯干（有无自主运动、感觉、肌力、肌张力等）。

(三) 实验室及其他检查

血液检查，神经影像学检查：CT（最常用）、MRI、血管造影、TCD。

六、常见护理诊断/问题

(一) 躯体活动障碍

与运动中枢受损致肢体瘫痪有关。

(二) 语言沟通障碍

与语言中枢受损有关。

(三) 吞咽障碍

与意识障碍或延髓麻痹有关。

（四）有皮肤完整性受损的危险

与意识障碍、偏瘫所致长期卧床有关。

（五）有失用综合征的危险

与意识障碍、偏瘫所致长期卧床有关。

（六）焦虑/抑郁

与瘫痪、失语、缺少社会支持及担心预后有关。

（七）知识缺乏

缺乏疾病治疗、护理、康复和预防复发的相关知识。

七、护理措施

（一）病情观察

由于疾病特征，早期患者常出现病情加重，因此应密切观察疾病进展，如：意识（有无出现意识障碍或意识障碍加重）、瞳孔（双侧瞳孔是否等大等圆、大小、对光反射是否灵敏）、生命体征（是否平稳、运动功能是否正常及有无加重）、感觉（皮肤感觉功能有无减退、有无大小便失禁等）、吞咽（是否出现呛咳、能否经口进食、根据情况决定饮食及是否留置胃管）、语言等。对溶栓患者还应重点观察有无出血倾向，如消化道出血、皮肤黏膜下出血、脑出血等。

（二）一般生活护理

根据 Barthel 评分评估患者的日常生活能力，并根据自理程度给予相应协助，如压疮护理、皮肤护理、排便护理等。

（三）安全护理

（1）防止坠床、跌倒，确保安全。对于存在高危风险患者及时正确评估，并做好与家属的沟通，卧床患者留置床栏，呼叫器、日常生活用品置于患者可及处，保持地面干燥，24 小时留陪伴人员，加强巡视。

（2）防止冻伤、烫伤。因患者可能存在感觉功能障碍，应尽量避免使用热水袋等物品。

（四）康复护理

早期康复锻炼有助于患者今后功能的恢复，但应考虑患者个体情况，选择合适的运动方式、持续时间、频率等。早期康复重视患侧刺激、保持良肢位、翻身、床上训练。

（五）心理护理

提供疾病有关的可靠信息，多与患者交谈，建立社会支持系统。

（六）用药护理

（1）对溶栓/抗凝药物严格掌握剂量，监测凝血功能，观察有无出血倾向、症状体征变化。

（2）对甘露醇，保证滴速，观察尿量、尿液颜色、有无低颅压综合征，与高颅压进行鉴别。

（七）饮食护理

（1）评估吞咽功能、有无呛咳、能否经口进食、营养状况。

（2）选择体位（抬高床头，坐位或半坐卧位），选择低盐、低脂、低糖、低胆固醇、易消化食物。

八、康复锻炼

（一）保持良肢位

采取正确的体位与肢体摆放非常重要。正确的体位可以抗痉挛，防挛缩、关节脱位。

（1）患侧卧位：为增加患侧感觉刺激，多主张患侧卧位。

方法：患侧上肢尽量前伸，患肩垫软枕；肘关节伸直，掌心向上；腕关节自然背伸；指关节伸展；患侧髋关节伸展，膝关节微曲；健侧上肢自然放置于体侧；检测髋、膝关节屈曲，下垫一软枕，踝背曲 90°。

（2）健侧卧位：是患者最舒适的体位。

方法：躯干前后各置一软枕，患侧上肢充分前伸，掌心向下，下垫软枕，患侧下肢髋、膝下方垫枕，髋关节自然屈曲，健侧上、下肢自然放置。

（3）仰卧位：患侧肩胛骨和骨盆、膝关节下各垫一软枕，肘伸直，掌心向上，肘、腕、指各关节伸展。足底避免放置支撑物。健侧肢体自然放置。

一般建议 2 小时变换一次患者的体位，当患者能在床上翻身或主动移动时，可适当改变间隔时间。

（二）功能锻炼

1. 被动活动

保持关节活动度，预防关节肿胀和僵硬，促进患侧肢体主动活动早日出现，以活动患肢为主。嘱患者头转向患侧，通过视觉、语言刺激其主动参与。活动顺序为从近端关节到远端关节，一般每日 2～3 次，每次 5 分钟以上，活动宜在不痛或少痛的范围进行。

2. 主动活动

尽早促使患者从被动活动到主动活动过渡。

(1) Bobath 握手。

两手叉握，患侧拇指位于最上方，并稍外展；双上肢充分前伸，尽可能抬起上肢，然后上举至头顶上方。

(2) 翻身训练。

预防压疮的重要措施，开始应以被动为主，待患者掌握翻身的要领后，由其主动完成。

(3) 桥式运动。

患者仰卧、屈膝，将臀部从床上抬起，并保持骨盆呈水平位；训练者可给予如下帮助：一只手向下压住患者膝部，另一只手轻拍患者的臀部，帮助其抬臀、伸髋。

（三）其他

神经电刺激治疗、针灸、按摩等。

案例与思考

患者，男性，57 岁，因突发“右侧肢体无力 1 小时”收入我科。

查体：T 36.4℃，P 76 次/分，R 18 次/分，BP 156/78mmHg，意识清醒，双侧瞳孔等大等圆，直径约 3mm，对光反射灵敏，右侧上肢肌力 I 级，右下肢肌力 I 级，左侧肌力 IV 级。语言功能正常，吞咽功能减弱，饮水呛咳。

辅助检查：CT 检查显示额叶脑梗死。

请思考

如何为该患者制订护理计划？

第二十节　癫痫患者的护理

一、概述

癫痫是一种具有持久性致痫倾向特征的脑部疾病，不是单一的疾病实体，而是有着不同病因基础，临床表现各异，但以反复癫痫发作为共同特征的慢性脑部疾病状态。

二、病因与发病机制

癫痫的病因及发病机制非常复杂，至今尚未完全了解，主要包括如下几点：神经元细胞损伤、离子性通道功能异常、神经递质异常、细胞因子与免疫异常、神经胶质细胞异常。影响癫痫发作的因素：年龄、遗传、睡眠、环境。

三、临床表现

表现复杂多样，具有发作性、短暂性、重复性、刻板性的特点。由于异常放电的起始部位和传递方式的不同，癫痫发作的表现形式不一，可表现为发作性运动、感觉、自主神经、意识及精神障碍。

（一）全面性发作

1. 强直一阵挛

以突发意识丧失和全身强直和抽搐为特征，一次发作持续时间一般小于 5 分钟，常伴有舌咬伤、尿失禁等。可见于任何类型的癫痫和癫痫综合征。

2. 失神

突然发生，动作中止，凝视，叫之不应，可有眨眼，但基本不伴有或伴有轻微的运动症状。主要见于儿童失神癫痫。

3. 肌阵挛

肌阵挛是肌肉突发快速短促的收缩，表现为类似于躯体或者肢体电击样抖动，多出现于觉醒后。

4. 阵挛

突然、短暂的躯干肌和四肢的强直性屈性或者伸性收缩。

5. 强直

发作性全身或者双侧肌肉的强烈持续的收缩，肌肉僵直。多见于有弥漫性器质性脑损害的癫痫患者，一般为病情严重的标志。

6. 失张力

失张力是由于双侧部分或者全身肌肉张力突然丧失，导致不能维持原有的姿势，出现猝倒、肢体下坠等表现。

（二）局灶性发作

根据需要对局灶性发作进行具体描述。

（三）发作类型不明

如癫痫性痉挛。

四、治疗要点

癫痫的治疗不仅仅是控制发作，更重要的是提高患者的生活质量，随着医学进步，对癫痫的治疗发展出多种治疗方案，主要的治疗方案包括药物治疗、外科治疗、生酮饮食及神经调控治疗等。

（一）药物治疗

药物治疗是目前最主要的治疗方案，应达到控制发作或最大程度减少发作次数的目的；没有或只有轻微的不良反应；尽可能不影响患者的生活质量。

1. 病因治疗

有明确的病因者首先进行病因治疗，如颅内肿瘤。

2. 发作时治疗

就地平卧；保持呼吸道通畅、吸氧；防止外伤等并发症；使用地西泮或苯巴比妥钠预防再次发作。

3. 发作间歇期治疗

服用抗癫痫药物，常用抗癫痫药物见下表。

常见抗癫痫药物

药物	药物
卡马西平：部分性发作首选	苯妥英钠：癫痫大发作首选
丙戊酸钠：典型失神发作首选	乙琥胺：仅用于单纯失神发作
苯巴比妥钠：小儿癫痫首选	氯硝西泮：对各型癫痫均有效

（二）手术治疗

手术治疗是除药物治疗以外最主要的治疗手段，经过正规抗癫痫药物治疗，仍有20%～30%患者为药物难治性癫痫。

五、护理评估

（1）病史评估：患病及治疗经过（癫痫发作前是否有诱发因素、先兆、发作症状、发作频率及持续时间、有无大小便失禁、有无意识障碍等，既往史，家族史）。

（2）目前病情与一般状况评估。

（3）心理-社会状况评估。

（4）身体评估：一般检查、皮肤黏膜检查、头颈部检查（瞳孔大小及对光反射、颈部有无抵抗等）、四肢躯干（有无不自主运动、瘫痪）检查。

（5）实验室及其他检查：脑电图、神经影像学检查。

六、常见护理诊断/问题

（一）受伤的危险

与意识丧失、抽搐、癫痫持续状态、发作时跌倒、坠床、关节抽动或保护措施不当等有关。

（二）窒息的危险

与喉头痉挛、舌根后坠、呼吸道分泌物滞留有关。

（三）气体交换受损

与癫痫持续状态、喉头痉挛所致呼吸困难有关。

（四）知识缺乏

缺乏疾病、用药及防护等相关知识。

七、护理措施

（一）安全护理

发作期：①防跌倒坠床：叮嘱患者有先兆时立即平卧，陪伴人员及医护人员扶患者顺势卧倒，保持床档一直竖起。②防舌咬伤：将毛巾条或缠以纱布的压舌板或牙垫，于患者张口时置于其上下臼齿间。③防擦伤或碰伤：保护患者抽动的关节和肢体，在关节处垫软物；防肌肉关节损伤、骨折或脱臼：切勿强行按压，试图制止抽搐动作或抽搐的肢体。④防颈椎压缩性骨折或下颌关节脱臼：一手用力托住患者后枕，另一手托扶下颌。⑤防自伤或伤人：必要时保护性约束肢体或躯干，收捡或移开可能造成伤害的一切物品。⑥遵医嘱使用抗惊厥药物，快速控制发作。⑦对于癫痫频繁发作、癫痫持续状态者，切忌测量口温和肛温。⑧对于癫痫持续状态发作者，使用床档保护，对于躁动患者，给予保护性约束。

发作间歇期：环境应安全、安静、光线柔和；安全设施：床两侧均安装带床档套的床档，床旁桌上不放置玻璃杯等危险品，室内显著位置放置警示牌；随时提醒患者及其家属、医护人员做好防止发生意外的准备。

（二）防窒息

1. 保持呼吸道通畅

（1）卧位：头低侧卧位或平卧位头偏一侧。

（2）解除任何限制活动的约束（如松解衣领及腰带）。

（3）取下活动义齿者，及时清理口腔或鼻腔分泌物。

（4）立即放置压舌板，必要时用舌钳将舌拉出。

（5）必要时备好床旁吸引器和气管切开包。

2. 病情观察

观察下列内容：

（1）生命体征及意识、眼神、面色和瞳孔的变化。

（2）发作过程的具体情况，如发作类型、频率、持续时间、是否伴有大小便失禁、意识障碍等。

（3）发作停止后意识完全恢复时间，有无头痛、疲乏及行为异常。

（三）健康教育

1. 疾病知识指导

告知疾病的相关知识，耐心解释病情、治疗与预后的关系，提醒劳逸结合，作息规律，清淡饮食，防过饱、过饥。

2. 用药指导及病情监测

告知及时诊治、定期随访的重要性；告知坚持药物治疗原则的重要性；告知定期检查肝肾功能、血象等的原因。

3. 安全与婚育指导

外出活动携带卡片，发作前无征兆者外出时需有人陪同。

（1）不宜长期休息，应有适当活动，不从事带危险性的工作和活动。

（2）学生：非频繁发作，或未合并其他严重疾病者，可边学习边治疗，但应将实情告诉老师，以便在癫痫发作时得到及时帮助和治疗。

（3）青年：一般癫痫患者都可结婚，过正常的夫妻生活，但患遗传性癫痫者不宜生育。

（4）妊娠期和哺乳期，慎重服用抗癫痫药物。妊娠妇女服用癫痫药物总原则：单药、低剂量、非致畸性。妊娠期癫痫强直-阵挛反复发作者，应终止妊娠。

案例与思考

刘先生，45 岁，因“反复发作性意识丧失、肢体抽搐 9 小时”收入我院神经内科。既往 5 年前车祸有脑外伤史，具体不详。

查体：体温 36.8℃，脉搏 108 次/分，呼吸 20 次/分，血压 140/93mmHg。意识清楚，时间、地点、人物、定向力正常，双瞳孔等大等圆，双瞳孔直径约 3mm，直接和间接对光反射存在。双侧上下肢肌张力正常，双侧上下肢肌力 V 级。膝腱反射、踝腱反射双侧正常，Babinski 征双侧未引出，Kernig 征双侧阴性，Brudzinski 征双侧阴性。

辅助检查：EEG 记录痫性放电。

请思考：

如何为该患者做好安全护理？

第二十一节　短暂性脑缺血发作患者的护理

一、概述

短暂性脑缺血发作（transient ischemic attack，TIA）：是由颅内动脉病变致脑动脉一过性供血不足引起的短暂性、局灶性脑或视网膜功能障碍，表现为供血区神经功能缺失的症状和体征。症状一般持续 10～15 分钟，多在 1 小时内恢复，最长不超过 24 小时，不遗留神经功能缺损症状，影像学检查显示无责任病灶，但可反复发作。

二、病因与发病机制

短暂性脑缺血发作的病因及发病机制常分为血流动力型和微栓塞型。

（1）血流动力学型：是在动脉严重狭窄基础上，因血压波动导致一过性脑缺血，血压低于脑灌注压阈值时发生 TIA。

（2）微栓塞型：主要是动脉、心脏来源的栓子进入脑动脉系统引起血管栓塞，栓子自溶则形成栓塞型 TIA。

（3）脑血管狭窄或痉挛。

（4）其他。

三、临床表现

（一）临床特点

（1）50～70 岁中老年多见，男性多于女性；（2）多伴有高血压、动脉粥样硬化、糖尿病等脑血管疾病高危因素；（3）突发局灶性脑或视网膜功能障碍；（4）可反复发作，且每次发作表现相似。

（二）不同动脉系统 TIA 表现

（1）内动脉系统 TIA。①常见症状：对侧肢体偏瘫、面瘫、单肢或偏身麻木。②特征性症状：病变侧一过性黑蒙或失明，对侧偏瘫及感觉障碍，失语等。③可能出现的症状：病灶对侧同向性偏盲。

（2）椎—基底动脉系统 TIA。①常见症状：眩晕、恶心、呕吐、平衡失调。②特征性症状：跌倒发作和短暂性全面遗忘症。③可能出现的症状：吞咽困难、构音障碍、共济失调、交叉性瘫痪。

四、治疗要点

（一）病因治疗

病因治疗是预防的关键。应积极查找病因，针对可能存在的危险因素进行治疗，如高血压、糖尿病、高脂血症、心律失常、血液成分异常等。

（二）药物治疗

对于短时间内频繁发作者，应视为神经科急症进行处理，迅速控制发作；对于偶发者适当应用药物治疗。

（1）抗血小板聚集，如拜阿司匹林。减少微栓子发生，预防复发。

（2）抗凝，如肝素钠，不作为常规治疗。对发作频繁、持续时间长、症状加重无出血倾向者可进行抗凝治疗。

（3）钙拮抗剂，如尼莫地平。防止血管痉挛，增加血流量，改善循环。

（4）中药，如红花等。

（三）手术治疗和介入治疗

手术治疗和介入治疗包括动脉血管成形术和颈动脉内膜切除术。

五、常见护理诊断/问题

（1）有跌倒的危险：与突发眩晕、平衡失调和一过性失明有关。

（2）知识缺乏：缺乏疾病防护相关知识。

（3）潜在并发症：脑卒中。

六、护理措施

（一）病情观察

观察患者发作频率、持续时间、伴随症状，有无脑功能受损表现（如肢体是否无力，麻木减轻或加重，有无头痛、头晕等），警惕完全性缺血性脑卒中的发生。

（二）安全护理

因患者发作时一过性失明或眩晕易导致跌到和受伤，应指导患者合理休息或运动，做好适当的防护措施。

(1) 指导患者发作时卧床休息，枕头不宜太高。

(2) 仰头及头部转动应缓慢，幅度不宜过大。

(3) 频繁发作者避免重体力劳动，沐浴、外出有家人陪伴，防跌倒、外伤。

(4) 适当进行体育活动，改善心脏功能，增加脑部血流量，改善脑循环。

(三) 用药护理

指导正确服药，不可自行调整更换或停药，告知药物作用及不良反应。

特殊药物如抗血小板药物，如拜阿司匹林、氯吡格雷，服用后可出现食欲不振、皮疹、白细胞减少等不良反应，发现异常应及时告知医生；抗凝药物，如肝素钠，服用后可出现皮肤出血点、青紫斑，甚至消化道出血，应观察有无出血倾向等。

(四) 健康教育

告知 TIA 是脑卒中的先兆表现或警示，应引起重视；告知肥胖、吸烟酗酒及不合理饮食与 TIA 发生的关系；告知心理因素与疾病的关系，长期精神紧张可致血压增高、动脉硬化，不利于疾病恢复，甚至诱发心脑血管事件；告知劳逸结合，保持心态平衡。

(五) 饮食指导

建立健康的生活方式，选择低盐、低脂、充足蛋白质和维生素含量丰富的饮食，忌辛辣油腻、暴饮暴食。注意粗细搭配。

(六) 手术护理

1. 术前护理

(1) 做好患者的解释工作，告诉患者有关手术的知识，如手术的目的、方法及注意事项。

(2) 常规术前检查：包括血常规、尿常规、出凝血时间、肝肾功能、心电图及胸部X线片。

(3) 训练患者床上大小便，适应床上使用便器。

(4) 术前建立静脉通道，首选左上肢安置留置针。

(5) 备皮：双侧腹股沟及会阴区备皮，上至脐部，下至大腿上 2/3。

(6) 术前无需禁食禁饮。

(7) 术前协助患者清洁会阴部，更换清洁病服。

(8) 药品准备：造影剂、利多卡因、肝素钠等。

(9) 心理护理：教会患者自我放松的方式，针对个体情况进行针对性心理护理。

2. 术后护理

(1) 密切观察病情变化。

观察患者神志、瞳孔、血压、脉搏、呼吸、体温等情况；观察穿刺部位有无渗血、出血、血肿形成；观察有无偏瘫、单个肢体发凉、疼痛、发绀；观察足背弓动脉脉搏是否有减弱或消失，若有，应疑动脉内血栓形成，需及时通知医生；观察有无急性肾功能衰竭，一般发生于肾功能不良者及一次性注入造影剂量过大时，表现为造影术后出现少尿或无尿及水肿，此时应通知医生。

（2）穿刺点局部护理。

术后用压迫器压迫止血共 8 小时（术后穿刺点压迫器压迫 2 小时后逆时针旋转压迫器一圈，以减轻局部压力，再过 6 小时后拔除压迫器）。穿刺点局部出血或血肿，是脑血管造影最常见的并发症。对于凝血功能差、血压控制不良、躁动者要严密观察，适当延长压迫时间。穿刺侧肢体制动 24 小时，保持穿刺侧肢体伸直。剧烈咳嗽、床上大小便、床上活动时应压迫穿刺点。小血肿（直径＜10cm）24 小时后可进行热敷。大血肿可外科切开清除。做好交接班，如压迫敷料有少量渗血应做好标记，必要时更换敷料。

（3）生活护理。

嘱患者绝对卧床休息 24 小时，下肢外展外旋。24 小时后可以活动。

（4）饮食护理。

术后第一天进食清淡易消化的食物，第二天转为常规饮食。多饮水，促进造影剂的排出。

（5）心理护理。

加强心理护理，消除患者紧张情绪。

案例与思考

患者，女性，38 岁，因“反复发作性眩晕 1 月，加重 1 天”收入我科。

查体：T 36.5℃，P 86 次/分，R 20 次/分，BP 136/70mmHg，不能坐起，意识清醒，双侧瞳孔等大等圆，直径约 2mm，对光反射灵敏，四肢肌力无异常，感觉无异常。为进一步完善相关检查，拟行全脑血管造影术。

请思考：

（1）如何为该患者进行术前、术后指导？

（2）鉴于该患者频繁发生眩晕，如何保障患者安全？

妇产科与儿科篇

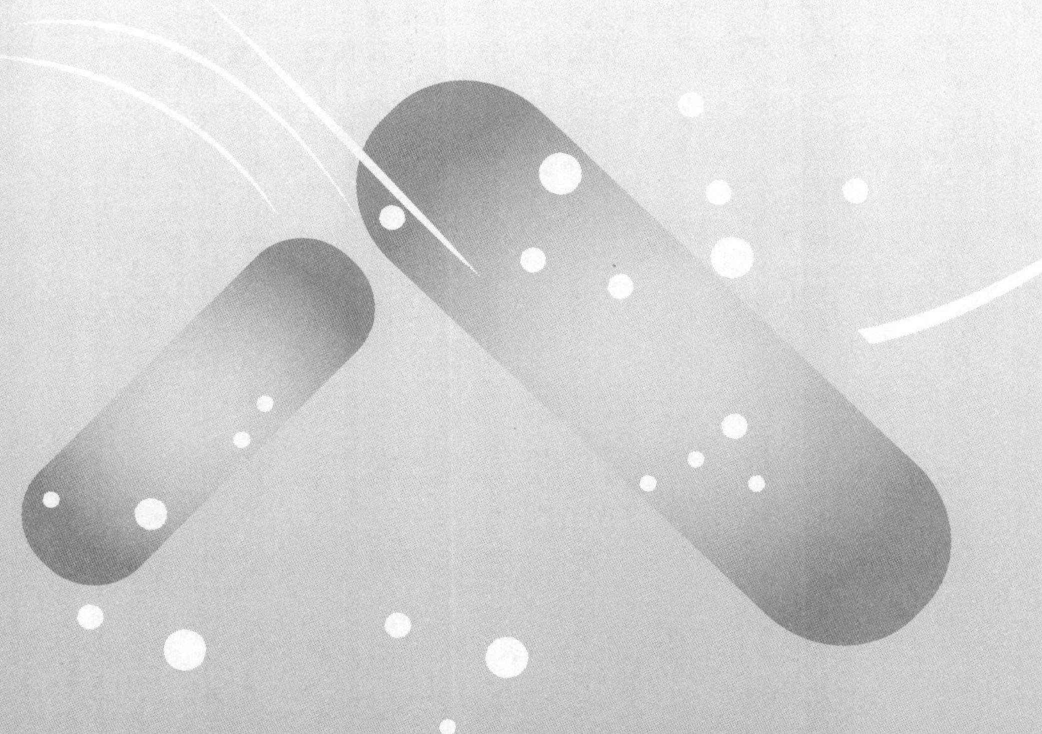

第一节　异位妊娠患者的护理

输卵管是输送卵子的肌性管道，左右各一，长 10～14cm；从卵巢上端连于子宫底的两侧，位于子宫阔韧带上缘内。输卵管由内侧向外侧分为四部：①子宫部，直径最细；②峡部，输卵管结扎术多在此部进行；③壶腹部，行程弯曲，约占输卵管全长的 2/3，卵子多在此受精，若受精卵未能移入子宫而在输卵管发育，即成为宫外孕；④漏斗部，为输卵管末端的膨大部分，向后下弯曲覆盖在卵巢后缘和内侧面。

一、概述

异位妊娠是指受精卵种植并发育在子宫体腔以外部位的妊娠。异位妊娠与宫外孕稍有区别。异位妊娠包括输卵管妊娠、卵巢妊娠、腹腔妊娠、宫颈妊娠及子宫残角妊娠等。宫外孕仅指子宫以外的妊娠，宫颈妊娠不包括在内。异位妊娠以输卵管妊娠最常见，占异位妊娠的 95%左右。输卵管妊娠是常见的妇科急腹症，因其发生的部位不同又可分为间质部妊娠、峡部妊娠、壶腹部妊娠和伞部妊娠。其中以壶腹部妊娠多见，约占 78%，其次为峡部妊娠，伞部妊娠、间质部妊娠少见。

二、病因与发病机制

任何妨碍受精卵正常进入宫腔的因素均可造成异位妊娠。

（1）输卵管炎症：慢性炎症可以使输卵管黏膜粘连，管腔变窄或输卵管与周围粘连，输卵管扭曲，输卵管平滑肌蠕动减弱等。

（2）输卵管手术：输卵管绝育术后若形成输卵管再通或瘘管，均有导致输卵管妊娠可能；因不孕接受过输卵管分离粘连术、输卵管成形术（如输卵管吻合术、输卵管开口术等），再次输卵管妊娠的发生率为 10%～20%。

（3）输卵管发育不良或功能异常：输卵管发育不良常表现为输卵管过长，肌层发育差，黏膜纤毛缺乏。其他还有双输卵管、憩室或有副伞等，均可成为输卵管妊娠的原因。若雌激素、孕激素分泌失常，可影响受精卵的正常运行。此外，精神因素也可引起输卵管痉挛和蠕动异常，干扰受精卵的运送。

（4）受精卵游走：在一侧输卵管受精后，孕卵沿着伞端能游到对侧输卵管，由于时间延长，尚未走到子宫腔内就具备了着床能力，从而形成异位妊娠。

（5）盆腔肿瘤：盆腔肿瘤压迫或牵引，使输卵管移位或变形，阻碍受精卵通过，这也是引发异位妊娠的原因。

三、临床表现

（一）停经

除输卵管间质部妊娠停经时间较长外（多有6～8周停经），有20%～30%患者无明显停经史，或月经仅过两三日。

（二）腹痛

腹痛是输卵管妊娠的主要症状。发生流产或破裂之前，胚胎在输卵管内逐渐增大，常表现为一侧下腹部隐痛或酸胀感。发生输卵管妊娠流产或破裂时，突感一侧下腹部撕裂样疼痛，常伴有恶心、呕吐。若血液局限于病变区，表现为下腹部疼痛。当血液积聚于直肠子宫陷凹时，可出现肛门坠胀感。血液由下腹部流向全腹，疼痛可向全腹部扩散，血液刺激膈肌引起肩胛部放射性疼痛及胸部疼痛。

（三）阴道出血

胚胎死亡后，常有不规则阴道出血，色暗红，量少，一般不超过月经量。少数患者阴道流血量较多，类似月经，阴道流血可伴有蜕膜碎片排出。

（四）晕厥与休克

由于腹腔急性内出血及剧烈腹痛，轻者出现晕厥，严重者出现失血性休克。出血越多越快，症状出现也越迅速越严重，但与阴道流血量不成正比。

（五）腹部包块

当形成血肿时间过久，可因血液凝固并与周围器官（如子宫、输卵管、卵巢、肠管或大网膜等）发生粘连而形成包块。

四、治疗要点

异位妊娠的治疗包括非手术治疗与手术治疗。

1. 非手术治疗

（1）期待疗法。选择期待疗法的指征非常严格：①患者生命体征平稳；②异位妊娠包块小于3cm；③没有腹腔内积血；④血β－HCG＜1000IU/L且随后48小时内有所下降；⑤规律地监测直到临床、超声及生物学指标恢复正常。

（2）化学治疗。甲氨蝶呤100mg1日疗法或20mg 5日疗法，其指征：①确诊为异位妊娠早期未破裂型；②生命体征平稳，无活动性腹腔内出血的体征；③无明显腹痛；④异位妊娠包块最大直径不超过4cm；⑤血β－HCG＜5000IU/L；⑥肝肾功能正常，外周血白细胞、血小板正常。此外，还有中药治疗和介入性治疗等，应根据病情慎重选择

2. 手术治疗

(1) 输卵管切除术：①年龄偏大，不需保留生育功能的输卵管妊娠者；②输卵管妊娠破裂严重；③异位妊娠包块大于 5cm；④同侧输卵管再次发生异位妊娠。

(2) 输卵管妊娠伞部挤压术：仅适用于输卵管伞部妊娠或近伞部的流产型壶腹部妊娠。

(3) 输卵管切开取胚术：①妊娠位于输卵管的伞部、壶腹部或峡部，间质部妊娠一般不选择保守性手术；②输卵管妊娠未破裂或虽已破裂但破口较小；③输卵管妊娠病灶直径小于 5cm，内出血不多，患者生命体征稳定；④无盆腔、腹腔感染。

五、护理评估

(1) 评估患者一般情况、健康史，了解患者婚姻生育史及既往病史。

(2) 评估患者生命体征的变化，观察皮肤颜色、温度，估计腹腔内出血的量，判断是否出现出血性休克，了解疼痛的程度、性质和位置。

(3) 了解实验室及辅助检查的结果：如血常规、血凝、血 HCG、B 超检查等。

(4) 评估患者对宫外孕知识的了解程度。

六、护理诊断

(1) 恐惧：与疾病突发对生命的威胁及担心手术治疗对今后生育的影响有关。

(2) 体液不足：与异位妊娠腹腔出血有关。

(3) 疼痛：与异位妊娠破裂失血及手术伤口疼痛有关。

(4) 有感染的危险：与失血导致机体抵抗力下降及手术创面和留置尿管有关。

(5) 自理能力缺陷：与手术后限制活动有关。

七、护理目标

(1) 患者入院后能冷静对待自己的病情变化并能积极配合治疗。

(2) 患者出现休克症状后立即给予纠正。

(3) 患者入院后尽快接受手术治疗，腹痛得到有效控制，术后给予止痛药，预防伤口疼痛。

(4) 患者切口敷料无渗血渗液，伤口愈合良好，按期拆线，不发生感染。

(5) 患者住院期间基本生活需要能够得到满足，情绪稳定，能正确对待别人的帮助。

八、护理措施

（一）保守治疗患者

（1）心理护理：应根据患者不同的心理反应采取相应的护理措施，解除患者紧张焦虑的情绪，从而使患者积极配合治疗。同时给患者提供一些相似病情成功治愈的病例，从而增加患者治疗的信心。

（2）病情观察：严密观察病情，若患者出现腹痛加剧并伴有肌紧张、腹部压痛、肛门下坠感，有可能提示输卵管破裂发生，此时应该立即做好术前准备进行抢救。详细记录阴道出血量以及颜色，一般阴道出血量少于月经量，且呈暗褐色，当阴道出血量超过月经量或（和）颜色发生异常变化时应及时报告医生处理。

（3）休息与活动：患者在治疗期间以卧床休息为主，减少活动。避免热敷以及咳嗽、腹部按压、用力排便等所有可能引起腹压增加的动作，使体位缓慢改变，从而最大限度地减少输卵管妊娠破裂的几率。

（4）饮食指导：嘱咐患者少量多餐，进食高营养、清淡、高维生素的食物，如鱼肉、蔬菜、黑木耳、豆类等。多食新鲜果蔬，保持大便通畅，防止便秘和腹胀。避免暴饮暴食，防止因呕吐、腹泻而导致宫外孕破裂。

（5）用药指导：应用甲氨蝶呤期间患者出现恶心、呕吐等胃肠道不良反应时，应告诉患者这是正常的药物反应，必要时遵医嘱予以镇静剂或甲氧氯普胺、维生素 B_6 等药物。

（6）康复指导：出院后忌食辛辣刺激食物。养成良好的个人卫生及经期卫生习惯，注意避孕，有生育要求者需间隔半年才能再次怀孕。

（二）手术治疗患者

1. 术前准备

（1）心理护理：对于手术治疗患者，于术前向患者及其家属讲明手术的必要性，并以亲切的态度和切实的行动赢得患者及其家属的信任，保持环境安静、有序，减少和消除患者的紧张、恐惧心理，协助患者接受手术治疗方案。术后，帮助患者以正常的心态接受此次妊娠失败的现实，向她们讲述异位妊娠的有关知识，以减少不良情绪，同时也可以增加患者的自我保健知识。

（2）肠道准备：患者禁食禁饮，有失血性休克者，应取平卧位或休克卧位，并注意保暖。监测体温、脉搏、呼吸及血压，并记录，同时建立静脉通道，完善各项术前检查，做好各项标本采集，及时送检，常规合血、备血。

（3）皮肤准备：术前一天进行皮肤准备，开腹手术备皮范围上自剑突，下至大腿上1/3，包括会阴，腹腔镜手术需特别注意脐部的清洁，先用棉签蘸取液状石蜡油湿润脐孔，3～5 分钟后用干棉签将脐孔污垢擦净，再用 0.5%碘伏消毒。

（4）给予保留导尿，0.5%碘伏会阴擦洗，术前半小时给予 0.5mg 阿托品肌内注射，消除患者紧张情绪，减少腺体分泌。指导患者取下义齿、首饰及贵重物品交家属保管，并再次核对患者床号、姓名、腕带，准备好病历、抗生素等带入手术室。

2. 术后护理

(1) 卧位、活动：患者回病房后，给予去枕平卧位，头偏向一侧。待麻醉结束完全清醒可垫枕头，指导患者在床上进行翻身活动，以防止压疮的发生。术后第一天可给予双下肢气压治疗，每日 1 次，以防止静脉血栓形成；术后 24～48 小时拔出引流管及尿管后方可下床活动；首次下床在床边坐 2～3 分钟，再站起来自觉无头晕、眼花方可开步行走，以防止体位性低血压的发生，循序渐进，每日逐步增加活动量。

(2) 严密观察病情变化，有异常立即告知医生，采取相应的措施，观察伤口敷料有无渗血。患者主诉疼痛，医护人员遵医嘱给予止痛药或其他止痛措施。

(3) 管道护理：保持导尿管和引流管通畅，注意观察引流物的颜色、性状和量，及时记录，引流管及尿管一般术后 24～48 小时拔出，留置管道期间每日用 0.5%碘伏擦洗会阴，指导患者多饮水，每天 2000mL 以上，达到冲洗尿道的目的，以防止泌尿系统的感染。

(4) 饮食指导：术后 6 小时可进少量温开水，术后第 1 天进少量流质食物，如米汤、菜汤、鱼汤等，肛门未排气应禁食甜食、牛奶、豆浆等产气食物。肛门排气后逐步过渡到半流质和普食，应以高蛋白、高热量、清淡饮食为主，同时应多吃新鲜蔬菜水果，促进肠蠕动，保持大便通畅，防止便秘。出血期间禁食当归、三七等活血类补药，以防止加重出血。

(5) 疼痛的护理：术后可适当延长给氧时间，缓解高碳酸血症引起的肩背部疼痛，指导患者取膝胸卧位，床上活动时，要避免过快坐起。

3. 健康指导

(1) 术后注意营养和休息，循序渐进地活动，劳逸结合，避免重体力劳动，饮食以高蛋白、高热量、清淡易消化的食物为主。

(2) 注意个人清洁卫生，勤换内衣裤。禁盆浴、性生活 1 个月。

(3) 出院一周后定时到院复查血 HCG。

案例与思考

雷女士，28 岁，因“阴道不规则出血 1+月”入院。

妇科检查：附件，左侧附件区扪及约 7cm×5cm 大包块，囊性、边界欠清、活动差，无压痛；右侧附件增厚，无压痛。血 β—HCG 227.60mIU/mL。彩超提示：左附件区杂乱回声团，盆腔积液，宫内膜增厚。

完善相关检查及术前准备，在全麻下行腹腔镜左输卵管切除术，术后安返病房，病情稳定，生命体征平稳。

请思考：

(1) 异位妊娠手术指征有哪些？

(2) 异位妊娠术后患者的护理诊断及护理措施有哪些？

第二节　子宫肌瘤患者的护理

子宫壁厚、腔小，是孕育胚胎、胎儿和产生月经的肌性器官。子宫位于小骨盆中央，在膀胱与直肠之间。成人未孕子宫前后稍扁、呈倒置的梨形，长7～9cm，最宽径约4cm，厚2～3cm，分为底、体、颈三部分。子宫壁分为三层：外层为浆膜，是腹膜的脏层；中层为强厚的肌层，由平滑肌组成；内层为黏膜，即子宫内膜，随着月经周期而发生增长、脱落的周期变化。

一、概述

子宫肌瘤是子宫平滑肌组织增生而形成的在女性生殖器官中最常见的良性肿瘤，多见于育龄妇女，多数发生于30～50岁（占70％～80％）。按肌瘤生长部位分类：分为宫体肌瘤（90％）和宫颈肌瘤（10％）。按肌瘤与子宫肌壁的关系分类：肌壁间肌瘤，占60％～70％，肌瘤位于子宫壁间，周围被肌层包围。浆膜下肌瘤，约占20％，肌瘤向子宫浆膜面生长，并突出于子宫表面，肌瘤表面仅由子宫浆膜覆盖。若瘤体继续向浆膜面生长，仅有一蒂与子宫相连，称为带蒂的浆膜下肌瘤，营养由蒂部血管供应，若血供不足肌瘤可变性坏死，断裂，肌瘤脱落形成游离性肌瘤。若肌瘤位于宫体侧壁，向宫旁生长突出于阔韧带两叶之间，称为阔韧带肌瘤。黏膜下肌瘤：占10％～15％，肌瘤向宫腔方向生长，突出于宫腔，表面仅为黏膜层覆盖。黏膜下肌瘤易形成蒂，在宫腔内生长犹如异物，常引起子宫收缩，肌瘤可被挤出宫颈外口而突入阴道。

二、病因与发病机制

确切病因尚不清楚，多认为其发生和生长与以下因素有关：

（1）雌激素。促进子宫肌瘤生长。

（2）孕激素。通过与其受体结合，调节肌瘤细胞的核分裂。

（3）生长因子。调节肌瘤的生长。

（4）细胞遗传学。部分子宫肌瘤存在细胞遗传学的异常，如12号染色体长臂重排、7号染色体部分缺失或三倍体异常等。

三、临床表现

（一）月经改变

月经改变是子宫肌瘤最常见症状，可以表现为月经改变（即月经量增多、月经期延长或月经周期缩短）或持续性、不规则出血。在各类肿瘤中，最易发生阴道流血者为肌壁间肌瘤和黏膜下肌瘤，而浆膜下肌瘤较少有月经变化。

（二）腹壁包块

多在子宫肌瘤长出盆腔后发现，在清晨空腹膀胱充盈时明显，肿块一般位于下腹正中，呈实性，可活动，形态不规则或有高低不平感，生长缓慢，以浆膜下肌瘤多见。

（三）白带增多

肌壁间肌瘤使宫腔面积增大，内膜腺体分泌增多，并伴有盆腔充血导致白带增多；脱垂于阴道内的黏膜下肌瘤，其表面易感染、坏死，产生大量脓血性排液及腐肉样组织，伴臭味。

（四）腹痛、腰痛、下腹坠胀

浆膜下肌瘤扭转时并发急腹痛，红色变性时腹痛剧烈可伴发热。黏膜下肌瘤刺激子宫收缩，可出现下腹坠胀、腰酸背痛、经期加重。

（五）压迫症状

肌瘤增大，可压迫邻近器官，产生各种症状，尤多见于子宫体下段及宫颈部肌瘤。压迫膀胱则产生尿频、排尿困难或尿潴留等，压迫直肠产生排便困难，少数情况下阔韧带肌瘤压迫输尿管引起肾盂积水，压迫髂内、外静脉和神经可引起下肢水肿或神经性疼痛。

（六）不孕或流产

肌瘤压迫使输卵管扭曲，宫腔变形，妨碍受精卵着床。黏膜下肌瘤可引起流产。

（七）继发性贫血

月经过多可导致继发性贫血。

四、治疗要点

根据患者年龄、症状、肌瘤大小、数目、生长部位及生育要求等情况进行综合分析后选择处理方案。

（一）随访观察

适用于肌瘤小，症状不明显，或已绝经者。

（二）药物治疗

适用于肌瘤小于 2 个月妊娠子宫大小，症状不明显或较轻者，近绝经期或出现全身情况不能手术者，需首先排除子宫内膜癌。

（三）手术治疗

（1）肌瘤挖出术：适用于年轻、有生育要求者。

（2）子宫全切术：适用于肌瘤较大，或症状明显，或保守效果不佳，且无生育要求者。

五、护理评估

（1）评估患者一般情况、健康史，了解患者婚姻生育史及既往病史。

（2）评估患者生命体征的变化，观察月经的量及性状。

（3）实验室及辅助检查：如血常规、血凝、肝肾功能、B 超检查等。

六、护理诊断

（1）知识缺乏：与对疾病不了解和缺乏子宫切除术后康复知识有关。

（2）应对无效：与选择子宫肌瘤治疗方案的无助感有关。

（3）活动无耐力：与长期月经量过多有关。

七、护理目标

（1）患者能说出子宫肌瘤的性质，出现症状的原因。

（2）患者能说出可利用的资源及支持系统。

八、护理措施

（一）术前护理

（1）心理支持：应建立良好的护患关系，鼓励患者说出心理感受，给予心理支持；并告知患者术前术后注意事项，帮助患者以良好的心态接受手术。

（2）皮肤准备：术前一天进行皮肤准备，开腹手术备皮范围上自剑突，下至大腿上 1/3，包括会阴，腹腔镜手术需特别注意脐部的清洁，先用棉签蘸取液状石蜡油湿润脐孔，3～5 分钟后用干棉签将脐孔污垢擦净，再用 0.5%碘伏消毒。

(3) 肠道准备：术前 1 天中午进清淡食物，术前一晚进流质食物，如牛奶、稀饭，手术前 1 天给予口服甘露醇清理肠道，必要时给予清洁灌肠。

(4) 阴道准备：保持外阴清洁，术前每日用 0.5%碘伏擦洗会阴 2 次。

(5) 手术当日，给予保留导尿，0.5%碘伏会阴擦洗，术前半小时给予 0.5mg 阿托品肌内注射，消除患者紧张情绪，减少腺体分泌。指导患者取下义齿、首饰及贵重物品交家属保管，并再次核对患者床号、姓名、腕带，准备好病历、抗生素等带入手术室。

(二) 术后护理

(1) 卧位与活动：患者回病房后，给予去枕平卧位，头偏向一侧。待麻醉结束完全清醒可垫枕头，指导患者每 2 小时在床上进行翻身活动，以防止压疮发生，术后第一天可给予双下肢气压治疗每日 1 次，以防止静脉血栓形成，术后 24～48 小时可下床活动，首次下床在床边坐 2～3 分钟再站起来，自觉无头晕、眼花方可开步行走，以防止体位性低血压的发生，循序渐进，每日逐步增加活动量。

(2) 严密观察病情变化：密切监测患者生命体征的变化，有异常立即告知医生，采取相应的措施，观察伤口敷料有无渗血。对患者主诉疼痛给予反应，遵医嘱给予止痛药或其他止痛措施。

(3) 管道护理：保持导尿管和引流管通畅，注意观察引流物的颜色、性状和量，及时记录。引流管及尿管一般术后 24～48 小时拔出，留置管道期间每日用 0.5%碘伏会阴擦洗，指导患者多饮水，每天 2000mL 以上，达到冲洗尿道的目的，以防止泌尿系统的感染。

(4) 饮食指导：术后 6 小时可进少量温开水，术后第 1 天进少量流质食物，如米汤、菜汤、鱼汤等，肛门未排气应禁食甜食、牛奶、豆浆等产气类食物。肛门排气后逐步过渡到半流质和普食，应以高蛋白、高热量、清淡饮食为主，同时应多吃新鲜蔬菜水果，促进肠蠕动，保持大便通畅，防止便秘。出血期间禁食当归、三七等活血类补药，以防止加重出血。

(三) 健康指导

(1) 对保守治疗者，宣传月经的有关知识，指导正确使用性激素，增强妇女自我保健意识，使其定期接受妇科检查。

(2) 指导患者保持良好的心情及注意个人清洁卫生，术后 1～2 个月内禁盆浴及性生活，6 个月内避免重体力劳动。

(3) 指导患者出院后 1 个月定时到院复查，了解术后康复情况。术后 1 个月内可能有少量阴道出血（不超过月经的量）或有血性分泌物，属于正常现象，注意观察，出血增多（超过月经的量）要及时到院就诊。

案例与思考

韩女士，45 岁，因“发现子宫肌瘤伴长大 3 年，经量增多 8 月”入院。

妇科检查：宫体前位、呈球形增大，前壁突起，增大如 14 周孕大，无压痛；B 超示子宫肌瘤（后壁查见强弱不均匀回声区约 8.4cm×7.3cm×6.0cm 大，边界清楚）。

完善相关检查及术前准备，在全麻行腹腔镜子宫肌瘤挖出术，术后安返病房，病情稳定，生命体征平稳。

请思考：

（1）子宫肌瘤的分类有哪些？

（2）子宫肌瘤患者的术后护理要点有哪些？

第三节　宫颈癌患者的护理

子宫下端狭窄呈圆柱状，为子宫颈，成人 2.5～3.0cm，为肿瘤的好发部位。

一、概述

宫颈癌是女性生殖系统最常见的恶性肿瘤之一，原位癌的高发年龄为 30～35 岁，浸润癌为 50～55 岁，严重威胁妇女的生命。近年来，由于国内外普遍采用宫颈细胞学筛查方法，对患病妇女基本上做到了早发现、早诊断和早期治疗，有效控制了宫颈癌的发展，使宫颈癌发病率和死亡率已有明显下降。但目前国内外仍有相当高的死亡率，必须引起高度重视。

二、病因与发病机制

（一）病因

人乳头瘤病毒（HPV）感染是宫颈癌及癌前病变的首要因素。高危因素包括过早性生活、多个性伙伴、多产、丈夫婚外性行为、配偶阴茎癌等，其他因素如社会经济条件较差、营养不良、吸烟等。

（二）发病机制

宫颈上皮是由宫颈阴道部鳞状上皮与宫颈管柱状上皮共同组成，两者交接部位在宫颈外口，称原始鳞－柱交接部或鳞柱交界。在原始鳞－柱交接部和生理性鳞－柱交接部间所形成的区域称移行带区。在移行带区形成过程中，其表面被覆的柱状上皮逐渐被鳞状上皮替代。替代的机制有：①鳞状上皮化生：宫颈管腺上皮也可鳞化而形成鳞化腺体。②鳞状上皮化：宫颈阴道部鳞状上皮直接长入柱状上皮与其基底膜之间，直至柱状上皮完全脱落而被鳞状上皮替代。鳞状上皮化多见于宫颈糜烂愈合过程中，愈合后的上皮与宫颈阴道部的鳞状上皮无区别。

宫颈的移行带区是宫颈癌的好发部位，成熟的化生鳞状上皮对致癌物的刺激相对不敏感。但未成熟的化生鳞状上皮代谢活跃，在一些物质（例如精子、精液组蛋白、阴道毛滴虫、衣原体、单纯疱疹病毒以及人乳头瘤病毒等）的刺激下，可发生细胞分化不良，排列紊乱，细胞核异常，有丝分裂增加，形成宫颈上皮内瘤样病变（CIN）。根据异型细胞占据宫颈上皮层内的范围，CIN分为：CINⅠ级，异型细胞局限在上皮层的下1/3；CINⅡ级，异型细胞局限在上皮层的下1/3～2/3；CINⅢ级，异型细胞几乎累及或全部累及上皮层，即宫颈重度不典型增生及宫颈原位癌。各级CIN均有发展为浸润癌的趋向。级别越高发展为浸润癌机会越多；级别越低，自然退缩机会越多。

三、临床表现

早期宫颈癌常无症状，随病情发展可出现以下表现：

（一）阴道流血

早期表现为接触性出血。晚期病灶大，出血多，一旦侵蚀大血管可引起大出血。年轻患者表现为经期延长，周期缩短，经量增多；老年患者绝经后出现不规则阴道流血。

（二）阴道排液

多发生在阴道流血之后，白色或血性，稀薄如水样或米泔样，有腥臭味。晚期因癌组织坏死感染出现大量脓性或米汤样恶臭白带。

（三）晚期癌的症状

癌症晚期病变累及骨盆壁、闭孔神经、腰骶神经，可出现腰骶部或坐骨神经疼痛。病灶压迫输尿管或直肠，可出现尿频、尿急、肛门坠胀等。

四、治疗要点

（一）手术治疗

适用于ⅠA－ⅡA期患者，无并发症，无手术及禁忌证，采用广泛性子宫切除术和盆腔淋巴结清扫术。手术要求彻底、安全，严格掌握手术指征，防止并发症。

（二）放射治疗

放射治疗简称放疗，可应用于各期宫颈癌，早期病例以局部腔内照射为主，体外照射为辅；晚期以体外照射为主，腔内照射为辅。

（三）手术及放射综合疗法

手术及放射综合疗法适用于病灶较大者，术前放疗待癌灶缩小后再行手术。或术后证实淋巴结或宫旁组织有转移或切除残端有癌细胞残留者，放疗作为术后的补充治疗。

（四）化学治疗

化学治疗简称化疗，适用于晚期或复发转移的宫颈癌患者。

五、护理评估

（1）询问患者的既往史、性生活史、婚姻生育史。

（2）评估患者阴道流血与阴道排液的量和性状及各重要脏器功能，明确有无其他疾病。

（3）了解辅助检查如宫颈刮片细胞学检查、阴道镜检查等结果。

（4）评估患者目前的营养及身心状况，了解患者对疾病和诊治方案的接受程度。

六、护理诊断

（一）恐惧

与担心宫颈癌危及生命有关。

（二）疼痛

与晚期病变浸润或广泛子宫切除术后创伤有关。

（三）排尿障碍

与宫颈癌根治术后影响膀胱正常张力有关。

七、护理目标

（1）患者能接受各种诊断、检查和治疗方案。

（2）出院后患者恢复正常排尿功能。

（3）患者适应术后生活方式。

八、护理措施

（一）术前护理

（1）心理护理：多与患者沟通，提供心理支持，增强患者战胜疾病的信心。

（2）讲解疾病相关知识、手术必要性和安全性，解除患者疑虑，使其积极配合治疗，指导患者完善各项术前检查，加强营养。

（3）阴道准备：保持外阴清洁，术前用0.5%碘伏会阴擦洗，每日2次，注意动作轻柔，避免引起癌病灶活动性大出血。

（4）术前一日遵医嘱做药物过敏试验，检查交叉配血情况。

（5）观察患者生命体征是否正常，训练患者术后床上翻身、活动，有效咳嗽，使用便器等。

（6）肠道准备：行宫颈癌根治术前要做好充分的肠道准备，以降低感染，缩短术后肠道功能恢复时间，术前一日进流质食物，如牛奶、稀饭，并口服缓泻剂，如20%甘露醇或磷酸钠盐，要保证患者排便在3次以上。晚上10点以后禁食禁饮，如口服药物无效可给予清洁灌肠，为保证患者睡眠充足，必要时遵医嘱给予口服镇静药物。

（7）皮肤准备：术前一天进行皮肤准备，开腹手术，备皮范围上自剑突下至大腿上1/3，包括会阴，如是用腹腔镜要特别注意脐部的清洁，先用棉签蘸取液状石蜡油湿润脐孔，3～5分钟后用干棉签将脐孔污垢擦净，再用0.5%碘伏消毒。

（8）手术当日，给予保留导尿，0.5%碘伏会阴擦洗，术前半小时给予0.5mg阿托品肌内注射，消除患者紧张情绪，减少腺体分泌。指导患者取下义齿、首饰及贵重物品交家属保管，并再次核对患者床号、姓名、腕带，准备好病历、抗生素等带入手术室。

（二）术后护理

（1）卧位与活动：患者回病房后，给予去枕平卧位，头偏向一侧。待麻醉结束完全清醒后2小时可垫枕头，指导患者每2小时在床上进行翻身活动，以防止压疮的发生，术后第一天可给予双下肢气压治疗每日1次，以防止静脉血栓形成，术后48～72小时可下床活动，首次下床在床边坐2～3分钟再站起来，无头晕、眼花就可以开步行走，循序渐进，每日逐步增加活动量。

（2）密切监测患者生命体征的变化，有异常立即告知医生，采取相应的措施，观察伤口敷料有无渗血。患者主诉疼痛时，告知医生，遵医嘱给予止痛药或其他止痛措施。

（3）术后给予吸氧1～2L/min，以纠正全麻引起的低氧血症。若行腹腔镜手术可适当延长吸氧时间，以缓解高碳酸血症引起的肩背部疼痛。

（4）管道护理：保持尿管引流管通畅，并妥善固定，防止脱落。严密观察引流液的量、颜色、性状，及时记录，引流管一般术后48～72小时拔出。由于宫颈癌根治术范围广、创面大，涉及盆腔诸多器官，术后可出现不同程度的膀胱逼尿肌功能障碍以致排尿困难，形成尿潴留，为防止发展成为顽固性尿潴留，需要保留导尿管7～14天，留置管道期间每日用0.5%碘伏会阴擦洗，每日更换引流袋1次，每周更换尿管1次，指导患者多饮水，每天2000mL以上，达到冲洗尿道的目的，防止泌尿系统感染。拔管后4~6小时测残余尿量1次，如超过100mL则需继续留置尿管；如连续测残余尿量2~4次均在100mL以内，说明膀胱功能已恢复。

(5) 饮食：术后6小时可进少量温开水，次日进少量流质食物，如米汤、菜汤、鱼汤等。肛门未排气应禁食甜食、牛奶、豆浆等产气食物。肛门排气后逐步过渡到半流质和普食，应以高蛋白、高热量、清淡饮食为主，同时应多吃新鲜蔬菜水果，促进肠蠕动，保持大便通畅。老年人肠蠕动恢复慢，可适当延长吃流质、半流质食物时间，以利于消化 。

(6) 健康指导。

①普及防癌知识，开展性卫生教育，提倡晚婚和少育。推迟性生活开始年龄，减少生育次数，减少并杜绝多个性伴侣，均可降低宫颈癌的发病概率。

②对有性生活的女性开展宫颈癌普查普治，每年一次，做到早发现、早诊断、早治疗，防止宫颈癌的发生。

③积极治疗传播性疾病和中重度宫颈糜烂，排除宫颈癌的高危因素，阻止宫颈癌的发生。

④术后注意营养和休息，循序渐进地活动，劳逸结合，避免重体力劳动、盆浴、性生活3个月，饮食以高蛋白、高热量、清淡、易消化的食物为主。对于带保留尿管出院患者，向其讲解相关注意事项。

⑤定期复查，出院后1个月首次复查，以后每2~3月复查1次，第2年每3~6月复查1次，第3~5年内每半年复查1次，第6年开始每年复查1次。随访的内容包括盆腔检查、X线摄片、阴道刮片细胞学检查和血常规等。

案例与思考

周女士，44岁，因“反复同房后阴道流血半年，阴道多量出血8天”入院。

妇科检查：宫颈，上唇肥大，向外凸起形成一1cm×2cm肿物，质硬，表面轻度糜烂样改变，有接触性出血，无举摆痛；三合诊：双侧主骶韧带未及明显增粗、增厚及缩短。

CT检查示：宫颈占位，考虑宫颈Ca，宫旁受侵，宫体下段受累，右侧髂血管、直肠前壁受累可能。双侧附件区囊性病变。双侧髂血管旁小软组织结节，考虑淋巴结增大。

完善相关检查及术前准备，在全麻下行宫颈癌根治术，术后安返病房，病情稳定，生命体征平稳。

请思考：

(1) 患者行宫颈癌根治术后有哪些护理诊断及护理措施?

(2) 如何做好该患者的健康教育?

第四节 产科常用护理技术

一、胎动计数

（一）目的

胎动计数是孕妇自我监测胎儿在子宫内生长发育情况以及了解胎儿在子宫内安危的一种简便、安全而又可靠的手段之一。

（二）方法

每天上午、下午、晚上各数一次，每次一小时。将一天三次测得的胎动次数相加后乘以 4 即为 12 小时胎动计数。

（三）胎动计数的正常值及意义

孕妇可于妊娠 16～20 周时开始感觉到胎动，每小时 3～5 次，随妊娠周数增加，胎动次数也增多，但至妊娠晚期因羊水量减少和空间减小，胎动次数又逐渐减少。如果胎动次数为 2 小时内不低于 6 次或 12 小时内超过 30 次为正常；如果 2 小时内低于 6 次、12 小时内不超过 10 次或比以往监测规律减少 50%以上，则为胎动异常，应考虑是否有胎儿宫内缺氧，需及时处理。

（四）护理要点

（1）每天计数胎动的时间应相对固定。

（2）计数胎动时，胎儿连续的活动只能计数 1 次。

（3）孕周不同，胎儿在子宫内的活动量和活动方式不同，甚至不同的胎儿，其胎动也有区别。因此，孕妇感觉胎动的方法因人而异。

二、胎心听诊

（一）目的

胎儿心脏搏动的声音即为胎心音，胎心音呈双音，第一音和第二音很接近，似钟表“嘀嗒”声。听诊胎心音，是判断胎儿是否成活以及有无宫内缺氧的一个客观而可靠的手段之一。

（二）用物准备

胎心听筒或多普勒胎心仪、耦合剂、计时器、卫生纸、快速手消毒液。

（三）操作方法

（1）评估孕妇的孕周、胎儿的胎位、有无宫缩等。

（2）携用物至床旁，核对孕妇信息，向孕妇解释胎心听诊的目的，拉上隔帘保护患者隐私。

（3）暴露孕妇腹部，选择恰当部位听诊胎心音，计数一分钟胎心音即为胎心率。妊娠24周以前，胎心音多在脐下正中或稍偏左、偏右闻及。妊娠24周后，多在胎背所在侧听到最清楚的胎心音。

（4）告知孕妇听诊的胎心率，协助清洁孕妇腹部耦合剂，并及时记录。

（四）胎心的正常值及意义

胎心率的正常范围为110～160次/分。胎心率小于110次或大于160次为异常，应立即协助孕妇左侧卧位、吸氧并通知医生，进一步行NST或其他检查以明确诊断，及早处理。

（五）护理要点

（1）听诊胎心应在宫缩间歇，注意其速率、强弱、节律。

（2）听诊胎心需与子宫杂音、腹主动脉音、胎动声音及脐带杂音相鉴别。子宫杂音系吹风样低音响，腹主动脉音为咚咚样强音响，两种杂音均与孕妇脉搏相一致。胎动声音为强弱不一的无节律的音响，脐带杂音为吹风样低音响，与胎心率一致。

（3）在孕妇激动或发热、使用特殊药物时胎心率可加快，在脐带受压时胎心率减慢。

三、母乳喂养

（一）目的

母乳是婴儿最理想的天然食品，进行母乳喂养有利于母婴健康。

（二）方法

（1）母亲洗净双手，舒适地坐着或躺着，最好在其腰部和手臂下放置一软枕，坐位时足下放一脚凳，使身体放松。

（2）母亲将婴儿抱于怀中，将拇指与其余四指分别放于乳房上、下方，呈C形托起整个乳房。

（3）婴儿的身体贴近母亲，面向乳房；婴儿的头与身体在一条直线上；婴儿的口对着乳房。常采用的姿势有侧卧位、摇篮式、抱球式。

（4）婴儿含接姿势：用乳头轻触婴儿嘴唇，当其嘴张开后，将乳头和乳晕放入婴儿口中。婴儿的嘴唇应包住乳头和乳晕或大部分乳晕，下巴紧贴乳房。如婴儿不张嘴，则用乳头刺激其唇部，当嘴张大时母亲快速将乳头送进婴儿嘴里。

（5）哺乳结束时用食指轻轻向下按婴儿下颏，避免在口腔负压情况下拉出乳头而导致乳头疼痛或乳头皮肤破损。

（6）如乳汁太多可将乳汁挤出。方法：将大拇指和食指相对，放于乳晕上距乳头约2厘米，其余三指托住乳房下部，向胸壁方向下压，同时向乳头方向挤压，有节奏地挤压和放松，并在乳晕周围转动手指的位置，以便挤空每根乳腺管内的乳汁。

（三）护理要点

（1）在进行母乳喂养指导时，指导者应选择舒适的姿势，避免肌肉过度疲劳，出现背痛和其他不适。

（2）母亲喂奶时应保持愉悦的心情、舒适的体位，全身肌肉松弛。

（3）保持婴儿头和颈略微伸展，以免鼻部受压影响呼吸，但也要防止过度伸展。

（4）在进行母乳喂养的过程中，母亲应面对面注视婴儿，通过目光、语言、抚摸等沟通技巧与婴儿进行感情交流。

（5）哺乳结束后应将婴儿竖起，轻拍背部1～2分钟，排出胃内空气，防止溢奶。

四、四步触诊

（一）目的

检查子宫大小、胎产式、胎先露、胎方位及先露是否衔接。

（二）操作方法

第一步：检查者双手置于子宫底部，了解子宫外形并摸清子宫底高度，估计胎儿大小与妊娠月份是否相符。然后以双手指相对轻推，判断子宫底部的胎儿部分，如为胎头，则硬而圆且有浮球感，如为胎臀，则软而宽且形状略不规则。

第二步：检查者双手分别置于腹部左右两侧，一手固定，另一手轻轻深按检查，两手交替，分辨胎背及胎儿四肢的位置。平坦饱满者为胎背，确定胎背是向前、侧方或向后；可变形的高低不平部分是胎儿的肢体，有时可感觉到胎儿肢体活动。

第三步：检查者右手置于耻骨联合上方，拇指与其余4指分开，握住胎先露部，进一步查清是胎头或胎臀，并左右推动以确定是否衔接。如先露部仍高浮，表示尚未入盆；如已衔接，则胎先露部不能被推动。

第四步：胎心音在靠近胎背侧上方的孕妇腹壁上听得最清楚。枕先露时，胎心音在脐下方右侧或左侧；臀先露时，胎心音在脐上方左侧或右侧；肩先露时，胎心音在脐部下方听得最清楚。当腹壁紧、子宫较敏感、确定胎背方向有困难时，可借助胎心音及胎先露综合分析判断胎方位。

注意：在进行前 3 步操作时，检查者面向孕妇；进行第 4 步操作时，检查者面向孕妇足端。

第五节　胎膜早破患者的护理

一、概述

胎膜早破（premature rupture of membranes，PROM）是指在临产前胎膜自然破裂，是常见的分娩期并发症，其发生率在妊娠满 37 周为 10%，在妊娠不满 37 周为 2.0%～3.5%，胎膜早破对妊娠和分娩均会造成不利影响，可导致早产及围生儿死亡率的增加，也可使孕产妇宫内感染率和产褥感染率增加。

二、病因与发病机制

一般认为胎膜早破与以下因素有关。

（一）下生殖道感染

可由细菌、病毒或弓虫体上行感染引起胎膜炎，使胎膜局部张力下降而破裂。

（二）胎膜受力不均

胎先露部高浮、头盆不称、胎位异常可使胎膜受压不均导致破裂。

（三）羊膜腔内压力升高

常见于多胎妊娠、羊水过多等。

（四）营养因素

缺乏维生素 C、锌及铜可使胎膜张力下降而破裂。

（五）宫颈内口松弛

由于先天性或创伤使宫颈内口松弛、前羊水囊楔入、受力不均及胎膜发育不良而发生胎膜早破。

（六）细胞因子

IL－1、IL－6、IL－8、TNF－α 水平升高可激活溶酶体酶破坏羊膜组织导致胎膜早破。

（七）机械性刺激

创伤或妊娠后期性行为也可导致胎膜早破。

三、临床表现

孕妇突感有较多液体自阴道流出，可混有胎脂及胎粪，继而少量间断性排出。当咳嗽、打喷嚏、负重等腹压增加时，羊水即流出。

四、治疗要点

预防发生感染和脐带脱垂等并发症。

五、护理评估

（一）健康史评估

详细询问病史，了解诱发胎膜早破的原因，确定胎膜破裂的时间、妊娠周数、是否有宫缩及感染的征象。

（二）身心状况评估

观察孕妇阴道液体流出的情况。是否在有咳嗽、打喷嚏、负重等增加腹压的动作后流出液体。

进行肛诊检查，触不到羊膜囊，上推胎儿先露部可见到流液量增多。羊膜腔感染时母婴心率增快，子宫压痛。

突然发生不可自控的阴道流液，孕妇可能惊惶失措，担心会影响胎儿及自身的健康，有此孕妇可能开始设想胎膜早破会带来的种种后果，甚至会产生恐惧心理。

（三）相关检查

1. 阴道液酸碱度检查

正常阴道液呈酸性，pH 值为 4.5～5.5；羊水的 pH 值为 7.0～7.5；尿液的 pH 值为 5.5～6.5。用 pH 试纸检查，若流出液 pH 值大于 6.5，视为阳性，准确率可达 90％。要注意受血液、尿液、宫颈黏液、精液及细菌污染时出现的结果误差。

2. 阴道液涂片检查

阴道液涂片检查出现羊齿植物叶状结晶为羊水，准确率达 95%。

3. 羊膜镜检查

可直视胎先露部，看不到前羊膜囊，即可确诊为胎膜早破。

4. 胎儿纤维结合蛋白（fetal fibronectin，fFN）测定

fFN 是胎膜分泌的细胞外基质蛋白。当宫颈及阴道分泌物内部 N 含量大于 0.05mg/L 时，胎膜抗张能力下降。

5. 羊膜腔感染监测

①羊水细菌培养；②羊水涂片革兰染色检查细菌；③羊水 IL－6 的测定：IL－6 ≥7.9ng/mL，提示羊膜腔感染；④血 C－反应蛋白大于 8mg/L，提示羊膜腔感染。

六、护理诊断

（1）有感染的危险：与胎膜破裂后，下生殖道内病原体上行感染有关。
（2）有胎儿受伤的危险：与脐带脱垂和早产儿肺部不成熟有关。

七、护理目标

孕妇及胎儿不发生感染。

八、护理措施

（一）脐带脱垂的预防及护理

嘱胎膜早破、胎先露未衔接的住院待产妇绝对卧床，采取左侧卧位，注意抬高臀部防止脐带脱垂造成胎儿缺氧或宫内窘迫。护理时注意监测胎心变化，进行阴道检查确定有无隐性脐带脱垂，如有脐带先露或脐带脱垂，应在数分钟内结束分娩。

（二）严密观察胎儿情况

密切观察胎心率的变化，监测胎动及胎儿宫内安危。定时观察羊水性状等。头先露者，如为混有胎粪的羊水流出，则是胎儿宫内缺氧的表现，应及时给予吸氧等处理。对于孕龄小于 35 孕周的胎膜早破者，应遵医嘱给予地塞米松 10mg 静脉滴注，以促进胎肺成熟。若孕龄小于 37 周，已临产，或孕龄达 37 周，破膜 12～18 小时后尚未临产者，均可按医嘱采取措施，尽快结束分娩。

（三）积极预防感染

嘱孕妇保持外阴清洁，每日用 0.5%碘伏棉球擦洗会阴部两次；放置吸水性好的消

毒会阴垫于外阴，勤换会阴垫，保持清洁干燥，防止上行性感染；严密观察产妇的生命体征，进行白细胞计数，了解是否存在感染；按医嘱一般于胎膜破裂后 12 小时给予抗生素预防感染。

（四）健康教育

为孕妇讲解胎膜早破的影响，使孕妇重视妊娠期卫生保健并积极参与产前保健指导活动；嘱孕妇妊娠后期禁止性行为，避免负重及腹部受碰撞；宫颈内口松弛者应卧床休息，并遵医嘱于妊娠后 14～16 周行宫颈环扎术。同时注意指导患者补充足量的维生素及钙、锌、铜等元素。

案例与思考

王女士，19 岁，停经 38+6 周，因 1 小时前出现不规律腹痛伴阴道流液，色清，自觉胎动正常，无阴道异常流血等不适，由“120”接入我科。

专科检查：宫高 33.0cm，腹围 92.0cm，胎位 LOA 位，胎心 145 次/分，先露半固定，跨耻征阴性。估计胎儿体重 3400g，胎膜已破，羊水清亮。先露头，居“－3”位，宫颈质软，居中，宫颈管消退约 80%，宫口未开。阴道内见清亮液体，未扪及条索状物质。

诊断：（1）胎膜早破；（2）G2P038+6 周宫内孕单活胎。

请思考：

（1）胎膜早破后观察的内容有哪些？

（2）发生胎膜破早破后该如何进行宣教？

（3）发生脐带脱垂该怎么处理？

第六节　妊娠期高血压疾病患者的护理

一、概述

妊娠期高血压疾病是妊娠期特有的疾病，发病率为 5%～12%。该病可严重影响母婴健康，是孕产妇及围生儿死亡的主要原因之一，包括妊娠期高血压、子痫前期、子痫、慢性高血压并发子痫前期和慢性高血压合并妊娠。

二、病因与发病机制

病因至今尚未阐明，当前较为合理的学说有异常滋养层细胞侵入子宫肌层、免疫机制、血管内皮细胞受损、遗传因素、营养缺乏、胰岛素抵抗等。

（1）子宫螺旋小动脉重铸不足：正常妊娠时，子宫螺旋小动脉管壁平滑肌细胞和内皮细胞凋亡，代之以绒毛外滋养细胞，且深达子宫壁的浅肌层。充分的子宫螺旋小动脉重铸使血管管径扩大，以满足胎儿生长发育需要。研究发现妊娠期高血压患者的滋养层细胞侵入过浅，俗称“胎盘浅着床”，导致胎盘灌注血流量减少，引发妊娠期高血压疾病的一系列症状。

（2）炎性免疫过度激活：妊娠被认为是成功的自然同种异体移植。成功的妊娠要求母体免疫系统对其充分耐受，妊娠时胎儿在母体内不受排斥，炎性免疫胎盘的免疫屏障、母体内免疫抑制细胞及免疫抑制物在发挥作用。

（3）血管内皮细胞受损。

（4）遗传因素。

（5）营养缺乏。

（6）胰岛素抵抗。

三、临床表现

（一）妊娠期高血压

妊娠首次出现收缩压≥140mmHg 和（或）舒张压≥90mmHg，并于产后 12 周内恢复正常；尿蛋白（－）；少数患者可伴有上腹不适或血小板减少。

（二）子痫前期

1. 轻度

妊娠 20 周以后出现收缩压≥140mmHg 和（或）舒张压≥90mmHg；尿蛋白≥0.3g/24h或随机尿蛋白（＋）；可伴有上腹不适、头痛等症状。

2. 重度

收缩压≥160mmHg 和（或）舒张压≥110mmHg；尿蛋白≥5g/24h 或随机尿蛋白（＋＋＋）；血肌酐＞10^6 μmol/L；血小板＜100×10^9/L；出现微血管病性溶血；血清转氨酶浓度至少升高 2 倍；持续性头痛或视觉障碍；持续性上腹不适。

（三）子痫

子痫可发生于不断加重的重度子痫前期，也可发生于血压升高不显著、无蛋白尿或水肿的病例。其表现为：意识丧失、眼球固定、牙关紧闭、面部充血、继而口角及面部肌肉颤动，数秒后全身和四肢肌肉发生强烈抽动。

四、治疗要点

妊娠期高血压疾病治疗的目的是控制病情、延长孕周、确保母婴安全，治疗的基本原则为休息、镇静、解痉、降压、利尿，密切监测母婴情况，适时终止妊娠。

（一）妊娠期高血压

可住院也可在家治疗，治疗原则为休息、镇静、吸氧、监护母婴情况等。

（二）子痫前期

住院治疗，防止子痫及并发症的发生。治疗原则为密切监测母婴情况、休息、镇静、解痉、降压、合理扩容，必要时利尿，适时终止妊娠。

（三）子痫

子痫是妊娠期高血压疾病最严重的阶段，也是妊娠期高血压疾病导致母婴死亡的主要原因，应积极处理。子痫的处理原则为控制抽搐、纠正缺氧和酸中毒、控制血压、抽搐控制后终止妊娠。

五、护理评估

（一）健康史评估

询问患者孕前及妊娠 20 周前有无高血压、蛋白尿和（或）水肿及抽搐等征象；既往病史中有无原发性高血压、慢性肾炎及糖尿病等；有无家族史；此次妊娠经过、出现异常现象的时间及治疗经过。特别注意有无头痛、视力改变、上腹不适等症状。

（二）身心状况评估

典型的患者表现为 20 周后出现高血压、水肿、蛋白尿。根据病变程度不同，不同临床类型的患者有相应的临床表现。除评估患者一般健康状况外，需重点评估患者的血压、尿蛋白、水肿、自觉症状以及抽搐、昏迷等情况。还要注意评估患者的心理状况。

（三）辅助检查

（1）尿常规检查。
（2）血液检查。
（3）肝、肾功能测定。
（4）眼底检查。
（5）其他检查：心电图、超声心动图、胎盘功能、胎儿成熟度检查等。

六、护理诊断

（一）体液过多、水肿

与下腔静脉受子宫压迫增大使血液回流受阻及肾功能损害引起蛋白质丢失过多有关。

（二）有受伤的危险

与血压升高、头晕、眼花、视物模糊有关。

（三）有中毒的危险

与较长时间使用硫酸镁解痉降压、缺乏硫酸镁使用知识有关。

（四）潜在并发症

胎盘早期剥离。

七、护理目标

（1）患者未发生胎盘早期剥离或一旦发生胎盘早期剥离能及时配合医生进行抢救。
（2）患者未发生肾功能衰竭或一旦发生肾功能衰竭能及时配合医生进行抢救。
（3）患者住院期间未受伤，未发生窒息。
（4）患者焦虑程度减轻，能积极配合治疗和护理。

八、护理措施

（一）妊娠期高血压孕妇的护理

1. 休息

孕妇应有足够的休息时间，每天至少保证10小时睡眠。睡觉时取左侧卧位。如孕妇睡眠欠佳，可遵医嘱给予地西泮5mg睡前口服。

2. 饮食

每日应摄入足够的蛋白质、新鲜蔬菜、铁剂和钙剂。食盐摄入量不必严格限制，但全身水肿的患者应限制食盐摄入量。

3. 病情观察

注意观察孕妇有无头痛、视力下降、上腹不适等症状，每天监测孕妇体重和血压，同时每两天查一次尿蛋白。督促孕妇每天数胎动，及时发现异常。

（二）子痫前期孕妇的护理

1. 一般护理

（1）休息：同妊娠期高血压孕妇的护理。

（2）饮食：同妊娠期高血压孕妇的护理，如果是重度子痫前期的孕妇，应低盐饮食。

（3）病情观察：密切观察孕妇有无头痛、呕吐、上腹不适、视觉障碍等症状，加强血压和体重的监测，同时观察胎心和胎动的变化，有无宫缩及阴道流血、流液等现象。如有异常，及时报告医生并协助做好相应处理。

（4）做好抢救准备：备好各种急救物品，如：呼叫器、床栏、急救车、开口器、吸引器以及急救药物如硫酸镁等，以便孕妇出现子痫时能及时进行抢救。

2. 用药护理

硫酸镁是治疗子痫前期的解痉首选药物。为避免孕妇使用硫酸镁发生毒性反应，在使用硫酸镁前应确定：①膝腱反射必须存在。②呼吸不少于 16 次/分。③24 小时总尿量不少于 400mL 或每小时尿量不少于 17mL，因为肾是镁离子排泄的唯一途径，少尿时易发生镁离子蓄积中毒。由于钙和镁竞争神经细胞的同一受体而阻止受体与镁离子的结合，因此应随时准备好 10％葡萄糖酸钙注射液。

（三）子痫孕妇的护理

（1）患者一旦出现抽搐要及时处理，建立静脉通道，遵医嘱使用硫酸镁解痉，必要时用强镇静药，床旁备好急救物品。

（2）专人护理，防止损伤。

（3）避免刺激，以免诱发抽搐。

（4）严密观察病情。

（5）做好终止妊娠准备。

（四）患妊娠期高血压疾病孕妇产时、产后的护理

患妊娠期高血压疾病孕妇的分娩方式应根据母婴的情形而定。

（1）若决定经阴道分娩，需加强各产程护理。在第一产程中，应密切监测患者的血压、脉搏、尿量、胎心及子宫收缩情况以及有无自觉症状；血压升高时应及时与医师联系。在第二产程中，应尽量缩短产程，避免产妇用力，初产妇可行会阴侧切并用产钳或胎吸助产。在第三产程中，必须预防产后出血，在胎儿娩出前肩后立即静推缩宫素，禁用麦角新碱，以便及时娩出胎盘，按摩子宫，观察血压变化，重视患者主诉。

（2）开放静脉，测量血压。病情较重者于分娩开始即开放静脉。胎儿娩出后测血压，病情稳定后方可送回病房。在产褥期仍需继续监测血压，产后 48 小时内应至少每 4 小时观察一次血压。

（3）继续硫酸镁治疗，加强用药护理。重症患者应继续硫酸镁治疗 1～2 天，产后

24 小时至 5 天内仍有发生子痫的可能，故不可放松治疗及护理措施。此外，产前未发生抽搐的患者产后 48 小时亦有发生的可能，故产后 48 小时内仍继续硫酸镁的治疗和护理。使用大量硫酸镁的孕妇，产后易发生子宫收缩乏力，恶露较常人多，因此应严密观察子宫复旧的情况，严防产后出血。

（五）健康指导

对轻度妊娠期高血压疾病患者，应进行饮食指导并让其注意休息，以左侧卧位为主，加强胎儿监护，自数胎动，掌握自觉症状，加强产前检查，定期接受产前保护措施；对重度妊娠期高血压疾病患者，应使患者能识别不适症状及用药后的不适反应，还应掌握产后的自我护理方法，加强母乳喂养的指导。同时，注意家属的健康教育，使孕妇得到心理和生理支持。

案例与思考

谢女士，28 岁，停经 32+6 周，检查发现血压升高 20 天，于 2018 年 1 月 10 日入院。入院时血压 140/96mmHg，孕 7+月出现双侧膝关节以下浮肿。完善 24 小时尿蛋白提示 6749.20mg，诉近三天偶有呕吐，无头晕、眼花、腹痛等不适，自测胎动正常，以“重度子痫前期”收入我科。

入院后的治疗措施：

通知病重，给予地塞米松促胎肺成熟，硫酸镁解痉，低流量吸氧 40 分钟，每日 2 次（bid），监测胎心，每日 1 次（qd），监测血压，每 8 小时 1 次（q8h），听胎心 4～6 次/天，低盐低脂饮食，监测尿量。

入院诊断：（1）重度子痫前期；（2）臀位；（3）G6P032+6 周孕宫内活胎。

请思考：

（1）重度子痫前期的临床表现及护理常规是什么？

（2）该患者存在的护理诊断及护理措施有哪些？

第七节　妊娠期糖尿病患者的护理

一、概述

妊娠合并糖尿病有两种情况，一种为原有糖尿病（diabetes mellitus，DM）的基础上合并妊娠，又称糖尿病合并妊娠；另一种为妊娠前糖代谢正常，妊娠后才出现的糖尿病，称为妊娠期糖尿病（gestational diabetes mellitus，GDM）。糖尿病孕妇中有 90%

以上是 GDM，糖尿病合并妊娠者不足 10%。糖尿病孕妇的临床经过复杂，对母婴均有较大危害，必须引起重视。

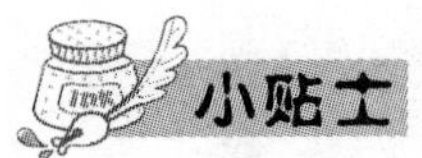

小贴士

> 我国 GDM 发生率为 1%～5%，近年来有明显增高的趋势。GDM 患者糖代谢多数于产后能恢复正常，但将来患 2 型糖尿病机会增加。

二、病因与发病机制

妊娠早中期，随孕周增加，胎儿对营养物质需求量增加，通过胎盘从母体获取葡萄糖是胎儿能量的主要来源。孕妇血浆葡萄糖水平随妊娠进展而降低，空腹血糖约降低 10%。系因：（1）胎儿从母体获取葡萄糖增加。（2）妊娠期肾血浆流量及肾小球滤过率均增加，但肾小管对糖的再吸收率没有相应增加，导致部分孕妇自尿中排糖量增加。（3）雌激素和孕激素增加母体对葡萄糖的利用。因此，妊娠期空腹时清除葡萄糖的能力较非妊娠期增强。孕妇空腹血糖较非孕妇低，这也是长时间空腹易发生低血糖及酮症的病理基础。到妊娠中晚期，孕妇体内拮抗胰岛素样物质增加，如肿瘤坏死因子、瘦素、胎盘生乳素、雌激素、孕酮、皮质醇和胎盘胰岛素酶等使孕妇对胰岛素的敏感性随孕周增加而下降，为维持正常的糖代谢水平，胰岛素需求量必须相应增加。对于胰岛素分泌受限的孕妇，妊娠期不能代偿这一生理变化而使血糖升高，使原有的糖尿病加重而出现 GDM。

三、临床表现

（1）妊娠期有三多症状（多饮、多食、多尿）。

（2）部分患者亦可出现外阴瘙痒、阴道及外阴假丝酵母菌反复感染等。

（3）若孕妇体重>90kg，本次妊娠可并发羊水过多或巨大儿。

（4）重症时可出现酮症酸中毒伴昏迷，甚至危及生命。

注意：大多数妊娠期糖尿病患者无明显的临床表现。

四、治疗要点

（一）期待疗法

1. 孕期检查

孕期检查包括了解胎儿的生长、孕 32 周起定期进行胎儿电子监护、B 超生物物理评分、多普勒测定胎儿脐血流等。

2. 饮食治疗

严格执行和长期坚持饮食控制。

3. 药物治疗

使用胰岛素控制血糖。

4. 适度运动

适度运动可提高胰岛素的敏感性，改善血糖及脂代谢紊乱。

（二）终止妊娠

（1）若血糖控制不良，或伴有先兆子痫、羊水过多、眼底动脉硬化、肾功能减退、心血管病变、酮症酸中毒、胎儿窘迫等情况，则在促进胎儿肺成熟后立即终止妊娠。

（2）38～39 周终止妊娠对胎儿有利。

五、护理评估

（一）健康史评估

询问患者有无糖尿病病史及糖尿病家族史；有无复杂性外阴阴道假丝酵母菌感染；生育史中有无多年不孕不育史、习惯性流产史，有无不明原因的胎死宫内、胎儿畸形、巨大儿、胎儿生长受限、新生儿死亡等情况；本次妊娠经过、病情控制及用药情况；有无胎儿偏大或羊水过多等潜在高危因素。并注意评估孕妇有无肾、心血管系统及视网膜病变等并发症情况。

（二）身体状况评估

症状与体征：评估孕妇有无糖代谢紊乱综合征，即“三多”症状（多饮、多食、多尿）。孕妇有无皮肤瘙痒，尤其是外阴瘙痒。因高血糖可导致眼房水与晶体渗透压改变而引起眼屈光改变，患病孕妇可出现视力模糊。评估有无产科并发症，确定胎儿宫内发育情况，注意有无巨大儿或胎儿生长受限情况。分娩期：重点评估孕妇有无头晕、出汗、心悸、颤抖、面色苍白、饥饿等低血糖症状；或出现恶心、呕吐、视力模糊、呼吸带有烂苹果气味等酮症酸中毒症状。评估静脉输液的性质与速度。监测产程进展、子宫收缩、胎心率、母体生命体征等有无异常。产褥期：主要评估有无低血糖或高血糖症状，有无产后出血及感染征兆，评估新生儿状况。

（三）辅助检查

1. 血糖测定

医疗资源缺乏的地区，在妊娠 24 周至 28 周首先检查空腹血糖，空腹血糖≥5.1mmol/L，即可诊断。有医疗资源的医院应在妊娠 24～28 周及以后，对所有尚未被诊断为糖尿病的孕妇进行 75g OGTT 检查。

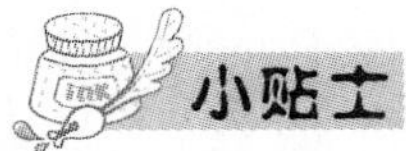

口服葡萄糖耐量试验：我国采用 75g 葡萄糖耐量试验，指进行 OGTT 前 1 日晚餐后禁食至少 8 小时（最迟不超过上午 9 时），实验前 3 天正常体力活动、正常饮食，检查期间静坐、禁烟。检查时，5 分钟内口服含 75g 葡萄糖的液体 300mL，分别于 1 小时、2 小时、3 小时抽取静脉血（从开始服用葡萄糖水计算时间），检查血浆葡萄糖值。75g OGTT 的诊断标准：空腹及服糖后 1 小时、2 小时的血糖值分别为 5.1mmol/L、10mmol/L、8.5mmol/L。任何一点血糖值达到或超过上述标准即诊断为 GDM。

2. 糖筛查试验

用于 GDM 筛查，建议孕妇于妊娠 24～28 周进行。

（四）心理—社会状况评估

重点评估孕妇及其家属对疾病的认识程度，对 GDM 知识的掌握情况，是否积极配合检查及治疗，有无焦虑情绪，社会支持系统是否完善。分娩期孕妇及其家属均担心母婴的安全，表现为紧张、焦虑或恐惧，医护人员应给予重视，必要时可允许家属陪伴在产妇身旁。若新生儿有危险，及时评估产妇及其家属对此事件的反应。

六、护理诊断

（一）有胎儿受伤的危险

与糖尿病可能引起巨大儿、畸形儿、胎儿宫内窘迫、胎盘早剥、胎儿肺泡表面活性物质形成不足有关。

（二）有感染的危险

与糖尿病患者机体抵抗力低有关。

（三）焦虑

与担心自身状况和胎儿预后有关。

（四）知识缺乏

与缺乏有关妊娠合并糖尿病的知识有关。

七、护理目标

（1）患者能够自己监测血糖。
（2）患者多方面了解糖尿病相关知识，充分了解通过饮食控制血糖的重要性。
（3）患者住院期间不发生感染。
（4）患者焦虑程度减轻，配合治疗和护理。
（5）孕妇能够保持良好的自我照顾能力，以维持母婴健康。

八、护理措施

（一）期待疗法的护理

心理护理：
（1）讲解糖尿病的相关知识，耐心回答患者的问题。
（2）鼓励患者表达自身的感受。
（3）教会患者自我放松的方法。
（4）针对个体情况进行针对性心理护理。
（5）鼓励患者家属和朋友给予患者关心和支持。

（二）监测胎儿情况

（1）严密监测胎心、胎动，必要时行胎儿电子监护。
（2）患者间断吸氧，每日 2 次，每次 30 分钟，提高胎儿血氧供应。
（3）遵医嘱用药，促胎儿发育和胎肺成熟。

（三）积极预防感染

（1）鼓励患者多进食高蛋白及含铁丰富的食物，如动物肝脏、绿叶蔬菜及豆类等。
（2）贫血者遵医嘱口服铁剂或静脉输血。
（3）减少或避免侵入性操作，严格遵守无菌技术操作规程。
（4）保持会阴部清洁、干燥，及时更换会阴垫，有阴道流血时及时擦洗。

（四）终止妊娠的护理

1. 终止妊娠时间

原则是在控制血糖，确保母婴安全前提下尽量延长孕周（38～39 周），若血糖控制不良，伴严重并发症，则在促胎儿肺成熟后终止妊娠。

2. 分娩方式

妊娠合并糖尿病不是剖宫产指征，但如有胎位异常、巨大儿、病情严重需终止妊娠，常选用剖宫产。若胎儿发育正常，宫颈条件良好，则适宜经阴道分娩。

3. 分娩时的护理

准备经阴道分娩者，鼓励左侧卧位，改善胎盘血液供应。密切监护胎儿状况，产程不超过12小时，如产程大于16小时，易发生酮症酸中毒。

（五）新生儿护理

（1）无论体重大小均按高危儿处理，注意保暖和吸氧等。

（2）新生儿出生时取脐血检测血糖，并在30分钟后定时滴服25%葡萄糖液防止低血糖，特别注意预防低血钙、高胆红素血症的发生，多数新生儿在出生后6小时血糖值恢复正常。

（3）糖尿病产妇即使接受胰岛素治疗，哺乳期也不会对新生儿产生不良影响。

（六）产褥期的护理

产后由于胎盘娩出，抗胰岛素激素迅速下降，需要重新评估胰岛素的需要量。根据产妇血糖情况调整胰岛素用量。预防产褥感染，糖尿病患者抵抗力下降，易合并感染，应及早识别患者的感染征象，并及时处理。帮助建立亲子关系，提供避孕指导。指导产妇定期接受产科和内科复查，尤其GDM患者应重新确诊，产后6～12周行OGTT检查，若仍未正常，可能为产后漏诊的糖尿病患者。

案例与思考

朱女士，41岁，停经38周，阴道见红伴腹痛4+小时，孕期未行产前诊断，系统胎儿筛查提示羊水偏多，建议到上级医院进一步检查（未遵执），孕期检查提示β—地中海贫血，考虑妊娠期糖尿病，嘱饮食控制后监测血糖（未遵执）。因为4+小时前出现阴道见红伴腹痛而入院。入院时：血压140/89mmHg 。

入院诊断：（1）瘢痕子宫。（2）妊娠期糖尿病。（3）β—地中海贫血。（4）妊娠期高血压。（5）G3P138周孕宫内活胎。

请思考：

（1）如何正确测量OGTT？OGTT正常值范围是多少？

（2）GDM患者的血糖控制范围是多少？

（3）该患者术前及术后的护理诊断和措施有哪些？

第八节　盆底康复技术

女性的盆底肌肉承托和支持着膀胱、子宫、直肠等盆腔脏器，除使这些盆腔脏器维持正常的解剖位置之外，同时还参与了控制排尿、控制排便、维持阴道的紧缩度、增加性快感等多项生理活动。妊娠期母体将发生一些变化，以最大限度地适应胎儿的生长发育和代谢。妊娠和分娩会对盆底肌肉造成不可避免的损伤。如何使产后妇女更好地恢复到产前状态，减少因怀孕和生产对身体造成的不良后果，从而提高产后生活质量，成为现代保健的重要内容。在发达国家和地区，已经普及了对产后 42 天的妇女常规进行盆底肌肉评估或产后常规进行盆底肌肉训练，并针对性地进行生物反馈训练和电刺激治疗，从而不仅大大地减少了盆腔器官脱垂以及尿失禁等盆底功能障碍性疾病的发生，而且可以唤醒盆底的神经，改善远期盆底状况，使阴道更好地恢复到紧缩状态，提高性生活的质量。

一、盆底肌肉在女性生活中的重要作用

（1）控制排尿。
（2）维持阴道紧缩度。
（3）控制排便。
（4）增进性快感。

二、盆底康复技术适应证

（1）盆底肌肉松弛：产后 42 天产妇，30 岁以上已婚妇女。
（2）妇科人流术后，全子宫切除术后，子宫内膜薄，不孕症，外阴白斑。
（3）尿失禁：压力性尿失禁，膀胱不稳定性尿失禁，混合型尿失禁。
（4）器官脱垂：轻中度阴道壁脱垂，子宫脱垂，膀胱脱垂。
（5）阴道异常：阴道宽大，阴道痉挛。
（6）性不快：性交痛，无性高潮，性欲下降。

三、盆底康复技术禁忌证

（1）孕妇。
（2）产后恶露未清干净或月经期。
（3）戴心脏起搏器者。
（4）恶性肿瘤。
（5）神经系统疾病。
（6）盆腔炎性疾病：阴道炎急性期。

四、盆底康复技术优点

（一）安全性

无创，无痛，无需服用任何药物，可重复。

（二）科学性

手术治疗、电刺激及生物反馈相结合。

（三）非依赖性

去除病因后，经一个疗程治疗后，用康复器结合家庭的保健治疗可长期保持疗效。

五、康复训练的要点

（1）学习识别并有意识地控制盆底肌肉。
（2）掌握正确的方法（避免使用腹肌收缩）。
（3）根据盆底肌肉损伤情况，进行有针对性的训练。
（4）循序渐进、适时适量、持之以恒。

六、盆底肌肉训练

（1）做缩紧肛门阴道的动作。
（2）每次收紧不少于 3 秒后放松。
（3）连续做 15～30 分钟。
（4）每日进行 2～3 次或每日做 150～200 个，6～8 天为一个疗程。

七、盆底肌肉松弛者的注意事项

（1）避免久站久蹲。
（2）不要憋尿，排尿间隔时间不要超过 4 小时（夜间睡觉除外）。
（3）养成良好的排便习惯，预防和改善便秘。
（4）避免重体力劳动、搬重物、抱小孩太久，避免剧烈运动。
（5）避免腹压增加，积极治疗慢性咳嗽、肥胖等。
（6）坚持使用阴道哑铃和盆底肌肉训练。
（7）避免摄入咖啡因、酒精、高酸度的食物和饮料。
（8）急性炎症、阴道出血者不宜治疗，治疗期间不宜放置节育环。
（9）治疗期间可进行正常性生活。

第九节　腹泻患儿的护理

一、概述

腹泻，是由多种病原体、多种因素引起的以大便次数增多和大便性状改变为特点的消化道综合征，严重者可引起水、电解质和酸碱平衡紊乱。发病年龄以 6 个月～2 岁多见，其中 1 岁以内者约占半数。一年四季均可发病，但夏秋季发病率最高。

二、病因与发病机制

（一）病因

婴幼儿消化系统发育不成熟，生长发育快，对营养物质需求相对较多，消化道负担重，机体防御能力差，比成人更容易发生腹泻。

1. 感染因素

（1）肠道内感染：可由病毒、细菌、真菌、寄生虫引起。

（2）肠道外感染：如中耳炎、上呼吸道感染、肺炎、泌尿道感染。

2. 非感染因素

（1）饮食因素：喂养不当、饮食不当、食物过敏等。

（2）气候因素：气候突然变化、腹部受凉引起肠蠕动增加。

3. 生理性腹泻

6 个月以内婴儿，出生后不久就表现为腹泻，除大便次数增多外，无其他症状，添加辅食后，大便逐渐转为正常。

4. 抗生素相关性腹泻

抗生素的使用引起肠道正常菌群失调引起的腹泻。

（二）发病机制

导致腹泻发生的机制包括：肠腔内存在大量不能吸收的具有渗透活性的物质、肠腔内电解质分泌过多、炎症所致的液体大量渗出以及肠道运动功能异常，临床上不少腹泻是多种机制共同作用的结果。

三、临床表现

病程小于 2 周为急性腹泻，病程 2 周至 2 个月为迁延性腹泻，病程超过 2 个月为慢性腹泻。

（一）轻症腹泻

以胃肠道症状为主，表现为食欲不振、恶心、呕吐或溢乳。大便次数增多及性状改变。

（二）重症腹泻

除严重的胃肠道症状外，还有明显的脱水、电解质紊乱及全身中毒症状，如发热、烦躁、精神萎靡、嗜睡甚至昏迷、休克。

四、治疗要点

腹泻的治疗原则为调整饮食，合理用药，控制感染，纠正水、电解质紊乱和酸碱失衡，预防并发症的发生。腹泻一般不止泻，因为止泻会增加毒素的吸收。

（一）调整饮食

腹泻时患者进食减少、吸收不良，而营养需要量增加，故应强调继续进食，但需根据个体情况合理调整。必要时静脉补充营养。

（二）控制感染

病毒性肠炎以饮食疗法和支持疗法为主，一般不需应用抗生素；细菌感染者，一般需抗生素治疗。

（三）应用微生态制剂

大量临床及实验研究证实，绝大多数感染性腹泻患儿存在着肠道菌群紊乱。对于感染性腹泻、抗生素相关性腹泻，推荐早期使用双歧杆菌等益生菌药物。

（四）预防并发症

迁延性、慢性腹泻常伴有营养不良和其他并发症，病情复杂，必须采取综合治疗措施。

（五）纠正水、电解质紊乱和酸碱失衡

口服溶液（口服补盐液）或静脉补液，预防脱水。

五、护理评估

（1）健康史评估：有无发热、呕吐、腹胀等不适，有无其他疾病及长期使用抗生素史。

（2）身体状况评估：观察患儿生命体征、神志、营养状态，测量患儿体重以及前囟、眼窝、皮肤弹性、尿量等。

（3）心理－社会状况评估：评估患儿及家长的心理状态及对疾病的认识程度。

六、常见护理诊断/问题

（一）腹泻

与喂养不当、感染导致胃肠道功能紊乱有关。

（二）体液不足

与腹泻、呕吐液体丢失过多和摄入量不足有关。

（三）体温过高

与肠道感染有关。

（四）营养失调

营养提供低于机体需要量，与腹泻、呕吐、营养物质丢失过多和摄入不足有关。

（五）有皮肤完整性受损的危险

与大便次数增多刺激臀部皮肤有关。

（六）潜在并发症

酸中毒、低血钾。

（七）知识缺乏

与患儿家属缺乏相关知识有关。

七、护理措施

（一）控制腹泻，防止继续失水

（1）调整饮食：腹泻脱水患儿，除严重呕吐者暂禁食 4～6 小时（不禁水）外，均应继续进食。对于母乳喂养者，继续哺乳，暂停辅食；对于人工喂养者，可喂以等量米汤或稀释的牛奶或其他代乳品，必要时使用腹泻奶粉，待腹泻次数减少后，逐步过渡到正常饮食。

（2）控制感染：感染是引起腹泻的主要原因，患儿必须严格消毒隔离；护理患儿前后认真洗手，防止交叉感染；必要时选用抗生素，并随时进行调整。

（3）观察患儿用药后疗效和排便情况：观察记录大便次数、颜色、性状、量，并留取标本及时送检。

（二）补充液体，纠正水、电解质紊乱及酸碱失衡

口服补液和静脉补液。

（三）维持皮肤完整性

选用柔软尿布，勤更换，每次便后用温水清洗臀部并吸干水分。若出现臀红，可用5%鞣酸软膏或40%氧化锌油涂抹患处，促进血液循环。若皮肤出现破溃，可选用暴露疗法。注意尿道口清洁，避免上行性尿路感染。

（四）严密观察病情

（1）监测生命体征：对高热者给予头部冰敷等物理降温措施，擦干汗液，及时更衣，做好口腔护理及皮肤护理。

（2）密切观察代谢性酸中毒表现：当患儿出现呼吸深长、精神萎靡、口唇樱红、血液pH值下降时，应及时报告医师及时使用碱性药物纠正。

（3）密切观察低血钾表现：当发现患儿全身乏力、哭声低下或不哭、吃奶无力、肌张力低下、反应迟钝、恶心呕吐、腹胀及听诊肠鸣音减弱或消失时，提示有低血钾存在，应及时补充钾盐。

（五）健康教育

（1）宣传母乳喂养的优点，指导合理喂养，避免在夏季断奶，按时逐步添加辅食，防止过食、偏食及饮食结构突然变动。

（2）注意食物新鲜、清洁和食具消毒，避免肠道内感染。教育儿童饭前便后洗手，勤剪指甲。

（3）气候变化时防止受凉或过热，加强体格锻炼，适当户外活动。

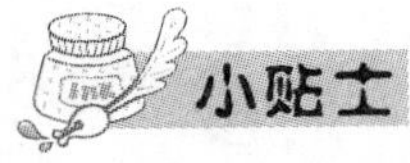

小贴士

> 发热患儿的护理：
>
> (1) 病室内通风良好，衣被不要过厚，保证充足的能量供应，供给充足水分。

（2）高热患儿每半小时测量一次体温，低热患儿每小时测量一次体温。
（3）当体温上升至38.5℃以上时，及时服用退热药。
（4）大血管处放置冰袋，用温水擦浴，使用退热贴或退热栓等。

第十节　支气管肺炎患儿的护理

一、概述

肺炎是指不同病原体或其他因素所致的肺部炎症，以发热、咳嗽、气促、呼吸困难和肺部固定湿啰音为共同临床表现。严重者可出现循环系统、神经系统、消化系统的相应症状。支气管肺炎是肺炎按病理分类的一种，2岁以下最多见，以春冬寒冷季节及气候骤变时多见。本病不仅发病率高，病死率也高，居我国住院儿童死因的第一位，是我国儿童保健重点防治的“四大疾病”之一。

二、病因与发病机制

（一）病因

支气管肺炎常由病原体感染所致。常见的病原体为病毒和细菌，病毒中最常见的为呼吸道合胞病毒；细菌中以肺炎链球菌多见。

（二）发病机制

病原体侵入肺部后，引起支气管黏膜水肿，管腔狭窄；肺泡壁充血、水肿，肺泡腔内充满炎性渗出物，从而影响肺通气和肺换气。通气不足引起 Pa_{O_2} 和 Sa_{O_2} 降低（引起低氧血症）及 Pa_{CO_2} 增高（引起高碳酸血症），换气功能障碍则主要引起低氧血症。

三、临床表现

支气管肺炎主要表现为发热、咳嗽、气促、肺部固定的中、细湿啰音。发病前数日患儿大多数有上呼吸道感染病史。

（一）发热

热性不定，多为不规则热。

（二）咳嗽

较频繁，早期为刺激性干咳，以后有痰，新生儿则表现为口吐白沫。

（三）气促

多发生在发热、咳嗽之后，呼吸频率加快，每分钟可达 40～80 次，可有鼻翼翕动、点头呼吸、三凹症、唇周发绀。

（四）肺部啰音

肺部体征早期不明显或仅呼吸音粗糙，以后可听到较固定的中、细湿啰音，以背部两肺下方脊柱旁较多，吸气末更为明显。新生儿、小婴儿常不易闻及湿啰音。

四、治疗要点

采用综合的治疗措施，原则是控制炎症，改善通气功能，对症治疗，防止和治疗并发症。

（一）控制感染

根据不同病原体选用敏感抗生素积极控制感染，使用原则：（1）根据病原菌选用敏感药物；（2）早期治疗；（3）联合用药；（4）选用渗入下呼吸道浓度高的药物；（5）足量、足疗程。

（二）对症治疗

有缺氧症状时应及时吸氧；发热、咳嗽、咳痰者，给予退热、祛痰、止咳，保持呼吸道通畅；喘憋严重者可用支气管解痉剂等。

（三）其他

中毒症状明显或严重喘憋、脑水肿、感染性休克、呼吸衰竭者可短期应用肾上腺皮质激素。

五、护理评估

（一）健康史评估

询问发病情况，了解有无反复呼吸道感染现象；了解患儿生长发育情况以及发病前有无原发疾病如麻疹、百日咳等。

（二）身体状况评估

评估患儿有无发热、咳嗽、气促、端坐呼吸、鼻翼翕动、三凹征、唇周发绀；观察痰液的颜色、性状、量、气味以及咳嗽的有效性；注意有无循环系统、神经系统、消化系统受累的临床表现。

（三）心理—社会状况评估

评估患儿及家长的心理状态，对疾病的病因和防护知识的了解程度。

六、常见护理诊断/问题

（1）气体交换受损：与肺部炎症有关。
（2）清理呼吸道无效：与呼吸道分泌物过多、黏稠、不易排出有关。
（3）体温过高：与肺部感染有关。
（4）睡眠形态紊乱：与患儿咳嗽影响睡眠有关。
（5）营养失调：营养提供低于机体的需要量，与摄入不足、消耗增加有关。
（6）潜在并发症：心力衰竭、中毒性脑病、中毒性肠麻痹。

七、护理措施

（一）环境

保持病室温度20℃～22℃，湿度55％～65％，空气流通，每日开窗通风2次，每次30分钟。

（二）体位

置患儿于有利于肺扩张的体位并经常更换，或抱起患儿，以减少肺部淤血和防止肺不张。

（三）饮食护理

给予易消化、营养丰富的流质、半流质食物，少食多餐，避免过饱影响呼吸；防止呛咳时食物返流引起窒息。

（四）专科护理

（1）给氧：凡有低氧血症、呼吸困难、喘憋、口唇发绀、面色灰白等情况立即给氧。鼻导管给氧1～2L/min或面罩给氧4～5L/min。

（2）保持呼吸道通畅：及时清除患儿口鼻分泌物，经常协助患儿转换体位，同时轻拍背部，边拍边鼓励患儿咳嗽；病情许可的情况下可进行体位引流；给予超声雾化吸入，以稀释痰液，利于咳出；必要时予以吸痰 。严重者行气管插管、呼吸机辅助通气。

（3）降低体温：对高热或超高热者，给予药物降温，警惕高热惊厥的发生；对轻度发热者，给予物理降温。

（五）病情观察

（1）如患儿出现烦躁不安、面色苍白、气喘加剧、心率加速（>160～180 次/分）、肝脏在短时间内急剧增大等心力衰竭的表现，及时报告医生，给予氧气吸入并减慢输液速度。

（2）若患儿出现烦躁或嗜睡、惊厥、昏迷、呼吸不规则等，提示颅内压增高，立即报告医生并共同抢救。

（3）患儿腹胀明显伴低钾血症时，及时补钾；若有中毒性肠麻痹，应禁食、予以胃肠减压。

（4）如患儿病情突然加重，出现剧烈咳嗽、烦躁不安、呼吸困难、胸痛、面色青紫、患侧呼吸运动受限等，提示并发了脓胸或脓气胸，应及时配合进行胸穿或胸腔闭式引流。

（六）健康教育

向患儿家长讲解疾病的相关知识和护理要点，指导家长合理喂养，加强患儿体格锻炼，以改善患儿呼吸功能；对于易患呼吸道感染的患儿，在寒冷季节或气候骤变外出时，应注意保暖，避免着凉；定期进行健康检查，按时预防接种。

知识拓展

下面简要介绍儿童肺炎的胸部物理疗法——多频震动治疗仪的使用。

（一）原理

根据临床胸部物理治疗原理（定向体位引流），在人体表面产生特定方向的周期变化的治疗力，该定向治疗力穿透性强，可穿透皮层、肌肉、组织和体液，其垂直方向分力产生的叩击、震颤可促使呼吸道黏膜表面黏液和代谢物松弛、液化，水平方向分力产生的定向挤推、震颤帮助已液化的黏液按照选择的方向（如：细支气管→支气管→气管）排出体外。多频震动治疗仪可协助患者增强排除呼吸系统痰液等分泌物的能力，改善瘀滞的肺部血液循环状况，预防、减少呼吸系统并发症的发生。

（二）禁忌证

（1）出血部位。
（2）气胸、胸壁疾病。
（3）肺部血栓。
（4）肺出血及咯血。
（5）房颤、室颤。
（6）急性心梗。
（7）不能耐受震动的患者。

（三）治疗时间与疗程

大多数患者治疗 5～10 分钟可获得满意的效果。每日治疗 2～4 次，在餐前1～2小时或餐后 2 小时进行治疗，治疗前进行 20 分钟雾化治疗，治疗后 5～10 分钟吸痰。常用雾化药物见下表。

常用雾化药物

药名	作用及不良反应
沙丁胺醇	β2 受体激动剂，松弛支气管平滑肌，抑制支气管痉挛。过量易引起头晕、头痛、心动过速
特布他林	
布地奈德	糖皮质激素，强效的气道局部抗炎作用。雾化完后洗脸、漱口，防止口腔真菌感染
地塞米松	糖皮质激素，进入人体后需经肝脏转化后才能发挥作用，全身不良反应重，临床少用
糜蛋白酶	稀释痰液，使痰液更容易咳出，但视网膜毒性较强，接触眼睛容易造成损伤，临床少用
0.9%氯化钠溶液	稀释痰液，减轻气道黏膜水肿
干扰素	抗病毒药

案例与思考

患儿，女性，14 个月，因发热、咳嗽 3 天，加重 1 天就诊。患儿三天前受凉后出现发热、咳嗽，自服“感冒药”无效，仍高热不退。今日出现烦躁不安、气促加重、咳嗽剧烈。

体格检查：体温 39.5℃，脉搏 180 次/分，呼吸 68 次/分。精神萎靡，呼吸急促，唇周发绀，鼻翼翕动，咽充血，气管居中，三凹征阳性，双肺可闻及中、细湿啰音，心率 180 次/分，心音低钝，无杂音。肝右肋下 3.5cm，神经系统检查未见异常。

请思考：

（1）该患儿的护理诊断是什么？

（2）该患儿若发生窒息，应该如何处理？

（3）该患儿现已出现心力衰竭的表现，针对心力衰竭，应该怎么做？

第十一节　高胆红素血症患儿的护理

一、概述

高胆红素血症，是新生儿时期常见症状之一。胆红素代谢异常，引起血中胆红素水平升高，从而出现以皮肤黏膜、巩膜或其他器官黄染为特征的病症。

根据不同的胆红素水平升高程度，胎龄≥35 周的新生儿高胆红素血症可分为：

重度高胆红素血症，TSB（血清总胆红素）峰值超过 342μmol/L（20mg/dL）；

极重度高胆红素血症，TSB 峰值超过 427μmol/L（25mg/dL）；

危险性高胆红素血症，TSB 峰值超过 510μmol/L（30mg/dL）。

新生儿期胆红素生成较多，血浆白蛋白结合胆红素能力差，肝功能不成熟，特殊肠肝循环导致新生儿胎粪排泄延迟更为突出。由于上述特点，新生儿摄取、结合、排泄胆红素的能力仅为成人的 1%～2%，因此极易出现黄疸，尤其当新生儿处于饥饿、缺氧、胎粪排出延迟、脱水、酸中毒、头颅血肿或颅内出血等状态时黄疸加重。

二、病因与发病机制

（一）感染性

（1）新生儿肝炎：以巨细胞病毒感染最常见，其次为乙型肝炎病毒感染、风疹病毒感染。

（2）新生儿败血症：以葡萄球菌和大肠埃希菌感染为主。

（二）非感染性

如新生儿溶血病、胆道闭锁、母乳性黄疸等。

三、临床表现

（一）黄疸

新生儿血清中胆红素浓度超过 5～7mg/dL 可出现肉眼可见的皮肤黄染。可根据黄染部位估计血清胆红素水平，也可根据黄疸出现时间估计病因：出现于出生后 24 小时内常考虑病理性黄疸，2～3 天多见于生理性黄疸，也有部分 ABO 溶血，4～7 天考虑母乳性黄疸、败血症，大于 7 天常由母乳性黄疸、败血症、肝炎和胆道闭锁引起。生理性黄疸与病理性黄疸的区别、黄疸部位与血清胆红素水平对应表分别如下。

生理性黄疸与病理性黄疸的区别

	生理性黄疸	病理性黄疸
黄疸出现时间	出生后 2～3 天出现，4～5 天达到高峰	出生后 24 小时内
黄疸持续时间	14 天内消退，早产儿可在 3～4 周内消失	足月儿超过 2 周，早产儿超过 4 周；退而复现或进行性加重
血清胆红素水平	足月儿＜12.9mg/dL，早产儿＜15mg/dL	足月儿＞12.9mg/dL，早产儿＞15mg/dL，血清结合胆红素＞2mg/dL
伴随症状	无	感染、溶血等

黄疸部位与血清胆红素水平对应表

黄疸出现的部位	血清胆红素水平［mg/dL（μmol/L）］
头面部	5.9±0.3（100.9±5.1）
躯干上半部	8.9±1.7（152.2±29.1）
躯干下半部及大腿	11.8±1.8（201.8±30.8）
手臂及膝关节以下	15.0±1.7（256.5±29.1）
手及脚	＞15（256.5）

（二）全身状况

精神反应欠佳、食奶差、呕吐、发热、皮肤或脐部有感染灶，肝脾肿大、面色苍白，有贫血征象。

（三）粪便及尿液颜色

出现胎粪延迟、便秘或绿糊便。粪便颜色变浅或白陶土样提示胆道阻塞，尿液颜色深提示尿胆原或胆红素增高，常见于肝炎或胆道闭锁。

（四）胆红素脑病

胆红素脑病是未结合的胆红素通过血－脑屏障使基底核等处的神经细胞黄染、坏死而引起的急性重度脑病，是病理性黄疸最严重的并发症。胆红素脑病分类、分期、表现及持续时间见下表。

胆红素脑病分类、分期、表现及持续时间

分类	分期	表现	持续时间
急性胆红素脑病	警告期	嗜睡、吸吮无力、肌张力减弱、尖叫、呕吐等	持续 12～24 小时
	痉挛期	双眼凝视、肌张力增高、角弓反张、抽搐等	1/3～1/2 患儿死亡或持续 12～48小时
	恢复期	反应好转、角弓反张逐渐消失、肌张力恢复	持续约 2 周
慢性胆红素脑病	后遗症期	核黄疸四联症：手足徐动、眼球运动障碍、听觉障碍、牙釉质发育不全	

四、治疗要点

治疗的目的：降低胆红素，预防胆红素脑病。关键在于控制血清间接胆红素浓度的过快上升。

（1）找出引起病理性黄疸的原因，采取相应的措施，治疗基础疾病。

（2）光照疗法：降低血清胆红素水平。

（3）尽早喂养，诱导正常菌群的建立，减少肠肝循环，保持大便通畅，减少肠壁对胆红素的重吸收。

（4）保护肝脏，不用对肝脏有损害及可能引起溶血、黄疸的药物。

（5）控制感染、注意保暖、供给营养、及时纠正酸中毒和缺氧。

（6）药物治疗：适当用酶诱导剂、输血浆和白蛋白，减少游离胆红素。

（7）换血疗法。

小贴士

换血疗法：作用是换出抗体和致敏红细胞，减轻溶血；降低胆红素以防止胆红素脑病的发生；纠正贫血以治疗心力衰竭。

换血指征：

（1）产前已诊断为溶血病，出生时已出现黄疸，Hb（血红蛋白）<120g/L，

水肿，肝脾大，心力衰竭；

(2) TSB>342μmol/L (20mg/dL)；

(3) 已有胆红素脑病的早期表现；

早产儿应放宽指征。

五、护理评估

（一）健康史评估

了解患儿胎龄、分娩方式、Apgar评分、母婴血型、体重、喂养及保暖情况；询问患儿体温变化及大便颜色、药物服用情况、有无接触诱发物等。

（二）身体状况评估

观察患儿反应、精神状态、吸吮力、肌张力等情况，监测体温、呼吸、患儿皮肤黄染的部位和范围，注意有无感染灶，有无抽搐等。

（三）心理—社会状况评估

了解患儿家长心理状况，对本病病因、性质、护理、预后的认知程度，尤其是胆红素脑病患儿家长的心理状况和有无焦虑。

六、常见护理诊断/问题

(1) 潜在并发症：胆红素脑病，与血清胆红素通过血—脑屏障有关。

(2) 排便异常：便秘或绿糊便，与肠肝循环增加有关。

(3) 有皮肤完整性受损的危险：与光照疗法不良反应、皮疹及排便次数增多有关。

(4) 知识缺乏：家长缺乏黄疸护理相关的知识。

七、护理措施

（一）观察病情，做好相关护理

(1) 密切观察病情，注意皮肤黏膜、巩膜色泽，根据患儿皮肤黄染的部位和范围，估计血清胆红素的近似值，评价进展情况。注意神经系统表现，如患儿出现拒食嗜睡、肌张力减退等胆红素脑病的早期表现，立即通知医生做好抢救准备。观察大小便次数、量及性状，如存在胎粪排出延迟，应给予灌肠处理，促进粪便及胆红素排出。

(2) 喂养护理：评估患儿饮入情况、体重增长情况等。黄疸期间常表现为吸吮无力、食欲缺乏，应耐心喂养，按需调整喂养方式，如少量多次、间歇喂养等，促进奶量摄入。观察患儿有无腹胀、呕吐等异常情况。

(3) 皮肤护理：由于高结合胆红素血症致血清直接胆红素增高，刺激皮肤产生瘙痒，应保持床单位整洁，患儿皮肤清洁，剪短患儿指甲，防止抓伤皮肤。

(二) 针对病因护理，预防核黄疸的发生

(1) 实施光照疗法和换血疗法，并做好相应护理。

(2) 遵医嘱给予白蛋白和酶诱导剂。纠正酸中毒，以利于胆红素和白蛋白的结合，减少胆红素脑病的发生。

(3) 及时纠正缺氧、严重感染、酸中毒及低血糖症状，禁止输入高渗性药物及液体，以避免胆红素脑病的发生。

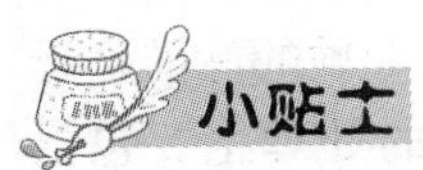

小贴士

下图为光照疗法示意图。

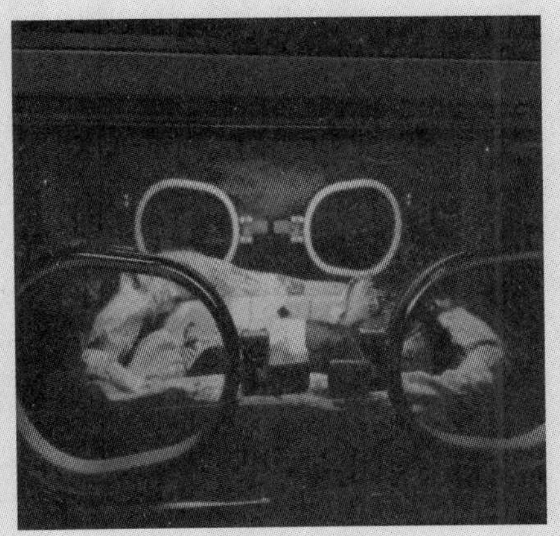

光照疗法中应该注意的问题：

(1) 采用光照疗法中的光波波长最易对视网膜黄斑造成伤害，且长时间强光可能增加男婴外生殖器鳞癌的风险，因此，采取光照疗法时应用遮光眼罩遮住双眼，对于男婴，用尿布遮盖会阴，尽量暴露其他部位皮肤。

(2) 光照疗法过程中不应有显性失水增加，应注意补充液体，保证足够的尿液排出。

(3) 监测患儿体温，避免体温过高。

(4) 密切监测血清胆红素水平变化。

(三) 健康教育

(1) 向家长介绍高胆红素血症相关知识，取得治疗及护理的配合。

(2) 指导正确喂养，利于肠道正常菌群建立，减少肠肝循环。

(3) 黄疸容易反复，指导家属出院后观察患儿皮肤黄染情况及精神状态等，做好门诊随访。

(4) 对引起高胆红素血症的不同原因进行针对性的健康教育。例如，对由葡萄糖－6－磷酸脱氢酶缺乏引起溶血的患儿，应告知家属患儿忌食蚕豆及其制品，衣物保管时勿放樟脑丸等。

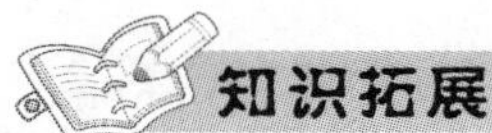

知识拓展

（一）母乳喂养性黄疸

单纯母乳喂养的新生儿最初3～5天由于摄入母乳量不足，胎粪排出延迟，使得肠肝循环增加，导致其胆红素水平高于人工喂养的新生儿，甚至达到需要干预的标准；母乳喂养性黄疸常有生理性体重下降超过12%的表现。母乳喂养性黄疸的处理主要包括帮助建立成功的母乳喂养，确保新生儿摄入足量母乳，必要时补充配方乳。对于已经达到干预标准的新生儿需及时给予干预。

（二）母乳性黄疸

母乳性黄疸通常发生于纯母乳喂养或以母乳喂养为主的新生儿。黄疸出现于出生1周后，2周左右达高峰，然后逐渐下降。若继续母乳喂养，黄疸可延续4～12周方消退；若停止母乳喂养，黄疸在48～72小时明显消退。新生儿生长发育良好，并排除其他非生理性高胆红素血症的原因，当TSB≤257μmol/L（15mg/dL）时不需要停母乳；TSB＞257μmol/L（15mg/dL）时可暂停母乳3天，改人工喂养；TSB＞342μmol/L（20mg/dL）时则加用光照疗法。母乳性黄疸的婴儿若一般情况良好，没有其他并发症，则不影响常规预防接种。

案例与思考

患儿，女性，11天，因皮肤发黄3天，今日家长发现患儿拒奶入院。足月分娩，出生时Apgar评分9分，出生体重3.3kg，出生后第2天皮肤发黄，第6天已消退。自出生第10天开始皮肤发黄，并逐渐加深，吃奶差，今日拒奶，母亲妊娠时HbsAg（－）。

体检：体重3.4kg，体温35.6℃，心率120次/分，呼吸42次/分，哭声低，反应差，全身皮肤黄染明显，巩膜发黄，前囟平，心肺（－）。脐部残端有脓性分泌物渗出，腹部略胀，肝肋下3cm，脾肋下1cm可触及，质软。血白细胞27×10^9/L，中性粒细胞88%，淋巴细胞12%。

请思考：

(1) 此患儿属于哪种原因引起的黄疸？

(2) 针对此患儿应如何指导家长进行护理？

第十二节　早产儿的护理

一、概述

早产儿是指出生时胎龄未满 37 周，体重不足 2500g，身长不足 47cm 的活产婴儿。

二、早产儿的特点

（一）外观特点

正常新生儿与早产儿外观特点对比见下表。

正常新生儿与早产儿外观特点对比

外观	正常新生儿	早产儿
四肢肌张力	四肢屈曲	低下
皮肤	毳毛少，胎脂多，皮下脂肪丰满	毳毛多，胎脂少，皮下脂肪少
毛发	头发分条清楚，易梳理	头发细而卷，不易梳理
耳廓	软骨发育良好	软骨发育不良
指甲	达到指端	未达指端
乳腺	乳晕清楚，结节>4mm	乳晕不清，结节<4mm
跖纹	遍布足底	足底纹少
外生殖器	男婴阴囊皱褶多，睾丸已降；女婴大阴唇完全遮盖小阴唇	男婴阴囊皱褶少，睾丸未降；女婴大阴唇不能遮盖小阴唇

（二）各系统特点

早产儿各系统特点见下表。

早产儿各系统特点

系统名称	特点
呼吸系统	呼吸中枢发育不成熟，常出现呼吸暂停现象，易发生肺透明膜病
循环系统	心率快，血压较足月儿低，部分可伴有动脉导管未闭

续表

系统名称	特点
消化系统	吸吮能力差，吞咽反射弱，易发生呛乳和胃食管反流，胎粪排出延迟，生理性黄疸重，易发生核黄疸
血液系统	血小板数量、维生素K、维生素D均较足月儿低，易出现贫血、出血、佝偻病
泌尿系统	肾脏浓缩功能差，肾小管对醛固酮反应低下，排钠分数高，易发生低钠血症；葡萄糖阈值低，易发生尿糖
神经系统	胎龄越小，反射越差，易发生缺氧，导致缺氧缺血性脑病
体温调节系统	体温调节功能差，易随环境温度变化而变化

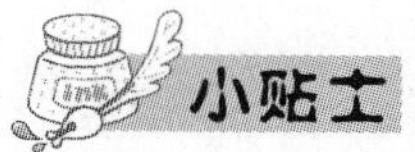

早产儿由于全身各个器官都未发育成熟，难以适应子宫内外环境的骤然变化，易发生各种疾病，甚至死亡。早产儿出生后主要面临五个方面的问题，即“五道关”。

（1）呼吸关。

（2）体温关。

（3）感染关。

（4）黄疸关。

（5）营养关。

三、护理评估

早产儿各系统功能均不完善，易出现体温改变、呼吸暂停、感染或出血等。胎龄越小、体重越低，患病率及死亡率越高，故应注意评估早产儿出生时胎龄及体重情况、生存环境和护理质量等。

由于提早娩出，新生儿状况欠佳，父母会产生自责和沮丧。早产儿身体各器官尚未发育成熟，需要特殊监护和治疗，使父母对孩子的健康状况及能否存活感到担忧，出现焦虑。

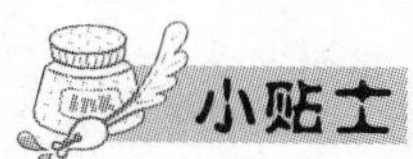

WHO将低体温分为：①潜在寒冷应激（36.0℃～36.5℃），需要查找原因；②中度低体温（32.0℃～36.0℃），应立即保暖；③重度低体温（<32.0℃），应予以紧急、高效的保暖措施。

四、常见护理诊断/问题

（1）体温过低：与体温调节功能差有关。

（2）营养失调：营养提供低于机体需要量，与吸吮、吞咽、消化、吸收功能差有关。

（3）自主呼吸障碍：与呼吸中枢不成熟、肺发育不良、呼吸肌无力有关。

（4）有感染的危险：与免疫功能不成熟、皮肤黏膜屏障功能差、脐部为开放性伤口有关。

五、护理措施

（一）体温管理

（1）散热特点：皮肤通过辐射、对流、蒸发及传导四种方式进行散热。辐射散热是胎龄大于 28 周早产儿热量丢失的主要途径，也是暖箱内裸体婴儿热量丢失的主要原因。对流散热常见于将初生早产儿从产床转移至辐射保暖台，而辐射台上的早产儿主要受对流散热及蒸发散热的影响。蒸发散热是出生后最初 10 天处于干燥环境的胎龄 25～27 周早产儿热量丢失的主要形式，机体每丧失 1g 水可散热 0.6kcal。通过传导散热丢失热量多见于早产儿皮肤与其他低体温物体表面接触。

（2）低体温的处理：低体温的处理主要包括复温、控制感染、供给热量、纠正酸中毒及水电解质紊乱、纠正器官功能障碍等。复温是治疗低体温的主要措施，应尽快在 12～24 小时内恢复正常体温。

（3）体温监测：早产儿的正常腋温为 36.3℃～36.9℃，皮肤温度为 36.2℃～37.2℃，应持续监测体温。辐射保暖台及暖箱中的早产儿以测量腹部皮肤温度为宜。美国妇产科和儿科学会推荐，维持皮肤温度 36.0℃～36.5℃，核心温度 36.0℃～37.5℃。

（4）维持适中温度及湿度：适中温度是指维持人体正常体温且机体氧耗及代谢率最低的环境温度，超过此温度±2℃都会影响早产儿的代谢和体温。适中温度界定为：使机体在安静状态下核心体温保持在 36.7℃～37.3℃，且核心体温及皮肤平均温度每小时变化分别低于 0.2℃及 0.3℃时的环境温度。

（5）保暖：①暖箱：辐射保暖台、双壁暖箱、单壁暖箱、伺服控制式暖箱。维持某皮肤温度值的作用温度＝箱温×0.4＋箱内壁温度×0.6，箱内壁温度＝（室温＋箱内温度）÷2；②袋鼠式护理；③“鸟巢”护理；④其他：如缩短开箱操作时间、采用保暖垫、控制静脉输液液体温度等。

（二）营养管理

（1）营养监测：观察胃肠道症状及体征，做好各项营养指标的监测。早产儿/低出生体重儿营养管理的目标应满足以下要求：①满足生长发育的需求；②促进各组织器官的成熟；③预防营养缺乏和过剩；④保证神经系统的发育；⑤有利于远期健康。制订早产儿营养支持目标时要基于“两个体重标准”和“三个年龄阶段”。

（2）肠内营养：①出生后3～4小时若情况稳定可经鼻胃管喂养，提倡出生后第一天早期微量喂养［10～20mL/（kg·d）］。对有严重窒息者应适当延迟（出生后24～72小时后）开奶时间。②开始喂养前确认婴儿已排胎便。③提倡母乳喂养，无法母乳喂养者以早产儿配方乳为宜。④经口喂养适用于吸吮、吞咽功能较好者。胃管喂养适用于吸吮、吞咽功能不协调者，包括间歇胃管法和持续胃管滴注法。⑤采用非营养性吸吮、口腔按摩等促进吸吮、吞咽功能成熟。喂奶时予以体位支持、下颌支持及间歇喂养。⑥肠内营养未达到全量的90%时不要停止全肠外营养（TPN）。⑦出院后合理的营养可以促进早产儿的生长发育。

（3）肠外营养：肠外营养液的基本成分主要包括氨基酸、葡萄糖、电解质、维生素和微量元素。营养目标是达到宫内生长速率，即15～20g/（kg·d）。出生后数天主要依赖肠外营养，肠外营养是出生后最初1～2周的主要能量来源。

（4）喂养不耐受：若出现下列情况之一可考虑喂养不耐受：①呕吐；②腹胀，24小时腹围增加大于1.5cm，伴有肠型；③胃残留量超过上次喂养量的1/3或持续喂养超过1小时的量；④胃残留物被胆汁污染；⑤大便潜血阳性；⑥大便稀薄，还原物质超过2%（乳糖吸收不良）；⑦呼吸暂停和心动过缓的发生明显增加。

喂养不耐受的干预方法包括：优选母乳喂养，早期微量喂养，缓慢加奶，口服胃动力药等。

（三）呼吸管理

（1）呼吸监测：密切观察病情变化、反应能力、肤色、胸廓运动和肺功能监测结果等。安置心电监护仪，设定呼吸报警界值和心率报警界值，记录呼吸参数和监护数据。

（2）气道管理及呼吸支持：保持呼吸道通畅，体位支持对早产儿肺功能具有重要影响，与仰卧位相比，俯卧位头部抬高15°可以改善肺功能并减少呼吸暂停的发生。当临床出现呼吸窘迫的表现、吸入空气时动脉氧分压低于50mmHg或经皮氧饱和度低于85%，则应给予氧气吸入，以维持Sp_{O_2}于90%～95%（不超过95%），或动脉氧分压于50～80mmHg。对轻症或早期新生儿呼吸窘迫综合征（NRDS）、湿肺、呼吸暂停等可使用双鼻塞持续正压通气（CPAP）者，鼻塞宜短，压力4～6cmH_2O，流量3～5L/min。当病情好转，逐渐降低压力至停止CPAP，改低流量给氧直至停氧。

（3）药物治疗：①NRDS治疗：联合预防［予以产前孕妇激素、予以产后早产儿肺表面活性物（PS）］可降低呼吸窘迫综合征（RDS）发生风险。早期给予PS是治疗RDS的关键。②呼吸暂停：患儿头部置于中线位置，避免颈部过度屈曲或伸展，呼吸暂停发作时首先予以弹足底、托背等物理刺激，必要时置于俯卧位。频繁发作者可给予氨茶碱等兴奋呼吸中枢。③支气管肺发育不良（BDP）：给予地塞米松治疗以降低平均氧需求；根据药敏结果选用抗生素抗感染；缩短用氧及机械通气时间。

（四）预防感染

（1）感染监测：密切观察感染征象，必要时进行相关实验室检查。

（2）对发生感染者应尽可能获得细菌学资料，根据病原特点和药敏结果选用抗生素治疗。

（3）减少医源性血流感染风险：尽可能减少皮肤穿刺及侵入性操作，以保持皮肤完整性；加强卫生管理，接触患儿前应洗手；置入侵入性导管时严格执行无菌技术；做好静脉导管维护，尽量缩短置管天数。

（4）基础护理：以预防为主，严格落实消毒隔离制度。做好病室空气及物品、设备的消毒工作，定期进行细菌学检测；加强皮肤护理、口腔护理及脐部护理等。

（五）黄疸管理

制订黄疸治疗方案要考虑4个因素，即胆红素值、出生体重、日龄及有无其他核黄疸的高危因素，重点在于防止核黄疸的发生。

（1）光照疗法：光照疗法是目前治疗黄疸的主要手段。建议对胎龄30周以下的极低出生体重儿实施预防性光照疗法。极低和超低出生体重儿黄疸干预推荐标准低于足月儿和晚期早产儿，需干预的血清胆红素参考值见下表。

极低和超低出生体重儿黄疸干预推荐标准［μmol/L（mg/dL）］

胎龄出生/体重	0～24小时		24～48小时		48～72小时	
	光照疗法	换血疗法	光照疗法	换血疗法	光照疗法	换血疗法
＜28周/＜1000g	≥17～86（≥1～5）	≥86～120（≥5～7）	≥86～120（≥5～7）	≥120～154（≥7～9）	≥120（≥7）	≥154～171（≥9～10）
＜31周/1000～1500g	≥17～103（≥1～6）	≥86～154（≥5～9）	≥103～154（≥6～9）	≥137～222（≥8～13）	≥154（≥9）	≥188～257（≥11～15）

（2）换血疗法：换血疗法是新生儿重症黄疸唯一有效的治疗方法。

（3）药物治疗：见高胆红素血症的护理部分。

（4）基础护理：观察神经行为、皮肤黄染等情况；维持体液平衡，每日测体重判断经皮水分丢失量；做好皮肤护理及体温管理。尽早开始肠道喂养并适时给予灌肠促使胎便排尽，在增加肠道菌群的同时减少胆红素经肠肝循环重吸收。

（六）发育支持照护

（1）主要包括减少光线、噪音、疼痛的刺激，保持舒适的体位，促进亲子联结，对父母的心理支持等。

（2）筛查/监测：主要包括眼底、听力、遗传代谢性疾病筛查等。

（3）出院后干预与追踪：做好门诊随访及早期干预。

知识拓展

“两个体重”是指出生体重小于1000g和大于1000g。“三个年龄阶段”包括转变期、稳定-生长期和出院后时期。

（一）转变期

出生后7天以内，营养治疗目标是维持营养和代谢平衡。

（二）稳定-生长期

临床状况平稳至出院时期，营养治疗目标是达到正常胎儿在宫内的生长速率，平均为15g/（kg·d），极低出生体重儿的理想速率应达到18～20g/（kg·d）。

（三）出院后时期

出院至1岁，营养治疗目标为完成追赶生长。

案例与思考

患儿，男性，33周的早产儿，体重1.7kg，刚开始奶瓶喂养，妈妈诉说孩子需要20～30分钟才能把奶吃完，而且中间有1～2次呼吸暂停，孩子每天的体重增长20～30g，体温正常。

请思考：

应该如何指导妈妈进行早产儿的喂养？

第十三节　儿童保健

一、概述

儿童保健是研究儿童生长发育规律及其影响因素，以采取有效措施保护和促进儿童身心健康及社会能力发展的一门综合性学科。它是儿科学与预防医学的交叉学科，以预防为主，防治结合，群体保健干预和个体保健服务相结合。

儿童生长发育规律：每个儿童生长发育模式不尽相同，但遵循共同的规律。认识儿童生长发育规律有助于对儿童生长发育状况进行正确评价和指导。

（一）生长发育的连续性和阶段性

儿童时期生长发育不断进行，呈一连续的过程，但生长速度呈阶段式。例如，体重和身长的增长在出生后第 1 年，尤其是前 3 个月比较快，第 1 年为出生后的第一个生长高峰；第 2 年以后生长速度逐渐减慢，至青春期又迅速加快，出现第二个生长高峰。

（二）各系统器官发育的不平衡性

各系统器官发育遵循一定规律，如神经系统发育较早，脑在出生后 2 年内发育较快；淋巴系统在儿童期迅速发育，于青春期前达顶峰；生殖系统发育最晚，青春期迅速发育。各系统生长发育的不平衡使生长发育曲线呈波浪式。

（三）生长发育的顺序性

生长发育遵循由上到下、由近到远、由粗到细、由低级到高级、由简单到复杂的顺序或规律。

（四）生长发育的个体差异

儿童生长发育虽按一般规律发展，但在一定范围内由于受遗传、环境的影响而存在着较大的个体差异，每个人生长的“轨迹”不完全相同。

影响生长发育的因素：遗传因素和环境因素是影响儿童生长发育的两个最基本因素。发育的“轨迹”特征、潜能、趋势、限度等，由父母双方的遗传因素共同决定。种族、家族的遗传信息影响深远。儿童的营养、疾病、孕妇情况和生活环境等起调节作用。

小贴士

1～6 月体重（kg）＝出生体重＋月龄×0.7，7～12 月体重（kg）＝6＋月龄×0.25，2 岁至青春前期体重（kg）＝年龄×2+7（或 8）。

身长前 3 月增长 11～13cm，1 岁时约 75cm，2 岁时约 85cm，2～12 岁身高（cm）＝年龄×7＋77。

前囟 1～1.5 岁时闭合，最迟不超过 2 岁。

二、与体格生长有关的各系统发育

（一）颅骨发育

颅骨随脑的发育而增长，颅骨缝出生时可略微分开，3～4 个月时闭合。前囟 1～1.5 岁时闭合，最迟不超过 2 岁。后囟出生时即已很小或已闭合，最迟出生后 6～8 周闭合。前囟检查在儿科非常重要，前囟早闭、头围小提示脑发育不良、小头畸形；前囟迟闭、过大见于佝偻病、甲状腺功能减退等；前囟张力增加常示颅内压增高，而前囟凹陷则见于极度消瘦或脱水者。

（二）脊柱发育

出生后第一年脊柱增长先于四肢，以后四肢增长快于脊柱。3 个月左右出现第一个弯曲——颈椎前凸；6 个月左右出现第二个弯曲——胸椎后凸；1 岁左右出现第三个弯曲——腰椎前凸。6～7 岁时韧带发育完善，以上 3 个脊柱自然弯曲被韧带固定。坐、立、行姿势及骨骼病变可引起脊柱发育异常或造成脊柱畸形。

（三）长骨发育

长骨的生长主要依靠其干骺端软骨骨化和骨膜下成骨作用。干骺端骨骼融合，标志长骨生长结束。骨龄——骨化中心出现的多少可反映长骨的生长成熟程度。判断长骨的生长，婴儿早期可拍膝部 X 线骨片，年长儿拍左手腕部 X 线骨片。骨龄是一个独立的生长指标，不依赖年龄和生长速度的变化，动态观察骨龄变化对评价个体生长态势及儿童内分泌疾病疗效有重要意义。

（四）牙齿发育

人一生有两副牙齿，即乳牙和恒牙。多数婴儿在 7～8 个月乳牙萌出，12 个月后未出牙为乳牙萌出延迟。6 岁左右开始出第一颗恒牙即第一磨牙，又称为 6 龄齿；6～12 岁乳牙按萌出先后逐个被同位恒牙代替，其中第一、二前磨牙代替第一、二乳磨牙；12 岁左右出第二磨牙；18 岁以后出第三磨牙（智齿），但也有人终身不出此牙。恒牙一般 20～30 岁时出齐。

小贴士

乳牙共 20 个，恒牙共 32 个。乳牙于出生后 4～10 个月开始萌出，2～2.5 岁出齐，2 岁以内乳牙的数目约为月龄减 4～6。

（五）生殖系统发育

生殖系统在青春期前才开始发育，青春期是发育的第二个高峰，青春期持续 7～10 年，第二性征全部出现。

女性月经初潮是性功能发育的主要标志，大多在乳房发育 1 年后或第二生长高峰后出现。男性第二性征主要表现为阴毛、腋毛、胡须、喉结的出现及变声。睾丸一般于 1 岁内都会下降到阴囊，未降即为隐睾。女孩在 8 岁以前，男孩在 9 岁以前出现第二性征，为性早熟，即青春期提前出现；女孩 14 岁以后，男孩 16 岁以后无第二性征出现，为性发育延迟。

（六）神经精神系统发育

儿童神经精神系统发育进程见下表。

儿童神经精神系统发育进程

年龄	粗细动作	语言	适应周围人和物的能力及行为
新生儿	无规律，不协调，紧握拳	能哭叫	铃声可使全身活动减少；或哭渐止，有握持反射
2个月	直立位及俯卧位，会用手摸东西	能发出和谐的喉音	能微笑，有面部表情，眼能随物转动
3个月	能从仰卧位变为侧卧位，会用手摸东西	能咿呀发音	头可随看到的物品或听到的声音转动180°，注意自己的手
4个月	扶着其髋部时能坐，或能在俯卧位时用两手支持抬起胸部，手能握持玩具	可以笑出声	能抓面前物体、自己玩手，见食物会表示喜悦，能较有意识地哭笑
5个月	扶其腋下能站得直，能两手各握一玩具	能喃喃地发出单音节	能伸手取物，能辨别人声，会望着镜中人笑
6个月	能独坐一会、用手摇玩具	能听懂自己的名字	能认识熟人和陌生人、自拉衣服、自握足玩
7个月	会翻身，能自己独坐很久，能将玩具从一手换入另一手	能发“爸爸”“妈妈”等复音，但无意识	能听懂自己的名字，能自握东西吃
8个月	会爬，会自己坐起来、躺下去，会扶着栏杆站起来，会拍手	能重复大人所发简单音节	开始注意观察大人的行为，开始认识物体，两手会传递玩具
9个月	试独站，会从抽屉中取出玩具	能懂几个较复杂的词语，如“再见”等	看见熟人会伸手出来要抱，或能与人合作游戏
10～11个月	能独站片刻，能扶椅子或推车走几步，拇指、示指能对指拿东西	开始用单词，一个单词表示很多意义	能模仿成人的动作，招手“再见”，抱奶瓶自食
12个月	能独走，能弯腰拾东西，能将圆圈套在木棍上	能叫出物品名字，如灯、碗，指出自己的手、眼	对人和食物有喜憎之分，穿衣能合作，能用杯喝水
15个月	走得好，能蹲着玩，能叠一块方木	能说出几个词和自己的名字	能表示同意、不同意
18个月	能爬台阶，有目标地扔皮球	能认识和指出身体各部分	会表示大小便，懂命令，会自己进食
2岁	能双脚跳，手的动作更准确，会用勺子吃饭	会说2～3个字构成的句子	能完成简单的动作，如拾起地上的物品，能表达喜、怒、怕、懂
3岁	能跑，会骑三轮车，会洗手，能脱、穿简单衣服	能说短歌谣，数几个数	能认识画上的东西，认识男、女，自称“我”，表现自尊心、同情心，怕羞
4岁	能爬梯子，会穿鞋	能唱歌，讲述简单故事情节	能画人像，初步思考问题，记忆力强，好发问

续表

年龄	粗细动作	语言	适应周围人和物的能力及行为
5岁	能单脚跳，会系鞋带	开始识字	能分辨颜色，数10个数，知晓物品用途及性能
6～7岁	能参加简单劳动，如扫地、擦桌子、剪纸、泥塑、结绳等	能讲故事、开始写字	能数几十个数，可做简单加减，喜独立自主，形成性格

三、日常护理

（一）清洁卫生

有条件每日沐浴，早晚洗脸、脚、臀部，勤换衣裤，做好眼、鼻、耳朵的清洁。

（二）衣着

衣着尽量简单、宽松而少接缝，避免摩擦皮肤，便于穿脱及四肢活动。衣服宜用带子不用扣子，上衣不宜有领，不用松紧腰裤，最好穿连衣裤或背带裤。注意按季节增减衣服和被褥，尤其冬季不宜穿得过多、过厚，以免影响四肢循环及活动，以婴儿两足温暖为宜。

（三）睡眠

充足的睡眠是保证婴儿健康的先决条件之一。如睡眠不足，婴儿会烦躁、易怒、食欲减退、体重下降，且不能熟睡，造成恶性循环。1～2月可夜间哺乳1～2次，3～4月逐渐停止夜间哺乳，任其熟睡。

（四）户外活动

每日带婴儿参加户外活动，呼吸新鲜空气和晒太阳，有条件的进行空气浴和日光浴，以增强体质和预防佝偻病的发生。

四、早期教育

（1）视听能力训练；（2）动作发展训练；（3）语言培养；（4）大小便训练。

五、防止意外及预防疾病

（一）防止意外的发生

婴幼儿易发生异物吸入、窒息、中毒、跌伤、触电、溺水和烫伤。应向家长特别强调意外的预防。

（二）预防疾病和促进健康

完成计划免疫程序的基础免疫，预防急性传染病的发生，在传染病流行期间尽量避免带婴儿到人群拥挤处。

外科篇

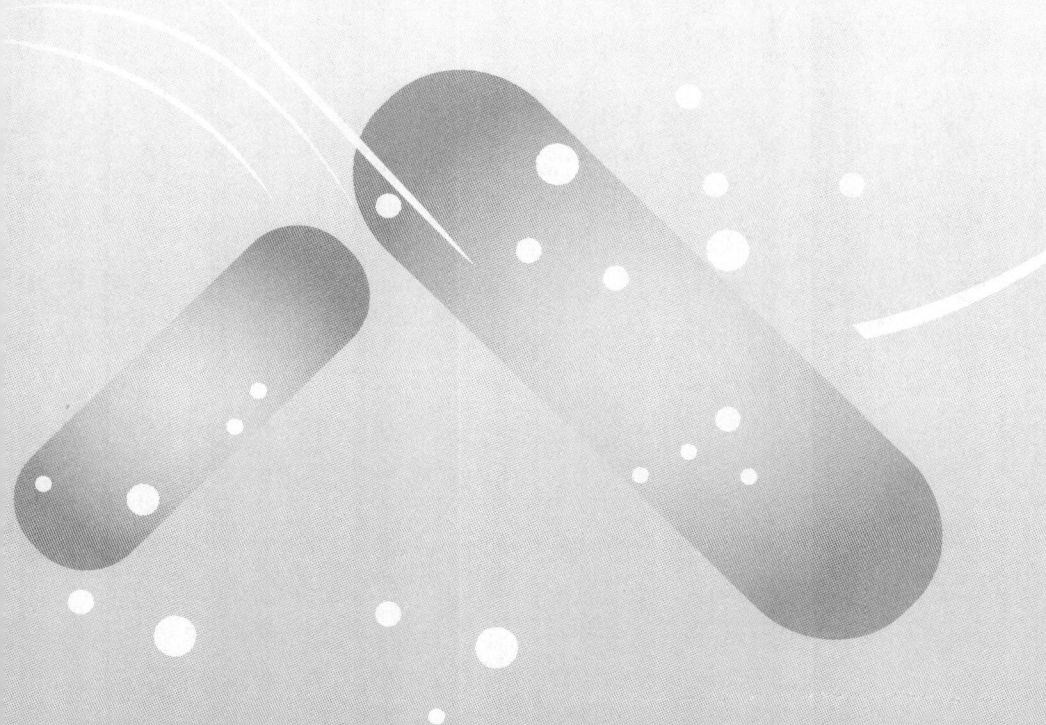

第一节　外科休克患者的护理

休克是机体受到强烈的致病因素侵袭后，有效循环血量减少、组织灌注不足、细胞代谢紊乱和功能受损的病理过程，它是一个由多种病因引起的综合征，氧供给不足和需求增加是休克的本质，产生炎症介质是休克的特征，因此恢复对组织细胞的供氧，促进其有效利用，重新建立氧的供需平衡和保持正常的细胞功能是治疗休克的关键环节。

一、分类

休克较常用的分类方法是根据病因分为低血容量性休克、感染性休克、心源性休克、过敏性休克、神经源性休克五类。

二、病理生理特点

有效循环血量锐减及组织灌注不足，以及产生炎症介质是各类休克共同的病理生理基础。

（一）微循环障碍

按微循环障碍发展过程，将休克病程分为三期。

1. 微循环缺血期

休克早期，有效循环血量锐减导致血压下降，此时机体通过多种途径的调节，使得血液在体内重新分布，以保证心、脑等重要脏器的血液供应。此期微循环呈现“少灌少流，灌少于流”的特点，如能去除病因并采取积极措施，休克较容易纠正。此期为休克代偿期。

2. 微循环淤血期

若休克未能及时纠正，流经毛细血管的血流量继续减少，组织因严重缺血缺氧而处于无氧代谢状态产生大量的酸性代谢产物，同时释放舒张血管的组胺、缓激肽等介质。受这些扩血管物质的影响，此期微循环呈现“灌而少流，灌大于流”的特点，心、脑等重要脏器灌注不足，进入休克抑制期。

3. 微循环衰竭期

休克进入不可逆阶段。由于血液浓缩、黏稠度增加，加之酸性环境中血液处于高凝状态，红细胞与血小板发生凝集而在血管内形成大量微血栓，甚至发生弥散性血管内凝血（DIC）。随着各种凝血因子的大量消耗，可出现全身严重的出血倾向，最终出现广泛的组织损害，多器官功能受损。此期为休克失代偿期。

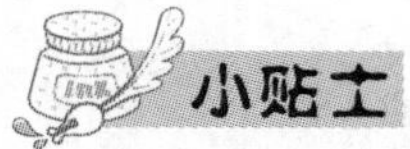

临床观察中，对于有出汗、兴奋、心率加快、脉压小或尿少等症状者，应疑有休克；若患者出现神志淡漠、反应迟钝、皮肤苍白、呼吸浅快、收缩压降至90mmHg以下及尿少，则标志患者已进入休克抑制期。

（二）代谢改变

1. 能量代谢障碍

由于组织灌注不足和细胞缺氧，体内的葡萄糖以无氧酵解为主，加上儿茶酚胺和肾上腺皮质激素的明显升高，出现以下反应：①血糖水平升高；②促进蛋白分解为机体提供能量；③脂肪分解代谢明显增强。

2. 代谢性酸中毒

葡萄糖无氧酵解增强，乳酸生成增多，导致高乳酸血症及代谢性酸中毒。

3. 炎症介质释放

严重创伤、感染等可刺激机体释放大量炎症介质形成“瀑布样”连锁放大反应。炎症介质包括白介素、肿瘤坏死因子、集落刺激因子、干扰素和一氧化氮等。

（三）内脏器官继发性损害

1. 肺

肺是休克引起多器官功能障碍综合征（MODS）时最常累及的器官。低灌注和缺氧可损伤肺毛细血管内皮细胞和肺泡上皮细胞，毛细血管内皮细胞受损导致肺间质水肿；肺泡上皮细胞受损可造成肺泡表面活性物质生成减少、肺泡表面张力升高，继发肺泡萎陷而引起局限性肺不张及氧弥散障碍、通气/血流比例失调。患者表现为进行性呼吸困难、动脉血氧分压进行性下降，其称为急性呼吸窘迫综合征（ARDS）。患者一旦发生ARDS，死亡率高达40%左右。

2. 肾

肾是休克时易受损害的重要器官。休克时，肾小球滤过率降低，尿量减少；同时肾内血流重新分布，转向髓质，导致皮质区的肾小管缺血坏死，发生急性肾衰竭（ARF）。

3. 脑

脑缺血、二氧化碳潴留和酸中毒引起脑细胞肿胀、血管通透性增高而导致脑水肿和颅内压增高。

4. 心

冠状动脉血流减少，导致缺血和酸中毒，从而损伤心肌。

5. 肝

肝细胞因缺血、缺氧受损，解毒功能和代谢能力均下降，可发生内毒素血症。

6. 胃肠道

因肠系膜血管的血管紧张素Ⅱ受体的密度比其他部位高，故对血管加压物质的敏感性高，休克时肠系膜上动脉血流量可减少70%，肠黏膜因灌注不足而发生缺氧性损伤。

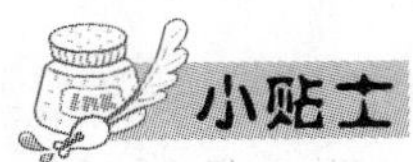

休克过程中由于微循环障碍及全身炎症反应综合征（SIRS），常引起内脏器官的不可逆损害。若同时或短时间内相继出现2个或2个以上的器官系统的功能障碍，称为多器官功能障碍综合征（MODS）。

三、监测

（一）一般监测

1. 精神状态

精神状态是脑组织血液灌注和全身循环状况的一种反映。

2. 皮肤温度、色泽

皮肤温度、色泽反映体表灌注情况。

3. 血压

维持稳定的组织器官的灌注压在休克治疗中十分重要。但是，血压并不是反映休克程度最敏感的指标。通常认为收缩压小于90mmHg、脉压小于20mmHg是休克存在的表现，血压回升、脉压增大则是休克好转的征象。

4. 心率

心率的变化多出现在血压变化之前。当血压还较低，但心率已恢复且肢体温暖，常表示休克趋向好转。

5. 尿量

尿量是反映肾血流灌注情况的有效指标。尿少通常是早期休克和休克复苏不完全的表现。当尿量维持在30mL/h以上时，则休克已纠正。

（二）特殊监测

1. 中心静脉压（CVP）

中心静脉压代表右心房或胸段腔静脉内的压力，可反映全身血容量及右心功能。

2. 肺毛细血管楔压（PCWP）

肺毛细血管楔压低于正常值反映血容量不足（较中心静脉压敏感）；肺毛细血管楔压增高可反映左心房压力增高，如急性肺水肿。因此，临床上发现肺毛细血管楔压增高时，即使中心静脉压尚属正常，也应限制输液量以免发生或加重肺水肿。

3. 动脉血气分析

动脉血氧分压（Pa_{O_2}）反映血液携氧状态，若 Pa_{O_2} 小于 60mmHg，吸入纯氧后仍无改善，提示 ARDS。动脉血二氧化碳分压是反映通气和换气功能的指标，可作为呼吸性酸中毒或碱中毒的判断依据。

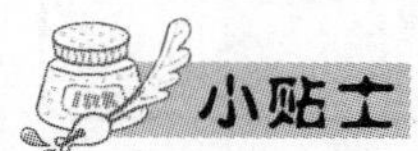

> CVP 的正常值为 0.49～0.98kPa；
> PCWP 的正常值为 0.8～2.0kPa；
> 动脉血氧分压正常值为 10.7～13.0kPa；
> 动脉血二氧化碳分压正常值为 4.8～5.8kPa；
> 动脉血 pH 值正常值为 7.35～7.45。

四、处理原则

尽早去除病因，迅速恢复有效循环血量，纠正微循环障碍，恢复正常代谢，防止 MODS。

（一）急救

急救包括损伤处包扎、固定、制动、控制大出血、保持呼吸道通畅、及早建立静脉通路、早期吸氧、注意保暖。

（二）补充血容量

补充血容量是纠正休克引起的组织低灌注和缺氧的关键。原则为及时、快速、足量，先晶后胶。

（三）处理原发疾病

尽快恢复有效循环血量后，及时针对原发疾病进行手术处理；有时应在积极抗休克的同时实施手术，以免延误抢救时机。

（四）纠正酸碱平衡失调

轻症酸中毒在积极扩容、微循环障碍得到改善后即可缓解；重度休克合并酸中毒需用碱性药物，常用5%碳酸氢钠。目前对酸碱平衡的处理多主张“宁酸勿碱”，一次应用碱性药物不宜过多。

（五）应用血管活性药物

在充分容量复苏的前提下需应用血管活性药物，以维持脏器灌注压。

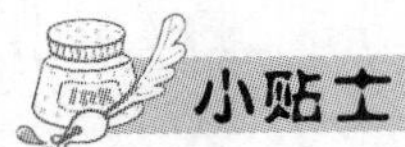

常用的血管收缩剂有去甲肾上腺素、多巴胺、间羟胺等。

血管扩张剂分2类：α受体阻滞药，如酚妥拉明、酚苄明等；抗胆碱能药，如阿托品、山莨菪碱等。

强心药包括兴奋α和β肾上腺素能受体兼有强心功能的药物，如多巴胺、西地兰等。

（六）治疗DIC改善微循环

对诊断明确的DIC，可用肝素抗凝。

（七）皮质类固醇和其他药物的应用

皮质类固醇适用于严重休克及感染性休克的患者。

五、护理评估

（一）健康史评估

健康史包括一般情况和既往史。

（二）症状与体征评估

1. 意识和精神状态

意识反映脑组织血液灌流情况，是反映休克的敏感指标。休克早期患者呈兴奋状态或烦躁不安，休克加重时表情淡漠、意识模糊、反应迟钝甚至昏迷。

2. 生命体征

（1）血压：是最常用的监测指标，但并不是反映休克程度最敏感的指标。收缩压<90mmHg、脉压差<20mmHg，提示休克存在。

（2）脉搏：休克早期脉率增快，且出现在血压变化之前，是休克的早期诊断指标。休克加重时脉搏细弱，甚至摸不清。

（3）呼吸：呼吸急促、变浅、不规则，提示病情严重。

（4）体温：多数休克患者体温偏低。

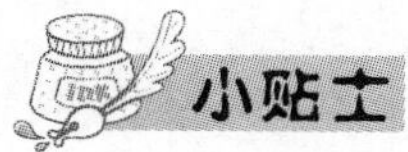

常用脉率/收缩压（mmHg）计算休克指数，帮助判断休克的有无及轻重，指数为0.5多提示无休克，≥1.0提示有休克，>2.0提示严重休克。

3. 皮肤

皮肤的色泽和温度反映体表灌注的情况。大多数休克患者表现为皮肤和口唇黏膜苍白、发绀或呈花斑状，四肢湿冷。

4. 尿量

尿量反映肾血流灌注的情况，也是判断血容量是否补足简单而有效的指标，若尿量<25mL/h，尿比重增高，提示肾血管收缩或血容量不足。

（三）心理－社会状况评估

了解患者及其家属的情绪反应；评估患者及其家属对疾病、治疗及预后的认知情况及心理承受能力。

六、常见护理诊断/问题

（一）体液不足

与大量失血、失液有关。

（二）组织灌注量改变

与有效循环血量减少、微循环障碍有关。

（三）气体交换受损

与微循环障碍、缺氧和呼吸形态改变有关。

（四）有体温失调的危险

与感染或组织灌注不良有关。

（五）有感染的危险

与免疫力下降、接受侵入性治疗有关。

（六）有受伤的危险

与烦躁不安、意识模糊有关。

七、护理目标

(1) 患者体液维持平衡，表现为生命体征平稳、面色红润、四肢温暖、尿量正常。
(2) 患者有效循环血量恢复，组织灌注不足得到改善。
(3) 患者呼吸道通畅、呼吸平稳，血气分析结果维持在正常范围内。
(4) 患者体温维持正常。
(5) 患者未发生感染或感染发生后被及时发现并处理。
(6) 患者未发生意外受伤。

八、护理措施

（一）迅速补充血容量

1. 建立静脉通路

迅速建立两条以上静脉通路，大量快速补液（除心源性休克外）。

2. 合理补液

(1) 种类：一般先快速输入扩容作用迅速的晶体溶液，首选平衡盐溶液；后输入扩容作用持久的胶体溶液，如低分子右旋糖酐。

(2) 速度和量：当血压和CVP均低时，提示全身血容量明显不足，需快速大量补液；血压低而CVP高时，提示血容量相对较多或可能心功能不全，此时应减慢输液速度，适当限制补液量，以防发生急性肺水肿或心功能衰竭。

(3) 病情观察：定时监测患者的生命体征、意识、面色、肢端温度及色泽、CVP、尿量及尿比重等指标的变化。

(4) 记录出入量：准确记录输入液体的种类、数量、时间、速度，并记录24小时出入水量。

（二）改善组织灌注

1. 取休克体位

头和躯干抬高 20°～30°、下肢抬高 15°～20°，使膈肌下移，有利于呼吸；同时增加肢体回心血量，改善重要脏器血液供应。

2. 用药护理

（1）用药种类：临床常将血管收缩剂和扩张剂联合应用，以兼顾各重要脏器的血液灌注水平。

多巴胺是最常用的血管活性药，兼具兴奋 α、β_1 和多巴胺受体，其药理作用与剂量有关。小剂量时，主要作用于 β_1 和多巴胺受体，可增强心肌收缩力，并扩张肾和肠道等内脏器官血管；大剂量时则作用于 α 受体，增加外周血管阻力。抗休克时主要取其强心和扩张内脏血管的作用，宜采取小剂量。为提升血压，可将小剂量多巴胺与其他缩血管药物合用，而不增加多巴胺的剂量。

（2）浓度和速度：应从低浓度、慢速度开始，最好用输液泵来控制滴速。5～10 分钟测血压一次，血压平稳后每 15～30 分钟测一次。

（3）用药观察：强心药物用药过程中应注意观察心率、心律及药物的不良反应。

（4）避免药物外渗：药物外渗可引起局部组织坏死，若发现注射部位红肿、疼痛，应立即更换注射部位，局部用 0.25%普鲁卡因进行封闭。

药物外渗：静脉输液过程中，腐蚀性药液进入静脉管腔以外的周围组织。

药物渗出：静脉输液过程中，非腐蚀性药液进入静脉管腔以外的周围组织。

（三）维持有效气体交换

（1）保持呼吸道通畅。

（2）改善缺氧。常规给氧，调节氧浓度为 40%～50%、氧流量为 6～8L/min。

（3）监测呼吸功能。密切观察患者的呼吸频率、节律及深度，动态监测动脉血气分析，了解缺氧程度及呼吸功能。

（四）维持正常体温

1. 监测体温

每 4 小时 1 次。

2. 保暖

可采用加盖被子或调高室温等方法，禁用热水袋或电热毯等提高患者体表温度。

3. 降温

感染性休克患者出现高热时，应采取物理方法或药物方法等进行降温。

4. 库存血的复温

输入库存血时，应先置于常温下复温后再输入，以免造成体温降低。

小贴士

密闭式输血

输血前应了解患者血型、输血史及不良反应史；输血前和床旁输血时应分别双人核对输血信息，无误后才可输注；输血起始速度宜慢，应观察 15 分钟无不适后再调节滴速；血液制品不应加热，不应随意加入其他药物；全血、成分血和其他血液制品应从血库取出后 30 分钟内输注，1 个单位的全血或成分血应在 4 小时内输完；输血过程中应对患者进行监测；输血完毕记录，空血袋应低温保存 24 小时。

（五）防治感染

（1）严格按照无菌操作原则进行各项护理操作。

（2）预防肺部感染，避免患者误吸。

（3）加强留置尿管的护理，预防泌尿系统感染。

（4）有创面或伤口者，应及时更换敷料，保持创面或伤口清洁干燥。

（5）遵医嘱合理应用有效抗生素。

（6）提供合理的营养支持，增强机体抵抗力。

（六）预防压疮和意外伤害

病情允许时，每 2 小时协助翻身一次。对于烦躁或神志不清的患者，应加防护栏，必要时使用约束带固定四肢。

（七）监测血糖

严密监测血糖变化，遵医嘱应用胰岛素控制血糖。

（八）镇静镇痛

尽量保持患者安静，避免不必要的搬动。

（九）健康教育

1. 疾病预防教育

加强自我防护，避免损伤和意外伤害。

2. 疾病知识教育

向患者及其家属讲解各项治疗、护理措施的必要性及疾病的转归过程。向患者及其家属宣传意外损伤后的初步处理和自救知识。

3. 疾病康复教育

指导患者出院后注意营养和休息。

第二节　围手术期患者的护理

良好的围手术期护理是使患者手术耐受性增加、获得最佳手术治疗效果的重要保证，也有助于预防和减少术后并发症，促进早日康复。

一、概述

（一）围手术期及围手术期护理

围手术期指从确定手术治疗时起，至与这次手术有关的治疗基本结束为止的一段时间。它包括手术前、手术中、手术后三个阶段。围手术期护理是指在围手术期为患者提供全程、整体的护理。

1. 手术前期

从患者决定接受手术到将患者送至手术台，此期的护理重点是系统评估患者各器官功能和心理状况，充分做好手术准备。

2. 手术期

从患者被送上手术台到患者手术后被送入复苏室或外科病房，此期的护理主要由手术室护士完成。

3. 手术后期

从患者被送至复苏室或外科病房至患者出院，此期的护理重点是解除患者术后不适，防治并发症，促进患者早日康复。

（二）手术分类

1. 按手术目的分类

（1）诊断性手术：以明确诊断为目的。

（2）根治性手术：以彻底治愈疾病为目的。

（3）姑息性手术：以减轻症状为目的。

2. 按手术时限分类

（1）急症手术：病情危急，需要在最短时间内迅速实施手术，以抢救患者的生命。如外伤性肝脾破裂。

（2）限期手术：手术时间虽可以选择，但不宜延迟过久，应在尽可能短的时间内做好术前准备。如各种恶性肿瘤的根治术。

（3）择期手术：可在充分的术前准备后选择合适时机进行手术。如一般的良性肿瘤切除术。

二、手术前患者的护理

（一）护理评估

1. 健康史评估

重点了解与本次疾病有关或可能影响患者手术耐受力及预后的病史，包括：一般情况、现病史、既往史、用药史、月经婚姻生育史及家族史。

2. 身体状况评估

了解主要器官及系统功能状况；了解实验室各项检查结果；评估患者的手术耐受力。

3. 心理—社会状况评估

给予患者鼓励和关怀，缓解其术前的紧张及恐惧情绪，消除其对手术预后的多种顾虑，耐心解释手术的必要性及可能取得的效果。

（二）常见护理诊断/问题

1. 焦虑、恐惧

与罹患疾病、接受麻醉和手术、担心预后及住院费高、医院环境陌生等有关。

2. 营养失调

营养提供低于机体需要量，与疾病消耗、营养摄入不足或机体分解代谢增强有关。

3. 睡眠形态紊乱

与疾病导致的不适、环境改变和担忧有关。

4. 知识缺乏

缺乏手术、麻醉相关知识及术前准备知识。

5. 体液不足

与疾病所致体液丢失、液体摄入量不足或体液在体内分布转移等有关。

（三）护理目标

（1）患者情绪平稳，能配合各项检查和治疗。

（2）患者营养素摄入充分、营养状态改善。

（3）患者安静入睡，休息充分。

（4）患者对疾病有充分认识，能说出治疗及护理的相关知识及配合要点。

（5）患者体液得以维持平衡，无水、电解质紊乱及酸碱平衡失调，主要脏器灌注良好。

（四）护理措施

1. 心理准备

（1）建立良好的护患关系：了解患者的病情及需要，运用沟通技巧，开展人文关怀，为患者营造安全舒适的术前环境。

（2）心理支持和疏导：当患者表现出焦虑、恐惧心理时，不要简单一句“不要害怕”应付了事，要在共情的基础上鼓励患者表达其感受，再给予患者耐心细致的解释，介绍一些成功病例，增强患者对治疗成功的信心。

（3）认知干预：帮助患者正确认识病情，积极配合治疗和护理。

（4）健康教育：帮助患者认识疾病、手术相关知识及术后用药的注意事项，向患者说明术前准备的必要性，逐步掌握术后配合技巧及康复知识，使患者对手术的风险及可能出现的并发症有足够的认识及心理准备。

2. 一般准备与护理

（1）饮食和休息：加强饮食指导，创造安静舒适的睡眠环境，告知放松技巧。

（2）适应性训练：①指导患者床上使用便盆；②教会患者自行调整卧位和床上翻身；③对部分患者还应指导术中体位训练。

（3）合血和补液：拟行大、中手术前，遵医嘱做好血型鉴定和交叉配血试验。

（4）术前检查：遵医嘱协助患者完成术前各项检查。

（5）预防感染：术前及时处理已知感染灶，遵医嘱合理应用抗生素。预防性抗生素适用于：①涉及感染灶或切口接近感染区域的手术；②开放性创伤、创面已污染、创伤至实施清创的间隔时间长或难以彻底清创；③操作时间长、创面大的手术；④胃肠道手术；⑤癌肿手术；⑥涉及大血管的手术；⑦植入人工制品的手术；⑧器官移植术。

（6）呼吸道准备：①戒烟：吸烟者术前2周戒烟。②深呼吸运动：指导胸部手术患者进行腹式呼吸训练，腹部手术的患者进行胸式呼吸训练。③有效咳嗽：指导患者取坐位或半坐卧位，咳嗽时将双手十指交叉，手掌根部放在切口两侧，向切口方向按压，以保护切口，先轻轻咳嗽几次，使痰液松动，然后再深吸气后用力咳嗽。④控制感染。

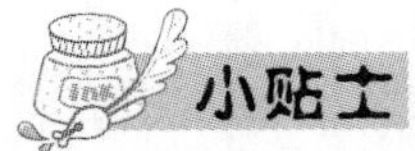

小贴士

腹式呼吸训练

先用鼻深呼吸，尽量使腹部隆起，坚持3~5秒，呼气时缩唇，气体经口缓慢呼出。

胸式呼吸训练

胸式呼吸只是肋骨上下运动及胸部微微扩张，先用鼻深呼吸，使胸部隆起，略微停顿，然后由口呼气。

（7）胃肠道准备：①成人择期手术前禁食8~12小时，禁饮4小时，以防止麻醉或术中呕吐引起窒息或吸入性肺炎；②术前一般不限制饮食种类，消化道手术者，术前1~2日进食流质食物；③术前一般无需放置胃管，但消化道手术者或某些特殊疾病患者应放置胃管；④非肠道手术者，嘱其前一晚排便；⑤肠道手术者前三日开始做肠道准备；⑥幽门梗阻者，术前洗胃。

（8）术前皮肤准备：①洗浴：患者于术前一日下午或晚上，清洁皮肤。腹部手术者应注意清洁脐部。若皮肤上有胶布粘贴的残迹，用松节油擦净。②备皮：手术区域若毛发细小，不必剃毛；若毛发影响手术操作，应剪掉或使用脱毛剂去除。手术皮肤准备范围包括切口周围至少15cm的区域。常用手术皮肤准备的范围见下表。

常见手术皮肤准备的范围

手术部位	备皮范围
颅脑手术	去除全部头发及颈部毛发，保留眉毛
颈部手术	上至唇下，下至乳头水平线，两侧至斜方肌前缘
胸部手术	上至锁骨上及肩上，下至脐水平线，包括患侧上臂和腋下，胸背均超过中线5cm以上
上腹部手术	上至乳头水平线，下至耻骨联合，两侧至腋后线
下腹部手术	上至剑突，下至大腿上三分之一前内侧及会阴部，两侧至腋后线，去除阴毛
腹股沟手术	上至脐水平线，下至大腿上三分之一内侧，两侧至腋后线，包括会阴部，去除阴毛
肾手术	上至乳头水平线，下至耻骨联合，前后均过正中线
会阴部及肛门手术	上至髂前上棘，下至大腿上三分之一，包括会阴部及臀部，去除阴毛
四肢手术	以切口为中心包括上、下各20cm以上，一般超过远、近端关节或为整个肢体

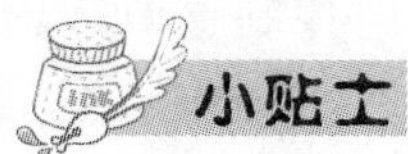

小贴士

备皮：使用剪刀或专用备皮器去除手术区毛发的操作。

备皮要素：采取不损伤皮肤的脱毛方法，不宜使用剃须刀备皮（剃刀备皮会造成皮肤损伤，增加真皮层细菌的定植）。

备皮时间应尽可能接近手术开始时间。

择期手术患者术前应沐浴，清洁手术部位，更换清洁病号服；只有当毛发影响手术部位操作时才需要备皮；在病房或手术部限制区外进行。

（9）术日晨护理：①认真检查，确定各项准备工作的落实情况。②体温升高或女性患者月经来潮，应延迟手术。③进入手术室前，指导患者排尽尿液；对于预计手术时间将持续 4 小时以上及接受下腹部或盆腔手术者，留置导尿管。④对于胃肠道手术者留置胃管。⑤遵医嘱予患者术前用药。⑥指导患者拭去指甲油、口红等化妆品，取下活动性义齿、眼镜、发夹、手表、首饰和其他贵重物品。⑦备好手术需要的病历、影像学资料、药品等。⑧与手术室接诊人员仔细核对患者、手术部位及名称等信息，做好交接。⑨根据手术类型及麻醉方式准备麻醉床，备好相关用物。

3. 特殊准备与护理

（1）急症手术：在最短时间内做好急救处理的同时进行必要的术前准备，若患者处于休克状态，应立即建立两条以上静脉通道，迅速补充血容量。

（2）营养不良：营养不良患者常伴有低蛋白血症，可引起组织水肿，影响愈合；营养不良者抵抗力低下，易并发感染。

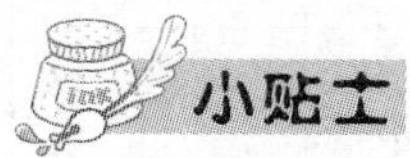

小贴士

因病致体重下降 20%，不仅会导致死亡率上升，术后感染率也会增加 3 倍。

（3）高血压：高血压患者应继续服用降压药物，避免戒断综合征。若血压在 160/100mmHg 以下，可不必做特殊准备。若血压高于 180/100mmHg，术前应选用合适的降压药，使血压稳定在一定的水平，但不要求降至正常水平后才做手术。

（4）心脏疾病：伴有心脏疾病的患者，实施手术的死亡率明显高于非心脏病者，需要对心脏危险因素进行评估和处理。

（5）肺功能障碍：术后肺部并发症和相关的死亡率仅次于心血管系统疾病，居第二位。有肺部疾病或预期实施肺切除术、食管或纵隔肿瘤切除术者，术前尤应评估肺功能。

（6）肝疾病：手术创伤和麻醉都将加重肝脏负荷。术前做各项肝功能检查，了解术前患者肝功能情况。

(7) 肾疾病：麻醉、手术创伤等都会加重肾负荷。术前完善各项肾功能检查，了解患者术前肾功能情况。

(8) 糖尿病：糖尿病患者在整个围手术期都处于应激状态，其并发症发生率和死亡率较无糖尿病者高50%。糖尿病影响伤口愈合，感染并发症增多，术前应积极控制血糖及相关并发症。

(9) 妊娠：妊娠患者患外科疾病需要行手术治疗时，须将外科疾病对母体及胎儿的影响放在首位。如果手术时机可以选择，妊娠中期再进行手术相对安全。需禁食时，从静脉补充营养。必须行X线检查时，应加强保护措施，尽量使辐射剂量低于0.05～0.1Gy。使用药物时，选择对孕妇、胎儿安全性较高的药物。

(10) 凝血功能障碍：凝血功能障碍可能引起术中出血或术后血栓形成，除常规检查凝血功能外，还需询问患者及其家属有无出血或血栓栓塞史，是否有出血倾向的表现，是否服用抗凝药物。

(五) 健康教育

(1) 告知患者疾病相关的知识，使之理解手术的必要性。

(2) 告知患者麻醉、手术的相关知识，使之掌握术前准备的具体内容。

(3) 指导患者术前加强营养，注意休息和活动。

(4) 指导患者注意保暖，避免上呼吸道感染。

(5) 指导患者戒烟，早晚刷牙，饭后漱口。

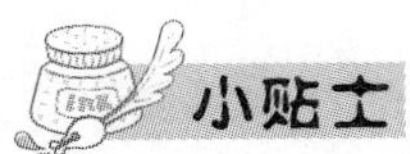

> 如果患者每天吸烟超过10支，停止吸烟极为重要。戒烟1～2周，黏膜纤毛功能可恢复，痰量减少；戒烟6周，可以改善肺活量。

(6) 指导患者进行术前适应性锻炼，如呼吸功能锻炼、床上活动等。

三、手术后患者的护理

手术后患者的护理重点是防治并发症，减少痛苦与不适，尽快恢复生理功能，促进康复。

(一) 护理评估

1. 术中情况评估

了解手术方式和麻醉类型，术中出血量、输血量、补液量以及留置引流管的情况等。

2. 身体状况评估

（1）一般情况：测量患者的体温、脉搏、呼吸、血液，同时观察意识状态。

（2）伤口状况：观察伤口部位敷料的包扎情况，有无渗血、渗液。

（3）引流管：了解引流管的种类、数量、位置及作用。观察引流是否通畅，引流液的颜色、性状和量等。

（4）肢体功能：了解术后肢体感知觉恢复情况及四肢活动度。

（5）出入水量：评估术后患者尿量、各种引流的丢失量、失血量及术后补液的量和种类等。

（6）营养状况：评估术后患者每日摄入营养素的种类、量和途径，了解术后体重变化。

（7）术后不适：了解有无伤口疼痛或术后活动性疼痛、恶心、呕吐、腹胀、呃逆、尿潴留等术后不适及不适的程度。

（8）术后并发症：评估有无术后感染、伤口裂开、深静脉血栓形成等并发症及危险因素。

3. 心理—社会状况评估

（1）是否担忧不良的病理检查结果、预后差及危及生命。

（2）手术致正常生理结构和功能改变，是否担忧手术对今后生活及工作带来不利影响，如截肢、结肠造口等。

（3）是否担忧术后出现伤口疼痛等各种不适。

（4）是否担忧身体恢复缓慢，出现并发症。

（5）是否担忧住院费昂贵，经济能力难以承受。

（二）常见护理诊断/问题

1. 疼痛

与手术创伤、特殊体位等因素有关。

2. 舒适度的改变

疼痛、腹胀、尿潴留，与手术后卧床、留置各类导管和创伤性反应有关。

3. 有体液不足的危险

与手术导致失血、体液丢失、禁食禁饮、液体量补充不足有关。

4. 低效性呼吸形态

与术后卧床、活动量少、伤口疼痛等有关。

5. 营养失调

营养提供低于机体需要量，与术后禁食、创伤后机体代谢率增高有关。

6. 焦虑与恐惧

与术后不适、担心预后差及住院费用等有关。

7. 潜在并发症

术后出血、伤口感染、肺部感染、深静脉血栓形成等。

（三）护理目标

（1）患者疼痛减轻或缓解。
（2）患者术后不适程度减轻。
（3）患者体液平衡得以维持，循环系统功能稳定。
（4）患者术后呼吸功能改善，血氧饱和度维持在正常范围。
（5）患者术后营养状况得以维持或改善。
（6）患者病情稳定，能主动配合手术治疗和护理。
（7）患者术后并发症得以预防，或得到及时发现和处理。

（四）护理措施

1. 一般护理

（1）安置患者。①与麻醉师和手术室护士做好床旁交接；②搬运患者时动作轻稳，注意保护头部、手术部位、各引流管和输液管道；③正确连接并固定各引流装置；④检查输液管是否通畅；⑤遵医嘱给予吸氧；⑥注意保暖。

（2）体位。全麻未清醒者，取平卧位，头偏向一侧，避免误吸。蛛网膜下隙阻滞麻醉者，应去枕平卧或取头低卧位 6～8 小时，防止脑脊液外渗而导致头痛。硬脊膜外阻滞麻醉者平卧 6 小时。

小贴士

局麻、全麻清醒及硬脊膜外麻醉 6 小时后可根据手术部位调整体位。

（1）颅脑手术，可取 15°～30°头高脚低斜坡卧位。

（2）颈、胸部手术者，取高半坐卧位，以利于呼吸和引流。

（3）腹部手术者，取低半坐卧位或斜坡卧位，以减少腹壁张力，并可使腹腔渗血和渗液流入盆腔。

（4）脊柱或臀部手术者，取俯卧或仰卧位。

（5）腹腔内有污染者，尽早改为半坐位或头高脚低位。

（6）休克者，取中凹位或平卧位。

（7）肥胖者，取侧卧位，以利于呼吸和静脉回流。

（3）病情观察。①生命体征及意识：中、小型手术患者，手术当日每小时测量 1 次脉搏、呼吸、血压，监测 6～8 小时至生命体征平稳。大手术、全麻及危重患者，每 15～30分钟测量 1 次脉搏、呼吸、血压及观察瞳孔、神志，直至病情稳定，随后遵医嘱定时测量，并做好记录。②出入水量：详细记录 24 小时出入水量。③其他：监测中心静脉压、血糖等。

（4）静脉补液：术后输液的量、成分和输注速度取决于手术的大小、器官功能状态和疾病的严重程度。

（5）饮食护理。①非腹部手术：局部麻醉者，若无任何不适，术后即可进食；椎管内麻醉者，若无恶心、呕吐，术后3～6小时可进食；全身麻醉者清醒后，无恶心、呕吐方可进食。一般先给予流质食物，随后逐步过渡到普食。②腹部手术：尤其是消化道手术后，一般需禁食24～48小时，待肠道蠕动恢复、肛门排气后开始进食少量流质饮食，逐步递增至全量流质饮食，至第5～6日进食半流质食物，第7～9日可过渡到软食，第10～12日开始进食普食。

（6）休息与活动。早期活动有利于增加肺活量、减少肺部并发症、改善血液循环、促进伤口愈合、预防深静脉血栓形成、促进肠蠕动恢复及减少尿潴留的发生。患者麻醉清醒后即鼓励患者在床上做深呼吸、翻身、四肢主动与被动活动，短期内下床活动，活动时固定好各导管，予以帮助，防跌倒。

（7）引流管护理。区分各引流管放置的部位和作用，并做好标记，妥善固定。保持引流通畅，观察并记录引流液的颜色、性状和量。

（8）手术伤口护理。观察伤口有无渗血、渗液，伤口及周围皮肤有无发红及伤口愈合情况；保持伤口敷料清洁干燥。

2. 术后不适的护理

（1）疼痛。

①观察患者疼痛的时间、部位、性质和规律。

②鼓励患者表达疼痛的感受，向患者简单解释切口疼痛的规律。

③尽可能满足患者对舒适的需要，如协助变换体位等。

④指导患者正确运用非药物镇痛方法，如分散注意力等。大手术后1～2日内，可持续使用患者自控镇痛泵进行止痛。

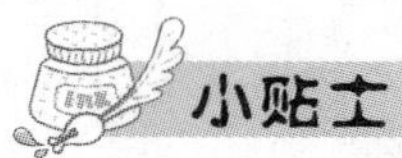

患者自控镇痛（PCA）是指患者感觉疼痛时，通过按压计算机控制的微量泵按钮，向体内注射事先设定的药物剂量进行镇痛，给药途径以静脉给药、硬膜外给药最为常见，常用药物有吗啡、芬太尼、曲马多等。

⑤遵医嘱给予镇静、镇痛药。

⑥在指导患者开展功能活动前，一方面告知其早期活动的重要性，另一方面还要告知患者根据自己的身体状况，循序渐进。

（2）发热。

①监测体温及伴随症状。

②及时检查切口部位有无红、肿、热、痛或波动感。

③遵医嘱应用退热药或采用物理降温。

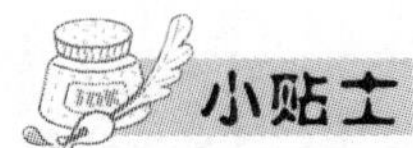

物理降温有局部冷疗和全身冷疗两种方法。体温不超过39.5℃，选用局部冷疗，可采用冷毛巾、冰袋等，通过传导方式散热；体温超过39.5℃，可选用全身冷疗，可采用温水或乙醇擦浴的方式。实施降温措施30分钟后应测量体温并做好记录。

(3) 恶心、呕吐。

①呕吐时，头偏向一侧，及时清除呕吐物。

②使用镇痛泵者，应暂停使用。

③遵医嘱给予止吐药物、镇静药物及解痉药物。

(4) 腹胀。

①胃肠减压、肛管排气或高渗溶液低压灌肠等。

②协助患者多翻身，下床活动。

③遵医嘱使用促进肠蠕动的药物，如肌内注射新斯的明。

(5) 尿潴留。

①稳定患者情绪，采用诱导排尿法，如变换体位、下腹部热敷或听流水声等。

②遵医嘱采用药物、针灸治疗。

③上述措施无效时给予导尿，一次放尿不超过1000mL。

(6) 呃逆。

①术后早期发生者，压迫眶上缘，抽吸胃内积气、积液。

②遵医嘱给予镇静或解痉药物。

③上腹部手术后出现顽固性呃逆者，要警惕吻合口瘘。

3. 健康教育

(1) 休息与活动。保证充足的睡眠，活动按照循序渐进的原则。

(2) 康复锻炼。指导术后康复锻炼的具体方法。

(3) 饮食与营养。指导患者合理摄入饮食，避免辛辣刺激食物。

(4) 用药指导。需继续治疗者，遵医嘱按时、按量服药。

(5) 切口处理。伤口拆线后用无菌纱布覆盖1~2日，以保护局部皮肤。

(6) 定期复诊。告知患者恢复期可能出现的症状，有异常立即返院检查。

第三节 手术室护理学

一、前言

手术是指以改善患者病情或满足个体需要为目的，运用手法、器械和仪器设备，对人体的解剖结构做治疗性的改变。手术室作为对患者集中进行手术治疗和诊断的一个特殊场所，是医院的重要技术部门。手术室要有一套严格合理的规章制度和无菌操作规范。随着外科技术飞速发展，手术室工作日趋现代化。

二、手术室布局与手术间设施

手术室根据环境卫生清洁程度分三个区，设在最外侧的非限制区，由更鞋室、更衣室、办公室、值班室、进餐室、接收患者区、标本室、污物间等构成；设在中间的半限制区，由器械洗涤间、器械准备间、消毒间、手术间外走廊等构成；设在内侧的限制区，由手术间、洗手间、手术间内走廊、无菌物品间、储药间等构成。限制区内的人员及活动必须严格遵守无菌原则。

手术间的温度维持在 21℃～25℃，湿度维持在 30％～60％。

手术间内只允许放置必需的器具和物品，各种物品应有固定的放置地点。手术间的基本配备包括多功能手术床、大小器械桌、麻醉机、无影灯、药品柜、观片灯、输液轨、中心供氧及中心负压等。

洁净手术室指采用空气洁净技术把手术环境空气中的微生物粒子及微粒总量降到允许水平的手术室。

Ⅰ级手术间参考手术有假体植入、某些大型器官移植、手术部位感染可直接危及生命及生活质量的手术等；Ⅱ级手术间参考手术有涉及深部组织及生命主要器官的大型手术；Ⅲ级手术间参考手术有其他外科手术；Ⅳ级手术间参考手术有感染和重度污染手术。

三、手术室着装

工作人员进入手术室，应更换手术室提供的专用刷手服、鞋帽、外科口罩等。

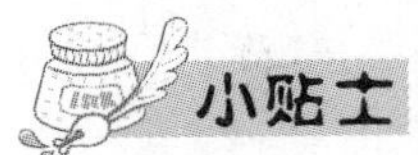

外科口罩分鼻夹、三层结构（外层阻隔体液、中间吸附微粒、内层吸潮）和系带三部分。

参与手术人员更衣前应摘除耳环、戒指、手镯等饰物，不宜化妆。刷手服上衣应系入裤装内，手术帽应遮盖全部头发及发迹，口罩应完全遮住口鼻。

手术室专用鞋均能遮盖足面，保持清洁干燥，每日清洁消毒，污染后及时更换。

保持刷手服的清洁干燥，一旦污染应及时更换。（在进行外科洗手的过程中尤其要注意保持刷手服的干燥）

手术过程中如果可能出现血液、体液或其他感染物飞溅、雾化、喷出等情况，应正确佩戴防护用品，如防护眼镜、防护面罩等。

手术完毕离开手术室时，将脱下的刷手服、口罩、帽子分别放入指定位置。

四、外科手消毒

（一）外科手消毒原则

先洗手，后消毒。不同患者手术之间、手套破损或手被污染时，应重新进行外科手消毒。

（二）外科手消毒前准备

着装符合手术室要求，摘除首饰（戒指、手表、手镯、耳环、珠状项链等）。指甲长度不应超过指尖，不应佩戴人工指甲或涂指甲油。检查外科手消毒用物是否齐全及是否在有效期内。将外科手消毒用物呈备用状态。

（三）洗手方法

（1）取适量的洗手液清洗双手、前臂和上臂下1/3，认真揉搓。按六步洗手法清洁双手时，应注意清洁指甲下和手部皮肤的皱褶处的污垢。

（2）流动水冲洗双手、前臂和上臂下1/3。用流动水自指尖至肘部冲洗，不要在水中来回移动手臂。

（3）使用干手物品擦干双手、前臂和上臂下1/3。用无菌巾从手至肘上依次擦干，不可再向手部回擦。拿无菌巾的手不要触碰已擦过皮肤的巾面。同时还要注意不要用无菌巾擦拭未洗过的皮肤。

（四）外科手消毒方法（免刷手免冲洗消毒方法）

涂抹外科手消毒剂：①取手消毒剂于一侧手心，揉搓另一侧指尖、手背、手腕，将剩余手消毒剂环转揉搓至前臂、上臂下 1/3。②取手消毒剂于另一侧手心，步骤同上。③最后取手消毒剂，按照六步洗手法揉搓双手至手腕部，揉搓至干燥。

（五）外科手消毒的注意事项

（1）在整个过程中双手应位于胸前并高于肘部，保持手尖朝上，使水由指尖流向肘部，避免倒流。

（2）手部皮肤应无破损。

（3）冲洗双手时避免溅湿衣裤。

（4）戴无菌手套前，避免污染双手。

（5）摘除外科手套后应清洁双手。

（6）外科手消毒剂开启后应标明开启日期、时间，易挥发的醇类产品开瓶后的使用期不得超过 30 天，不易挥发的产品开瓶后使用期不得超过 60 天。

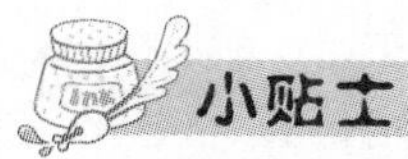

外科手消毒，监测的细菌菌落总数应≤5CFU/cm²。
卫生手消毒，监测的细菌菌落总数应≤10CFU/cm²。

五、无接触式戴无菌手套

（1）穿无菌手术衣后双手不露出袖口。隔衣袖打开无菌手套的内层包装纸，注意此时手套的摆放是指尖朝向自己。（如下图）

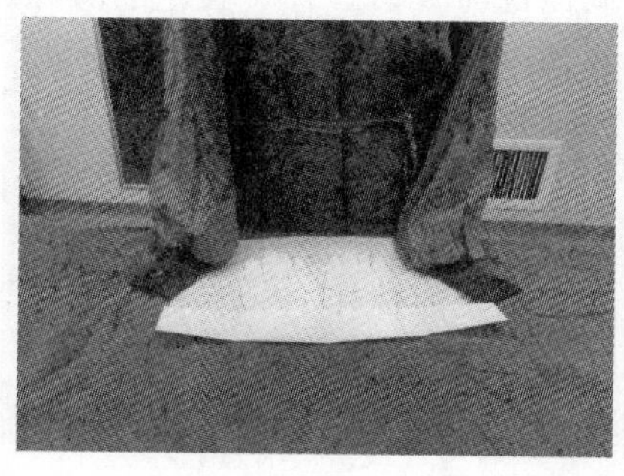

（2）隔衣袖取手套，注意是交叉取手套。（如下图）

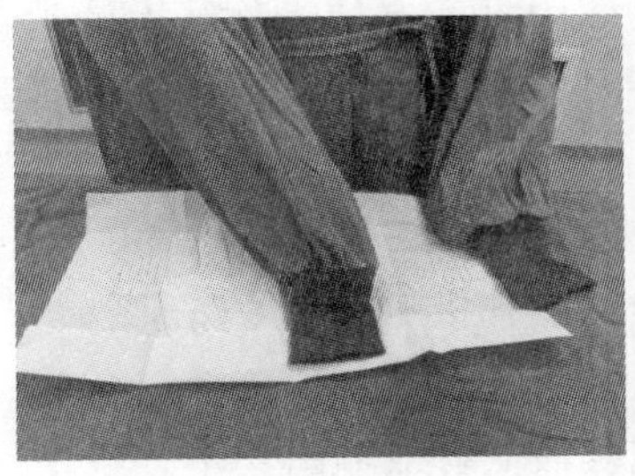

（3）取手套置于同侧的掌侧面，指端朝向前臂，拇指相对，反折边与袖口平齐。（如下图）

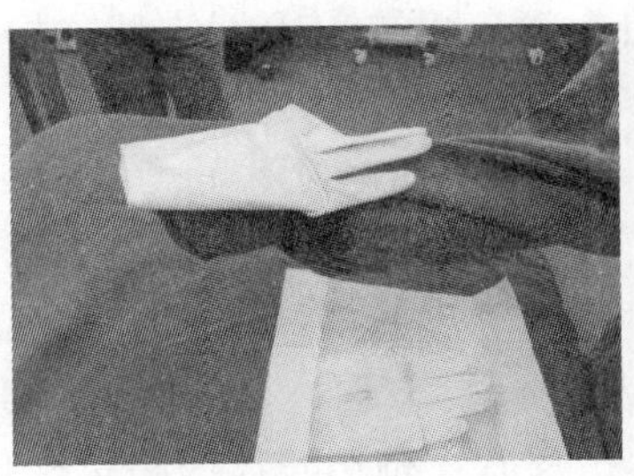

（4）隔衣袖抓住手套边缘并将之翻转包裹手及袖口，然后向近心端拉衣袖，注意不可用力过猛，袖口拉到拇指关节处即可。（如下图）

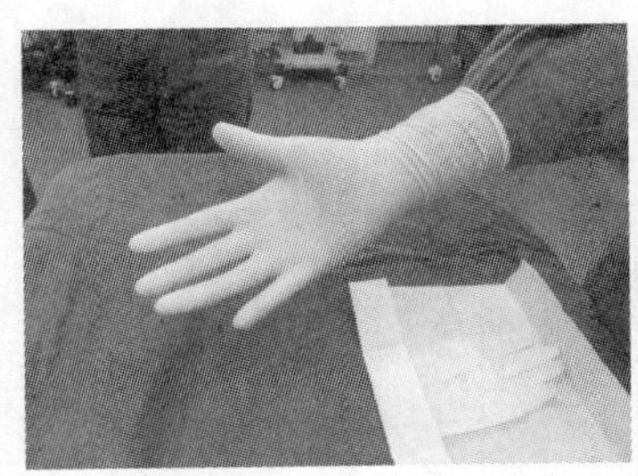

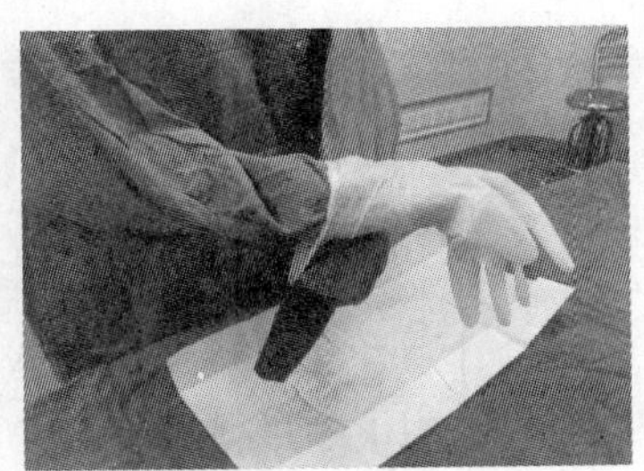

注意事项：双手始终不能露于衣袖外，所有操作中双手均在衣袖内。戴手套时，将反折边的手套口翻转过来包裹住袖口，不可将腕部裸露。感染、骨科等手术时应戴双层手套。

六、高频电刀的安全使用

高频电刀是一种取代机械手术刀进行组织切割的电外科设备，广泛应用于外科手术已有 30 多年的历史。高频电刀具有快速止血、出血少、能防止细菌感染、患者术后愈合好等优点。

高频电刀是利用 300～500Hz 高频电流释放的热能和电流对组织进行切割、止血。

（一）评估

避免潜在的富氧环境，同时避免可燃、易燃消毒液在术野集聚或使用这类消毒液浸湿布类敷料，床单保持干燥。评估患者皮肤的完整性、毛发、文身等；是否佩戴金属饰品，如戒指、项链、耳环等；体内是否有植入物或医疗设备，如心脏起搏器、助听器、骨科金属内固定器材等；患者身体是否与金属物接触，如手术床、器械托盘等。

（二）操作步骤

（1）连接高频电刀的电源线，开机自检。

（2）连接高频电刀回路负极板并选择合适的部位粘贴。

（3）选择合适的输出模式及最低有效输出功率。

（4）将电刀笔与主机连接。电刀笔连线固定时不能与其他导线盘绕，不能缠绕在金属物品上。

（5）手术结束，关闭主机电源，再拔出电刀连线，揭除回路负极板，最后拔出电源线。

（三）负极板粘贴部位的选择

选择易于观察、肌肉血管丰富、皮肤清洁、干燥的区域（毛发丰富的区域不易粘贴）。负极板粘贴的部位应靠近手术切口部位，距离手术切口＞15cm；距离心电图电极＞15cm。粘贴前先清洁粘贴部位皮肤，粘贴时让回路负极板粘贴方向与身体纵轴垂直，并与皮肤粘贴紧密。术毕，从负极板边缘沿皮纹方向缓慢地将负极板整片水平自患者身体上揭除，揭除后观察并清洁局部皮肤。

（四）负极板粘贴部位（如下图）

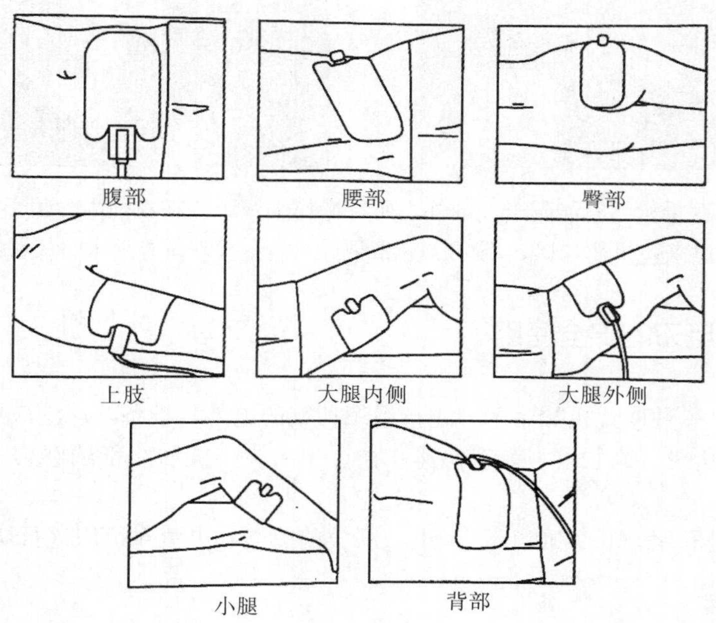

注意：一次性负极板严禁复用，禁止裁剪。

七、剖宫产手术的流程

穿上无菌手术衣、戴上无菌手套后，手臂应保持在胸前，高不过肩、低不过腰，双手不可交叉放于腋下。初入手术室要牢牢记住，此时切不可出现抓脸、扶眼镜等情况！

（一）主要用物准备

1. 器械

剖宫产器械包、盆子包、消毒罐、压肠板包。

2. 布类

布类包、手术衣包。

3. 仪器

新生儿辐射台、婴儿体重秤、电刀。

4. 一次性用物

30cm×45cm 三袋手术薄膜，吸引管，9cm×25cm 切口敷贴，1/0、2/0、4/0 可吸收强生抗菌缝线（或钛镍记忆合金组织吻合器），无菌手套（大小依手术医生而定），5mL 一次性空针，电刀笔。

（二）手术步骤与手术配合（如下图）

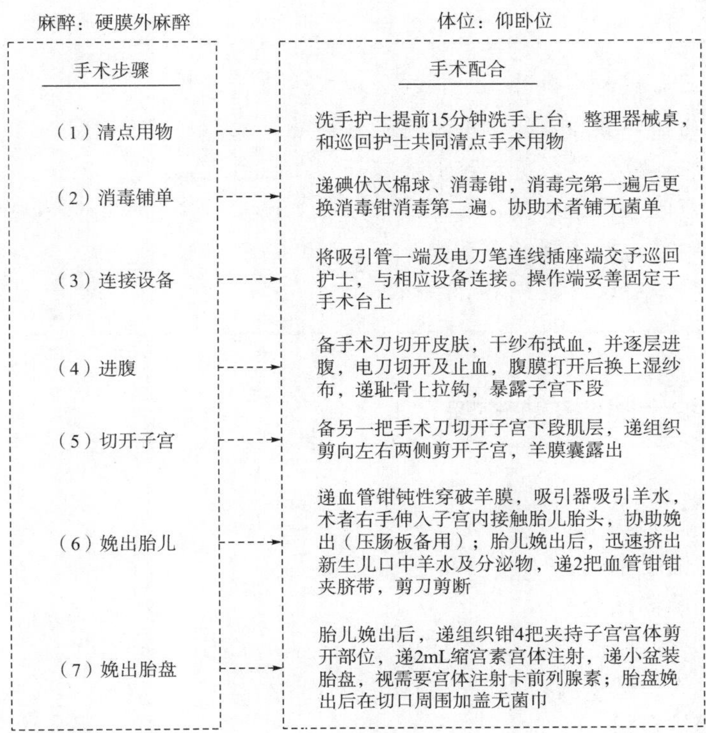

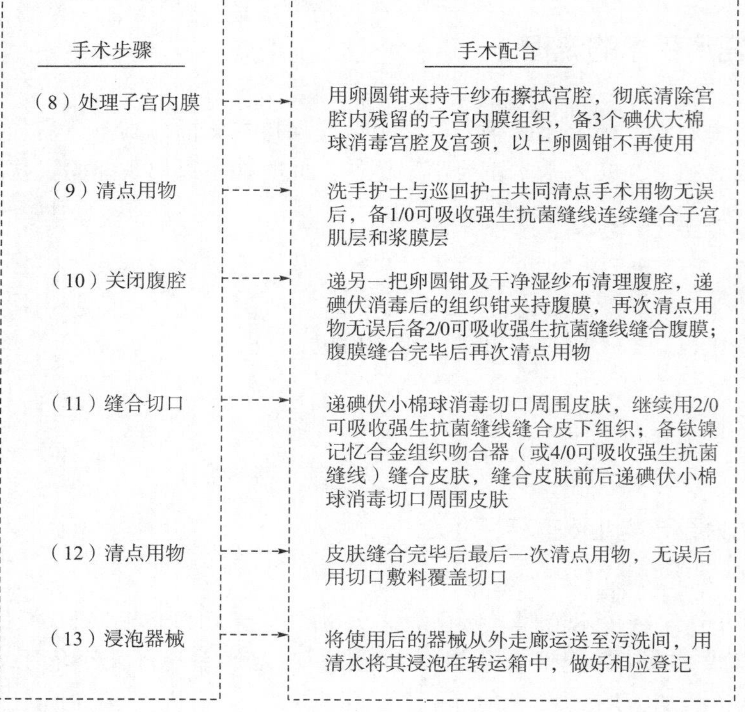

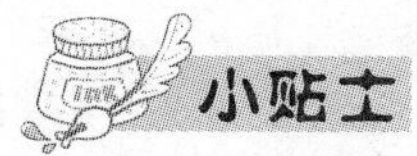

传递无菌器械时应避开术野，在无菌区内传递，禁止术者自行拿取或从背后传递。术中应及时擦净器械上的血迹及沾染物，保持器械台干燥。接触过与外界相通的空腔脏器或其他污染部位的器械、物品视为污染，应单独放置。

传递锐器时应采用间接传递法或中立区传递法。注射器用后不应手执针帽回套，需回帽时可借助工具或单手操作。组装拆卸锐器时应借助工具，避免徒手操作。实施骨科等手术时应戴双层手套。

八、器械护士岗位工作流程

（一）8AM—9AM

（1）术晨清洁手术间；
（2）铺置无菌器械台；
（3）提前 15 分钟洗手；
（4）穿手术衣、戴手套；
（5）整理器械台；

(6) 清点手术用物;
(7) 协助消毒、铺巾，固定吸引管及电刀头;
(8) 配合切皮。

(二) 9AM—手术结束

(1) 配合手术，根据手术进程及需要传递器械;
(2) 检查器械性能;
(3) 根据手术步骤更换器械桌上的器械;
(4) 妥善保存手术标本;
(5) 严格把控用物清点的四个时机;
(6) 在整个手术进程中维护和监督手术区无菌状态。

(三) 手术结束后

(1) 在手术记录单上签名;
(2) 按规范进行标本留置;
(3) 按规范进行器械处置。

九、手术物品清点

(一) 手术物品

手术物品包括手术敷料、手术器械、手术特殊物品。

(二) 体腔

体腔指人体内容纳组织及脏器的腔隙，通常包括颅腔（含鼻腔）、胸腔、腹腔（含盆腔）及关节腔。

小贴士

手术切口涉及两个及以上部位或腔隙，关闭每个部位或腔隙时均应清点，如关闭膈肌、子宫、心包、后腹膜等。

(三) 手术物品清点时机

第一次清点：手术开始前;
第二次清点：关闭体腔前;
第三次清点：关闭体腔后;
第四次清点：缝合皮肤后。

（四）手术物品清点原则

（1）双人逐项清点原则：清点物品时洗手护士与巡回护士应遵循一定的规律，共同按顺序逐项清点。

（2）同步唱点原则：洗手护士与巡回护士同时清晰说出物品的名称、数目及完整性。

（3）逐项即刻记录原则：每清点一项物品，巡回护士应即刻将物品的名称和数目准确记录于物品清点记录单上。

（4）原位清点原则：每一次清点及术中追加需清点的无菌物品时，洗手护士应与巡回护士即刻清点，无误后方可使用。

（五）注意事项

（1）手术开始前巡回护士需检查手术间环境，不得遗留上一台手术的任何物品。

（2）洗手护士在手术的全过程，应始终知晓各项目物品的数目、位置及使用情况。

（3）清点时，巡回护士进行记录并复述，洗手护士确认。

（4）手术中所使用的敷料应保留其原始规格，不得剪开，不得包裹标本送冰冻切片。

（5）手术物品未经巡回护士允许，任何人不应拿进或拿出手术间。

（6）台上人员发现物品从手术区域掉落或被污染，应立刻告知巡回护士妥善处理。

（7）物品数目及完整性清点有误时，立即告知手术医生，共同寻找缺失的部分或物品，必要时根据物品的性质采取相应辅助手段查找，确保不遗留于患者体内。

十、手术安全核查内容及流程

手术安全的核查由手术医师、麻醉医师和手术室护士三方在麻醉实施前、手术开始前和患者离开手术室前共同完成。

（一）麻醉实施前

核查患者身份、手术方式、知情同意情况、手术部位与标识、麻醉安全检查、皮肤是否完整、术野皮肤准备、静脉通道建立情况、患者过敏史、抗生素皮试结果、术前备血情况、假体、体内植入物、影像学资料等内容。

（二）手术开始前

检查患者身份、手术方式、手术部位与标识，并确认风险预警等内容。手术物品准备情况由手术室护士报告。

（三）患者离开手术室前

核查患者身份、实际手术方式、术中用药、输血，清点手术用物，确认手术标本，检查皮肤完整性、动静脉通路、引流管，确认患者去向等。

第四节　颅内压增高患者的护理

一、概述

颅内压增高是神经外科常见的临床综合征，是颅脑损伤、脑肿瘤、脑出血、脑积水和颅内炎症等所共有征象。上述疾病使颅腔内容物体积增大，导致颅内压持续在2.0kPa以上，从而引起相应的综合征，称为颅内压增高。

二、颅内压增高的原因

（一）颅腔内容物的体积增大

如脑组织体积增大（脑水肿）、脑脊液增多（脑积水）、颅内静脉回流受阻等。

（二）颅内占位性病变使颅腔内空间相对变小

如颅内血肿、脑肿瘤等使颅腔内空间相对变小。

（三）先天性畸形使颅腔内的容积变小

如颅底凹陷症等使颅腔内的容积变小。

小贴士

颅腔容纳着脑组织、脑脊液和血液三种内容物，成人颅腔的容积是固定不变的，为1400～1500mL。颅腔内的上述三种内容物，使颅内保持一定的压力，称为颅内压。由于颅内的脑脊液介于颅腔壁与脑组织之间，一般以脑脊液的静水压代表颅内压，通过侧卧位腰椎穿刺测量或直接脑室穿刺测量来获得该压数值。成人正常颅内压为0.7～2.0kPa。

三、临床表现

头痛、呕吐、视神经乳头水肿是颅内压增高的“三主征”。“三主征”各自出现的时间并不一致，可以其中一项为首发症状。

（一）头痛

头痛是颅内压增高最常见的症状，以早晨或晚间较重，多位于额部及颞部，以胀痛和撕裂痛多见，当用力、咳嗽、低头时头痛加重。

（二）呕吐

头痛剧烈时，可伴有恶心和呕吐。呕吐呈喷射性，呕吐后头痛可有所缓解。

（三）视神经乳头水肿

这是颅内压增高的重要客观体征之一，表现为视神经乳头充血，边缘模糊不清，中央凹陷消失，视盘隆起，静脉怒张。

（四）意识障碍及生命体征变化

急性颅内压增高时常有明显的进行性意识障碍，由嗜睡、淡漠逐渐发展成昏迷。慢性颅内压增高时表现为神志淡漠、反应迟钝和呆滞。严重病例可伴有瞳孔散大、对光反射消失、发生脑疝、去大脑强直。

（五）其他症状和体征

头晕、猝倒、头皮静脉怒张等。

四、护理措施

（一）一般护理

1. 休息

保持病室安静、舒适；床头抬高 15°～30°，以利于颅内静脉回流，减轻脑水肿；注意头颈不要过伸或过屈，以免影响颈静脉回流。昏迷患者取侧卧位，便于呼吸道分泌物排出。

2. 给氧

保持呼吸道通畅，持续或间断给氧。

3. 饮食与补液

神志清醒者，给予普食，限制钠盐摄入量；不能经口进食者，可鼻饲；频繁呕吐者，暂时禁食，以防吸入性肺炎。成人每日静脉输液量在 1500～2000mL，其中等渗盐水不超过 500mL，保持每日尿量不少于 600mL，控制输液速度，防止短时间内输入大量液体加重脑水肿。

4. 避免意外损伤

加强生活护理，适当保护患者，对昏迷躁动不安者忌强制约束，以免患者挣扎导致颅内压增高。

6. 维持正常体温和防治感染

高热可使机体代谢率增高，加重脑缺氧，应及时给予有效的降温措施。遵医嘱应用抗生素预防和控制感染。

（二）病情观察

观察患者意识状态、生命体征、瞳孔和肢体活动变化，警惕颅内压高压危象的发生。

1. 意识状态

（1）意识障碍的传统分法见下表。

意识障碍的传统分法

意识障碍程度	患者表现
嗜睡	最轻的意识障碍。患者处于持续的睡眠状态，能被言语或轻度刺激唤醒，醒后能正确、简单地回答问题，但反应迟钝，刺激去除后很快入睡
意识模糊	程度较嗜睡深，对时间、地点、人物的定向力完全或部分发生障碍。可能有错觉、精神错乱
昏睡	患者处于熟睡状态，不易被唤醒。经压迫眶上神经、摇动身体等强刺激可被唤醒，醒后答话含糊或答非所问，停止刺激又进入熟睡状态
浅昏迷	患者意识大部分丧失，无自主运动，对声光刺激无反应，对疼痛刺激（如压眶上缘）可有痛苦表情及躲避反应。生命体征一般尚平稳，角膜反射、咳嗽反射、吞咽反射、瞳孔对光反射可存在
深昏迷	意识完全丧失，对各种刺激均无反应。深浅反射均消失、生命体征不稳定，患者处于濒死状态

（2）两种特殊类型的意识障碍见下表。

两种特殊类型的意识障碍

醒状昏迷	又称睁眼昏迷，患者表现为双目睁开，眼睑开闭自如，眼球无目的地活动，貌似意识清醒，但其知觉、思维、情感、记忆、意识及语言功能均丧失，对自身及外界环境不能理解
谵妄	表现为意识水平明显波动和精神处于运动兴奋状态，症状昼轻夜重。通常自我定向保存，而地点、人物、时间定向障碍

（3）格拉斯哥昏迷评分：依据患者睁眼反应、语言反应及运动反应进行评分，三者得分相加表示意识障碍程度，分数越低表示意识障碍越严重。格拉斯哥昏迷评分标准见下表。

格拉斯哥昏迷评分标准

睁眼反应	计分（分）	语言反应	计分（分）	运动反应	计分（分）
自动睁眼	4	回答正确	5	按吩咐动作	6
呼唤睁眼	3	回答错误	4	*刺痛能定位	5
刺痛睁眼	2	吐字不清	3	*刺痛时回缩	4
不能睁眼	1	有音无语	2	*刺痛时屈曲	3
		不能发音	1	*刺痛时过伸	2
				*无动作	1

备注：*指痛刺激时肢体运动反应。

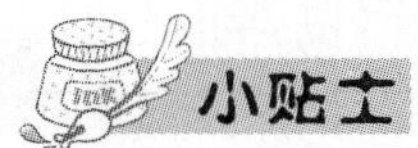

格拉斯哥昏迷评分总分范围为3～15分，15分表示意识清醒。按意识障碍程度可分为轻、中、重三度，13～14分为轻度，9～12分为中度，3～8分为重度，低于8分者为昏迷，低于3分者为深昏迷或脑死亡。

2. 生命体征

密切观察患者体温、脉搏、呼吸、血压的变化，急性颅内压增高早期患者的生命体征常有“二慢一高”现象，即呼吸、脉搏减慢，血压升高。

3. 瞳孔

瞳孔的观察对判断病变部位具有重要的意义，观察双侧瞳孔是否等大等圆，对光反射是否正常。颅内压增高患者出现病侧瞳孔先小后大，对光反射迟钝或消失，应警惕小脑幕切迹疝的发生。

4. 颅内压

（1）体位：监测过程中，患者取平卧位或头抬高10°～15°，保持呼吸道通畅。

（2）颅内压监测仪处于安全位置，不可过高或过低，一般将监测仪置于外耳缘上方10～20cm之间。

（3）保持引流管及导线通畅，防止管道阻塞、扭曲、打结及传感器脱出。

（4）保持颅内压监测的准确性，避免外来因素干扰监测，如吸痰，患者躁动、翻身、尿潴留等。

（5）预防感染，严格无菌操作，监测时间不宜超过1周。

（三）预防颅内压增高

1. 卧床休息

保持病室安静，清醒患者不要用力坐起或提重物。

2. 稳定情绪

避免患者情绪剧烈波动，以免血压骤升而加重颅内压增高。

3. 保持呼吸道通畅

当呼吸道梗阻时，患者用力呼吸，导致胸腔内压力增高，由于颅内静脉无静脉瓣，胸腔内压力能直接逆行传导到颅内静脉，加重颅内压增高。同时，呼吸道梗阻使 P_{CO_2} 增高，致脑血管扩张，脑血容量增多，也加重颅内压增高。应预防呕吐物吸入气道，及时清除呼吸道分泌物；有舌后坠影响呼吸者，应及时安置口咽通气管；昏迷或排痰困难者，应配合医师及早行气管切开术。

4. 避免剧烈咳嗽和用力排便

剧烈咳嗽和用力排便可加重颅内压增高，应积极和预防治疗。

5. 处理躁动和控制癫痫发作

躁动可使患者颅内压进一步增高，应及时妥善处理。

（四）脑室引流的护理

1. 引流管安置

妥善固定引流管，使引流管开口高于侧脑室平面 10～15cm，以维持正常颅内压。搬动患者时，应夹闭引流管，防止脑脊液反流引起颅内感染。

2. 控制引流速度和量

术后早期应抬高引流袋，缓慢引流，每日引流量以不超过 500mL 为宜，使颅内压平稳降低，避免放液过快导致脑室内出血、硬膜外血肿或硬膜下血肿，诱发小脑幕切迹上疝等。

3. 观察记录引流液情况

正常脑脊液无色透明、无沉淀，术后 1～2 日为血性后逐渐转清。若脑脊液颜色逐渐加深，提示脑室持续出血；若脑脊液混浊，呈毛玻璃状或有絮状物，提示有颅内感染。

4. 严格无菌，防止感染

保持穿刺部位敷料干燥，如有污染应立即更换。

5. 保持引流通畅

防止引流管受压、扭曲、折叠或阻塞，尤其在搬运患者或翻身时，防止引流管牵拉、滑脱。

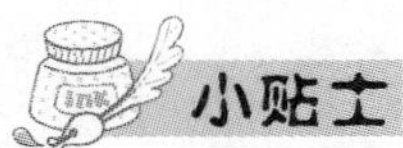

若引流管无脑脊液流出，可能的原因有：①颅内压低于1.18～1.47kPa，可降低引流袋高度观察是否有脑脊液流出；②引流管在脑室内盘曲成角，可请医师对照X线片进行处理；③管口吸附于脑室壁，可将引流管轻轻旋转，使管口离开脑室壁；④引流管被小血凝块或破碎的脑组织阻塞，可在严格消毒管口后，用无菌注射器轻轻向外抽吸，切不可注入0.9%氯化钠溶液冲洗。

6. 及时拔管

持续引流时间一般不超过1周。

（五）心理护理

介绍疾病有关知识和治疗方法，消除疑虑和误解，鼓励患者和其家属说出其心理感受，可以举成功的例子来激励患者，提高其战胜疾病的信心，同病房之间的病友可以相互鼓励。

（六）健康教育

1. 生活指导

指导颅内压增高患者避免剧烈咳嗽、用力排便等，防止颅内压骤升而诱发脑疝。

2. 康复训练

对有经系统后遗症的患者，要调动其积极性，鼓励其参与各项治疗和功能训练，最大限度地恢复其生活自理能力。

3. 复诊指导

指导患者若头痛进行性加重，经一般治疗无效，应及时到医院明确诊断。

第五节　脑疝患者的护理

脑疝是颅内压增高的严重后果，是移位的脑组织压迫脑的重要结构或生命中枢，如不及时处理常危及患者生命。

一、概述

当颅内某分腔有占位性病变时，该分腔的压力大于邻近分腔的压力，脑组织从高压力区向低压力区移位，导致脑组织、血管及颅神经等重要结构受压和移位，有时被挤入硬脑膜的间隙或孔道，从而出现一系列严重临床症状和体征，称为脑疝。

二、分类

根据移位的脑组织及其通过的硬脑膜间隙和孔道，可将脑疝分为以下常见的三类：

（1）颞叶沟回疝或小脑幕切迹疝：为颞叶海马回、沟回通过小脑幕切迹被推移至幕下。

（2）枕骨大孔疝或小脑扁桃体疝：为小脑扁桃体及延髓经枕骨大孔推挤向椎管内。

（3）大脑镰下疝或扣带回疝：一侧半球的扣带回经镰下孔被挤入对侧。

小贴士

颅腔被小脑幕分成幕上腔及幕下腔，幕下腔容纳脑桥、延髓及小脑。幕上腔又被大脑镰分隔成左右两分腔，容纳左右大脑半球。两侧幕上分腔借大脑镰下的镰下孔相通。颅腔与脊髓腔相连处的出口称为枕骨大孔。

三、临床表现

不同类型的脑疝临床表现有所不同，临床以小脑幕切迹疝和枕骨大孔疝最多见。

（一）小脑幕切迹疝

1. 颅内压增高症状

剧烈头痛，进行性加重，伴烦躁不安，与进食无关的频繁喷射性呕吐。

2. 瞳孔改变

早期由于患侧动眼神经受刺激导致患侧瞳孔变小，对光反射迟钝。随病情进展患侧动眼神经麻痹，患侧瞳孔逐渐散大，直接和间接对光反射均消失，并有患侧上睑下垂、眼球外斜。

3. 运动障碍

表现为病变对侧肢体的肌力减弱或麻痹，病理征阳性。

4. 意识改变

患者随脑疝进展可出现嗜睡、浅昏迷至深昏迷。

5. 生命体征紊乱

表现为心率减慢或不规则，血压忽高忽低，呼吸不规则，大汗淋漓或汗闭，面色潮红或苍白，体温可高达41℃以上或体温不升。

（二）枕骨大孔疝

临床上缺乏特异性表现，患者常剧烈头痛，以枕后部疼痛为甚，反复呕吐，颈项强直，生命体征紊乱出现较早，常迅速发生呼吸和循环障碍，瞳孔改变和意识障碍出现较晚。

四、护理措施

一旦确诊，立即紧急降低颅内压。遵医嘱立即使用20%甘露醇200～500mL，并快速静脉滴注地塞米松10mg，静脉推注呋塞米40mg，以暂时降低颅内压，同时做好手术准备。保持呼吸道通畅，给予氧气吸入。密切观察意识、生命体征、瞳孔变化和肢体活动。

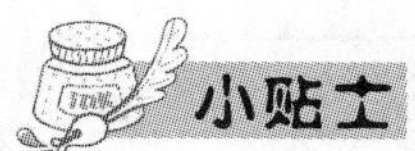

甘露醇注射液是临床抢救特别是脑部疾病抢救常用的一种药物，具有降低颅内压药物所要求的降压快、疗效准确的特点。甘露醇遇冷易结晶，故用前应仔细检查，如有结晶，可置热水中或用力振荡待结晶完全溶解后再使用。应用甘露醇时为达到最好的脱水疗效，用药速度十分重要，主张250mL液量在30min内输注完毕。

第六节　颅内血肿患者的护理

脑位于颅腔内，由胚胎时期神经管的前部分发育而成，是中枢神经系统的最高级部位。成人脑的平均重量约为1400g。一般将脑分为六部分：端脑、间脑、小脑、中脑、脑桥和延髓。端脑是脑的最高级部位，由左、右大脑半球、半球间连合及其内腔构成。

颅内血肿按症状出现的时间分为急性血肿（3日内出现症状）、亚急性血肿（伤后3日～3周出现症状）、慢性血肿（伤后3周以上出现症状）；按血肿所在部位分为硬脑膜外血肿、硬脑膜下血肿和脑内血肿。

一、概述

颅内血肿是颅脑损伤中最常见、最严重的可逆性继发病变，发生率约占闭合性颅脑损伤的10%和重型颅脑损伤的40%～50%。由于血肿直接压迫脑组织，引起局部脑功能障碍及颅内压增高，如不能及时诊断处理，多因进行性颅内压增高，形成脑疝而危及生命。

二、病因与发病机制

（一）硬脑膜外血肿

约占外伤性颅内血肿的30%，大多属于急性，可发生于任何年龄，但小儿少见。硬脑膜外血肿与颅骨损伤有密切关系，多见于颅盖骨折，以颞部、额顶部和颞顶部多见。

（二）硬脑膜下血肿

约占外伤性颅内血肿的40%，多属于急性或亚急性。血肿的出血来源主要是脑皮质血管，大多由对冲性脑挫裂伤引起，好发于额极、颞极及其底面。

（三）脑内血肿

比较少见，在闭合性颅脑损伤中，发生率为0.5%～1%。常与枕部着力时的额、颞对冲性脑挫裂伤同时存在，少数位于着力部位。

三、临床表现

（一）硬脑膜外血肿

1. 意识障碍

进行性意识障碍为颅内血肿的主要症状，其变化过程与原发脑损伤的轻重和血肿形成的速度密切相关，主要有三种类型：

（1）原发脑损伤轻，伤后无原发昏迷，待血肿形成后开始出现意识障碍（清醒→昏迷）；

（2）原发脑损伤略重，伤后一度昏迷，随后完全清醒或好转，经过一段时间因颅内血肿形成，颅内压增高使患者再度出现昏迷，并进行性加重（昏迷→中间清醒或好转→昏迷），即存在“中间清醒期”；

（3）原发脑损伤较重，伤后昏迷进行性加重或持续昏迷。

硬脑膜外血肿患者的原发脑损伤一般较轻，大多表现为前两种情况。

2. 颅内压增高及脑疝表现

头痛、恶心、剧烈呕吐，一般成人幕上血肿量大于20mL或幕下血肿量大于10mL即可引起颅内压增高的症状。幕上血肿者，大多先经历小脑幕切迹疝，然后合并枕骨大孔疝。幕下血肿者，可直接发生枕骨大孔疝。

3. 生命体征变化

常为进行性血压升高、体温升高、心率和呼吸减慢等代偿反应。

（二）硬脑膜下血肿

1. 急性或亚急性硬脑膜下血肿

因多数与脑挫裂伤和脑水肿同时存在，故表现为伤后持续昏迷或昏迷进行性加重，少有“中间清醒期”，较早出现颅内压增高和脑疝症状。

2. 慢性硬脑膜下血肿

病情进展缓慢，病程较长。临床表现差异很大，主要表现为三种类型：

（1）慢性颅内压增高症状；

（2）偏瘫、失语、局限性癫痫等局灶症状；

（3）头昏、记忆力减退、精神失常等智力障碍和精神症状。

（三）脑内血肿

常与硬脑膜下血肿同时存在，临床表现与脑挫裂伤和急性硬脑膜下血肿的症状很相似，以进行性加重的意识障碍为主。

四、处理原则

（一）硬脑膜外血肿

1. 非手术治疗

凡伤后无明显意识障碍，病情稳定，CT 检查所示幕上血肿量小于 40mL，幕下血肿量小于 10mL，中线结构移位小于 1.0cm 者，可在密切观察病情的前提下，采用脱水降颅内压法等非手术治疗方法。治疗期间一旦出现颅内压进行性增高、局灶性脑损伤、脑疝早期症状，应紧急手术。

2. 手术治疗

急性硬脑膜外血肿，原则上一经确诊应立即手术。

（二）硬脑膜下血肿

急性和亚急性硬脑膜下血肿的治疗原则与硬脑膜外血肿相似。对于慢性硬脑膜下血肿，若已经形成完整包膜且有明显症状，可采用颅骨钻孔引流术。

（三）脑内血肿

治疗与硬脑膜下血肿相同，多采用骨瓣或骨窗开颅。

五、护理评估

（一）健康史评估

1. 一般情况

了解患者的年龄、性别等。

2. 外伤史

详细了解受伤的时间、致伤原因、受伤时情况；伤后有无昏迷、昏迷时间长短、有无“中间清醒期”；受伤当时有无口、鼻、外耳道出血或脑脊液漏出；有无呕吐、大小便失禁等；受伤后接受过何种处理。

3. 既往史

了解患者既往健康史。

（二）身体状况评估

评估患者头部外伤情况、呼吸道是否通畅，生命体征、意识状态、瞳孔及神经系统体征的变化，以及营养状态。

（三）心理—社会状况评估

了解患者及其家属的心理反应，神志清醒者伤后有无“情绪休克”，即对周围事物反应平淡，对周围环境不能清晰感知；“情绪休克”期过后，患者有无烦躁、焦虑情绪；恢复期患者有无悲观、自卑心理。评估家属对患者的支持能力，是否为预后和经济负担担忧。

六、常见护理诊断/问题

（一）清理呼吸道无效

与脑损伤后意识障碍有关。

（二）意识障碍

与脑损伤、颅内压增高有关。

（三）营养失调

营养提供低于机体需要量，与脑损伤后高代谢、呕吐、高热等有关。

（四）躯体移动障碍

与脑损伤后意识和肢体功能障碍及长期卧床有关。

（五）潜在并发症

颅内高压、脑疝及癫痫发作。

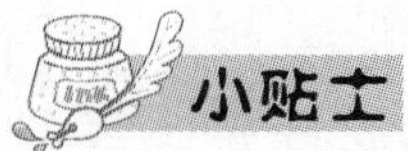

颅脑损伤后综合征

颅脑损伤后经治疗仍留有头痛、头晕、记忆力减退、注意力不集中、烦躁、易怒、恐惧和抑郁等一系列躯体、情感和认知方面的症状，但神经系统检查又无明显阳性体征，称为颅脑损伤后综合征。研究认为其与多种因素有关，其中心理因素起主导作用。治疗上强调以心理治疗为主。

七、护理目标

（1）患者呼吸道保持通畅，呼吸平稳，无误吸发生。

（2）患者意识障碍无加重或意识清醒。

（3）患者营养状况维持良好。

（4）患者未发生肢体挛缩畸形及功能障碍。

（5）患者未发生并发症，或并发症得到及时发现和处理。

八、护理措施

（1）对出血量多、有中线结构移位、出现脑疝等入院时明确有手术指征的急诊患者，按神经外科围手术期护理常规进行护理，在积极降低颅内压的同时配合医生进行术前准备。

（2）严密观察意识状态、瞳孔、生命体征、神经系统病症等变化，如有异常，及时通知医生。当患者出现剧烈头痛、呕吐、烦躁不安等症状时，应及时通知医生处理。

（3）躁动患者及癫痫患者应注意安全防护，预防跌倒、坠床，及时遵医嘱使用抗癫痫药物，防止意外发生。

（4）对于住院时间长的患者，应注意保持皮肤清洁干燥，定期翻身，建立翻身卡，预防压力性损伤；加强呼吸道管理，定期翻身拍背，保持呼吸道通畅，预防长期卧床引起的肺部感染；严格遵守无菌操作，预防口腔炎及泌尿系统感染。

（5）眼睑闭合不全者，应给予眼膏保护或凡士林纱布遮盖，预防暴露性角膜炎。

（6）对于脑损伤后引起肢体功能障碍的患者，保持肢体功能位，进行被动运动，每天进行 4～5 次踝泵运动，防止肢体挛缩和畸形，预防血栓。

（7）引流管的护理，患者取平卧位或头低足高患侧卧位，以利引流；保持引流通畅，引流袋应低于创腔 30cm；保持无菌，预防逆行感染；观察引流液的颜色、性状和量；尽早拔管，术后三天左右行 CT 检查，证实血肿消失后拔管。

案例与思考

郭先生，52 岁，建筑工人，2 小时前自工地脚手架上摔下，伤后立即昏迷，呼之不应，伤后呕吐一次。体格检查：T 36.8℃，P 61 次/分，R 15 次/分，BP 135/68mmHg。GCS 评分为 6 分。双侧瞳孔对光反射消失，左外耳道有血性液体涌出，鼻及口腔未见异常。CT 检查提示左侧颞顶枕硬膜外血肿、左颞脑挫伤。

请思考：

(1) 该患者存在哪些护理诊断/问题?

(2) 针对上述问题，应采取哪些护理措施?

第七节　高血压脑出血患者的护理

一、概述

脑出血（ICH）是指原发性非外伤性脑实质内出血，以高血压并发细小动脉硬化出血最多见。动脉壁中层发育缺陷、动脉硬化和高血压是导致脑出血的三个重要因素。其中高血压是导致脑出血的最重要的独立危险因素。我国 ICH 患者主要是由高血压诱发，所以我国一直沿用高血压脑出血（HICH ）的诊断 。HICH 常发生于 50～70 岁，男性发病率略高于女性，冬春季易发。

二、病因与发病机制

（一）发病部位

高血压脑出血的发病部位以基底节区最多见，主要因为供应此区血液的豆纹动脉从大脑中动脉呈直角发出，在原有病变的基础上，受到压力较高的血流冲击后容易导致血管破裂。

（二）急、慢性高血压

血压骤然升高或长期高血压致脑血管退行性。

（三）物理因素

剧烈的体力活动、寒冷等，导致脑血流量的急剧增加。

（四）脑血管淀粉样变

脑血管淀粉样变是老年人常见的病理改变，高血压脑出血的常见病因之一。

（五）慢性肾功能衰竭伴凝血功能障碍

慢性肾功能衰竭会引起血压不断升高，增加出血风险，伴凝血功能障碍时易诱发高血压脑出血。

三、临床表现

发病前常无预感，少数有头晕、头痛、肢体麻木和口齿不清等前驱症状；多在情绪紧张、兴奋、排便用力时发病。

起病突然，往往数分钟至数小时病情发展至高峰。血压常明显升高，出现头痛、恶心、呕吐、偏瘫、失语、意识障碍的症状，偶有癫痫样发作。

1. 基底核出血

最常见，常累及内囊而出现三偏症状：对侧偏瘫、偏身感觉障碍、偏盲。

2. 丘脑出血

常出现感觉障碍、失语、记忆力减退、眼球运动障碍的症状，出血侵及内囊可出现对侧肢体偏瘫。

3. 脑干出血

常出现深昏迷、四肢瘫痪、针尖样瞳孔、破坏联系丘脑下部调节体温的纤维，出现中枢性高热，同时呼吸不规则，病情迅速恶化。

4. 小脑出血

常表现为一侧枕部剧痛，频繁呕吐、眩晕，病侧肢体共济失调，可无肢体瘫痪。

四、治疗要点

（一）治疗原则

（1）在发病后最初数小时阻止或减慢原发出血。

（2）控制脑水肿

（3）对脑内血肿引起的并发症进行处理。

（4）对严重脑损伤患者进行全面支持治疗，维持生命功能。

（二）一般治疗

1. 控制血压

应用降压药控制血压，但要根据患者发病前基础血压降压，避免血压下降过快、过低。

2. 降低颅内压

使用脱水药物降低颅内压，控制脑水肿。

3. 采用止血药和凝血药

阻止脑出血，预防应激性溃疡引起的消化道出血。

（三）手术治疗

手术治疗的目的是挽救生命、保护功能。大脑半球出血量在 30mL 以上或小脑出血量在 10mL 以上时，均可考虑手术治疗，开颅清除血肿。破入脑室者，可行脑室穿刺引流。

五、护理评估

（一）病史评估

评估起病情况，如发病时有无诱因等；发病时主要症状，有无剧烈头痛、呕吐等颅内压增高表现；既往有无高血压，是否服用相关药物，有无其他疾病；患者性格、生活习惯及饮食结构。

（二）身体评估

评估生命体征、瞳孔、意识状态、肌力、大小便、病理反射等。

（三）心理－社会状况评估

了解患者及其家属有无焦虑、恐惧等情绪。评估患者及其家属对手术治疗有无思想准备，对手术治疗方法、目的和预后是否充分了解。

（四）实验室及其他检查

血液检查、影像学检查、脑脊液检查等。

六、常见护理诊断/问题

（一）急性意识障碍

与脑出血、脑血肿所致大脑功能受损有关。

（二）潜在并发症

脑疝、消化道出血、肺部感染、深静脉血栓。

（三）清理呼吸道无效

与意识障碍有关。

（四）低效型呼吸形态

与出血压迫呼吸中枢有关。

（五）脑组织灌注不足

与出血致脑组织肿胀有关。

七、护理目标

（1）患者意识障碍程度减轻，或意识清楚。
（2）患者未发生相关并发症或发生后能得到及时治疗与处理。
（3）患者家属理解绝对卧床休息的重要性，照顾好患者，不发生长期卧床所致的各种并发症。
（4）患者呼吸形态得到改善。
（5）患者脑水肿减轻。

八、护理措施

（一）术前护理

1. 心理护理

向患者及其家属解释手术必要性、手术方式、注意事项，鼓励患者表达自身感受，鼓励患者家属和朋友给予患者关心和支持。

2. 饮食护理

根据情况给予高维生素、低盐、低脂肪、易消化食物。

3. 密切观察病情及护理

严密观察患者瞳孔、生命体征、意识的变化，保持环境安静，保持患者呼吸道通畅，观察并记录患者血压情况。

4. 健康宣教及遵医嘱给予患者术前处置

对于偏瘫患者，预防肺部感染、压疮等由长期卧床引起的并发症，避免各种不良刺激，如咳嗽、情绪激动、屏气用力等易引起再次出血的因素。

完成术前常规准备，如术前行抗生素皮试，遵医嘱带刀术中用药，术前2小时剃头备皮；协助更换清洁病员服；建立静脉通道，告知患者饮食时间等。

（二）术后护理

1. 密切观察病情变化

观察患者意识状态、瞳孔、生命体征、尿量的变化和肢体活动情况。

2. 各种引流管的护理

保持各管道妥善固定、通畅，严密观察引流液的颜色、性状和量，做好记录。

3. 观察伤口敷料情况

观察伤口有无渗血、渗液，若有，及时通知医生并更换敷料。

4. 基础护理

做好口腔护理、尿管护理。对肢体无力或偏瘫者，防止坠床、跌倒或碰伤，定时翻身，保持肢体处于功能位，并在病情稳定后及早进行肢体被动或主动功能锻炼。

5. 疼痛护理

提供安静舒适的环境。了解术后患者头痛的性质和程度，分析其原因，对症治疗和护理。

小贴士

（1）切口疼痛。

多发生于术后24小时，给予一般镇痛药物可缓解。不可使用吗啡或哌替啶，因此类药物可抑制呼吸和使瞳孔缩小。

（2）颅内压增高引起头痛。

多发生在术后2～4日脑水肿高峰期，需使用脱水剂、激素治疗。

（3）血性脑脊液引起头痛。

早期行腰椎穿刺。颅内压增高显著者禁用。

6. 饮食护理

根据情况给予高蛋白、高维生素、低脂肪、清淡易消化的食物。

7. 血压管理

使用降压药物应注意避免血压下降过快、过低，掌握血压控制标准，严密观察病情变化，警惕颅内高压反应。

8. 体位与活动

患者清醒后抬高床头30°能改善静脉回流，降低颅内压。术后活动应循序渐进，以免突然改变体位引起脑供血不足致头晕或昏倒。

9. 加强护理

预防肺部感染、压疮、深静脉血栓等并发症。

案例与思考

患者，男，58岁，退休工人，因“神志不清2小时”急诊入院。2小时前家人发现患者神志不清，呼之不应，倒于床旁，身旁见呕吐胃内容物，无抽搐，无大小便失禁。查体：血压220/125mmHg，脉搏85次/分钟，呼吸21次/分，浅昏迷，双侧瞳孔等大等圆，直径为3mm，巴氏征（+），头颅CT检查提示左侧丘脑血肿破入脑室，两侧基底节区及半卵圆中心多发陈旧性脑梗。

请思考：

（1）目前该患者存在哪些护理问题？

（2）应采取哪些护理措施？

（3）该患者属于几级高血压？该如何合理控制患者血压？

第八节　颅内动脉瘤患者的护理

一、概述

颅内动脉瘤是颅内动脉壁的囊性膨出，多因动脉壁局部薄弱和血流冲击形成，极易破裂出血，是蛛网膜下隙出血最常见的原因，以40～60岁人群多见，在脑血管意外的发病率中，仅次于脑血栓和高血压脑出血。

二、病因与发病机制

病因尚不十分清楚，主要有动脉壁先天性缺损和后天性退变两种学说。

（一）先天性因素

脑动脉壁的厚度为身体其他部位同管径动脉壁厚度的2/3，周围缺乏组织支持，但承受的血流量大，尤其在动脉分叉部。颅内动脉瘤患者的Willis环变异多于正常人。

大脑动脉环（Willis 环）：由两侧大脑前动脉起始段、两侧颈内动脉末段、两侧大脑后动脉始段和两侧大脑前、后交通动脉共同组成。此环使两侧颈内动脉系与椎—基底动脉系相交通。两侧大脑前交通动脉和大脑前动脉的连接处是动脉瘤的好发部位。

（二）动脉硬化

动脉壁发生粥样硬化使弹力纤维断裂或消失，削弱了动脉壁使其不能承受巨大的压力。

（三）感染

感染性动脉瘤约占全部动脉瘤的 4%。体内感染病灶脱落的栓子，侵蚀脑动脉壁可形成感染性动脉瘤。

（四）创伤

存在颅脑闭合性或开放性损伤、手术创伤时，由于异物、器械、骨片等直接伤及动脉壁，或牵拉血管造成动脉壁薄弱，形成真性或假性动脉瘤。

（五）其他

遗传因素也可能与颅内动脉瘤形成相关。

三、临床表现

（一）局灶症状

局灶症状取决于颅内动脉瘤部位、毗邻解剖结构及颅内动脉瘤大小。小的颅内动脉瘤可无症状，较大的颅内动脉瘤可压迫邻近结构出现相应的局灶症状，如压迫动眼神经，表现为病侧眼睑下垂、瞳孔散大、眼球内收和上、下视不能。

（二）颅内动脉瘤破裂出血症状

多突然发生，患者可有劳累、情绪激动、用力排便等诱因，也可无明显诱因或在睡眠中发生。一旦颅内动脉瘤破裂出血，血液流至蛛网膜下隙，患者可出现剧烈头痛、呕吐、意识障碍、脑膜刺激征等。

（三）脑血管痉挛

蛛网膜下隙内的血液可诱发脑血管痉挛，多发生在颅内动脉瘤破裂出血后 3～15 日。局部血管痉挛只发生在动脉瘤附近，患者症状不明显；广泛脑血管痉挛可致脑梗死，患者出现意识障碍、偏瘫、失语甚至死亡。

下图从左至右分别是囊状动脉瘤、梭形动脉瘤、动脉瘤破裂，颅内动脉瘤就如同脑里面的“不定时炸弹”。

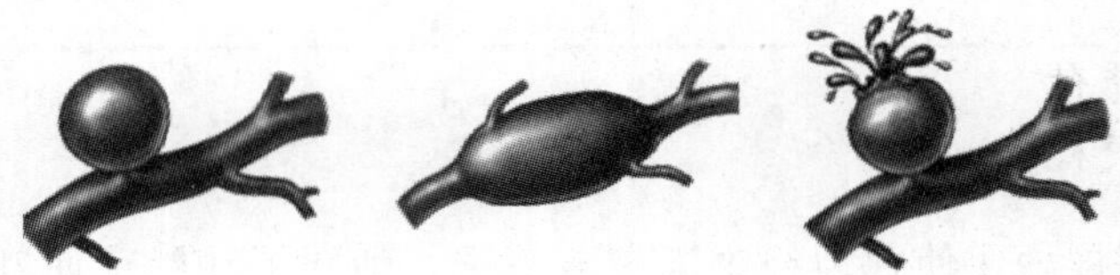

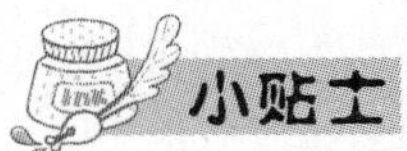

> 动脉瘤多为囊性，呈球形或浆果形，紫红色，瘤壁极薄，瘤顶部是出血的好发部位。动脉瘤 90%发生于颈内动脉系统。

四、辅助检查

（一）数字减影血管造影（DSA）

数字减影血管造影是确诊颅内动脉瘤的检查方法，通过它可判断颅内动脉瘤的位置、数目、形态、内径、有无血管痉挛。

（二）头部 CT 检查及 MRI 扫描检查

通过出血急性期头部 CT 检查确诊颅内动脉瘤破裂出血，阳性率极高，根据出血部位可初步判断破裂颅内动脉瘤位置。出血 1 周后通过 CT 检查不易诊断。MRI 扫描优于 CT 检查，磁共振血管造影（MRA）可提示颅内动脉瘤部位，用于颅内动脉瘤筛选。

五、治疗要点

（一）非手术治疗

非手术治疗主要是防止出血或再出血，控制脑血管痉挛。要保持适当镇静，卧床休息，维持正常血压。

（二）手术治疗

开颅动脉瘤夹闭术可彻底消除颅内动脉瘤，保持颅内动脉瘤的载瘤动脉通畅。高龄、病情危重或不接受手术者，可采用血管内介入治疗。术后均应复查脑血管造影证实颅内动脉瘤是否消失。

六、护理评估

（一）术前评估

1. 健康史及相关因素评估

评估患者的年龄、性格，本次发病的特点及经过，有无高血压、其他疾病等。

2. 身体评估

评估生命体征、瞳孔、意识状态、肌力、大小便、病理反射、头痛程度、有无神经功能障碍、水电解质是否平衡等。

3. 心理—精神—社会状况评估

评估患者及其家属有无焦虑、恐惧等情绪，对手术治疗有无思想准备，对手术治疗方法、目的和预后有无充分了解。

4. 实验室及其他检查

血液检查、影像学检查（CTA 、DSA、MRA）等。

（二）术后评估

评估手术方式、麻醉方式及术中情况，了解引流管放置位置、目的及引流情况，观察有无并发症迹象。

七、常见护理诊断/问题

（一）头痛

与颅内动脉瘤破裂出血有关。

（二）焦虑/恐惧

与患者对疾病的恐惧、担心预后有关。

（三）知识缺乏

缺乏疾病相关知识。

（四）潜在并发症

颅内出血、颅内压增高、脑疝、脑缺血。

八、护理目标

（1）患者头痛减轻，主诉不适感减轻或消失。
（2）患者焦虑、恐惧程度减轻，配合治疗及护理。
（3）患者及其家属了解颅内动脉瘤破裂的诱因及表现等知识。
（4）患者未出现相关并发症或发生后得到及时治疗和处理。

九、护理措施

（一）术前护理

1. 预防出血或再出血

（1）卧床休息：抬高床头 15°～30°以利于静脉回流，减少不必要的活动。保持病房安静，尽量减少外界不良因素的刺激，稳定患者情绪，保证充足睡眠。

（2）控制颅内压：颅内压波动可诱发再出血。

①预防颅内压骤降：颅内压骤降会加大颅内血管壁内外压力差，诱发颅内动脉瘤破裂，应维持颅内压在 0.98kPa 左右。应用脱水剂时，控制输注速度，不能加压输入；行脑脊液引流者，引流速度要慢，行脑室引流者，引流袋位置不能过低。

②避免颅内压增高的诱因：如便秘、咳嗽、癫痫发作等。

（3）控制血压：颅内动脉瘤破裂可由血压波动引起，应避免引发血压骤升骤降的因素。由于颅内动脉瘤出血后多伴有动脉痉挛，如血压下降过多可能引起脑供血不足，通常使血压下降 10%即可。密切观察病情，注意血压的变化，避免血压偏低造成脑缺血。

2. 术前准备

除按术前常规准备外，介入栓塞治疗者还应双侧腹股沟区备皮。颅内动脉瘤位于 Willis 环前部的患者，应在术前进行颈动脉压迫试验，以建立侧支循环。

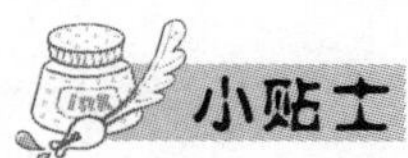

颈动脉压迫试验

使用特制的颈动脉压迫装置或手指按压患侧颈总动脉，直到同侧颞浅动脉搏动消失。开始每次压迫 5 分钟，以后逐渐延长压迫时间，直至持续压迫 20～30 分钟患者仍能耐受，不出现头昏、眼黑、对侧肢体无力和发麻等表现，方可实施手术。

（二）术后护理

1. 体位

待患者意识清醒后抬高床头 15°～30°，以利于颅内静脉回流。避免压迫手术伤口。介入栓塞治疗后穿刺点加压包扎，患者卧床休息 24 小时，术侧髋关节制动 6 小时。搬动患者或为其翻身时，应扶持其头部，使头部、颈部成一直线，防止头部、颈部过度扭曲或震动。

2. 病情观察

密切监测生命体征，其中血压的监测尤为重要。注意观察患者的意识状态、神经功能状态、肢体活动、伤口及引流液等变化，观察有无颅内压增高或再出血迹象。对进行介入手术的患者应观察穿刺部位有无血肿，触摸穿刺侧足背动脉搏动及检查皮肤温度是否正常。

3. 一般护理

(1) 保持呼吸道通畅，给氧；

(2) 患者术后当日禁食，次日给予流质或半流质食物，昏迷患者给予鼻饲；

(3) 遵医嘱使用抗癫痫药物；

(4) 保持患者大便通畅，必要时给予缓泻剂；

(5) 加强对患者皮肤护理，定时翻身，避免压疮发生。

4. 并发症的护理

(1) 脑血管痉挛：表现为头痛、短暂的意识障碍、肢体瘫痪和麻木、失语症等。早期发现及时处理，使用尼莫地平可以改善微循环，给药期间观察有无胸闷、面色潮红、血压下降、心率减慢等不良反应。

小贴士

> 尼莫地平主要用于预防和治疗蛛网膜下腔出血后脑血管痉挛引起的缺血性神经损伤、老年性脑功能损伤、偏头痛、突发性耳聋等。其不良反应主要有：头痛、头晕、恶心、呕吐、血压下降、心动过速、呼吸困难等。此药在神经外科应用比较多，作为一种特殊用药，要严格控制输液速度，一般以每小时输入不超过 2mg 为宜，输液过程中要严格观察患者输液后反应。

(2) 脑梗死：表现为一侧肢体无力、偏瘫、失语甚至意识障碍等。嘱患者绝对卧床休息，保持平卧姿势，遵医嘱予以扩血管、扩容、溶栓治疗。若术后患者处于高凝状态，常应用肝素钠预防脑梗死。

(3) 穿刺点局部血肿：常发生于介入栓塞治疗术后 6 小时内。介入栓塞治疗术后穿刺点加压包扎，患者卧床休息 24 小时，术侧髋关节制动 6 小时。

（三）健康教育

（1）指导患者注意休息，避免情绪激动和剧烈运动；

（2）指导患者合理饮食，多食蔬菜、水果，保持大便通畅；

（3）指导患者遵医嘱按时、按量服用降压药物、抗癫痫药物，不可随意减量或停药；

（4）指导患者注意安全，不要单独外出或锁门洗澡，以免发生意外时影响抢救；

（5）指导患者进行动脉栓塞术后，定期复查脑血管造影；

（6）指导患者出现动脉瘤出血表现，如头痛、呕吐、意识障碍和偏瘫时，及时诊治。

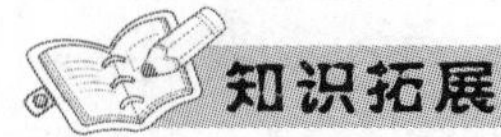

数字减影血管造影检查前、检查后护理如下。

（一）检查前

（1）详细介绍检查的必要性与过程，消除患者紧张情绪。

（2）做碘过敏试验，患出血性疾病、凝血障碍性疾病禁忌检查。

（3）嘱患者术前 4～6 小时禁食，术前 30 分钟排空大小便。

（4）备齐、检查用物和抢救药品，防止发生意外。

（二）检查后

（1）搬运患者：保持穿刺侧肢体的伸直，穿刺压迫准确，轴式搬动。

（2）伤口护理：指导患者术后平卧 8 小时，穿刺点加压包扎 8 小时，严密观察穿刺处有无伤口渗血、血肿，以及术侧肢体皮肤颜色、温度、感觉功能、足背动脉搏动情况等。

（3）生命体征的监护：持续心电图、血氧饱和度监测，严密观察患者的生命体征、意识、瞳孔的变化。

（4）饮食护理：全麻术后 4～6 小时禁食，局麻患者多饮水，饮食以清淡、易消化为主。

（5）心理护理：鼓励患者表达不适感。

（6）健康教育：术后患者取平卧位，患肢制动、加压止血器 2 小时后松 1 圈、8 小时后停压迫止血。制动期间，患侧下肢可取伸展位，不屈曲，在保持术侧下肢伸直的状态下，可进行足趾及踝关节的活动。制动期间，也需按时翻身，给予平卧位和术侧卧位，术侧下肢伸直，健侧屈曲，各关节保持功能位置，翻身时采用纵轴式翻身方法，角度不超过 60°，以免对伤口造成挤压。

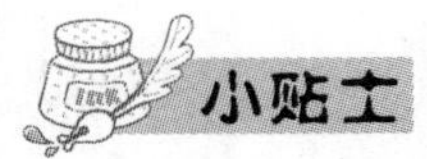

小贴士

数字减影血管造影是20世纪80年代初发明的一项医学影像新技术。这项技术是在通常的血管造影过程中应用数字计算机，取人体同一部位两帧不同时刻的数字图像进行处理，去除相同部分，得到只有造影剂显影的血管图像。数字减影血管造影被广泛应用于脑血管病检查，是确诊动脉瘤、动静脉畸形的最佳手段，不但能提供病变的确切部位，而且可让人了解病变的范围及严重程度，为手术提供较可靠的客观依据。

案例与思考

李先生，60岁，剧烈咳嗽之后出现剧烈头痛、呕吐。

体检：嗜睡，右侧眼睑下垂，右侧眼睑瞳孔直径6mm，直接、间接对光反射消失，左侧瞳孔直径3mm，对光反射存在。体温36.5℃，脉搏78次/分，呼吸19次/分，血压158/91mmHg。颈项强直，双侧病理反射阳性。

辅助检查：头颅CT检查提示蛛网膜下腔出血，初步怀疑颅内动脉瘤破裂。

请思考：

(1) 为进一步明确诊断，还需要做何检查？

(2) 此疾病的诱因有哪些？该如何预防再次出血？

(3) 针对该患者的主要护理措施有哪些？

第九节　甲状腺癌患者的护理

甲状腺是脊椎动物非常重要的腺体，属于内分泌器官，位于颈部甲状软骨下方，气管两侧。

甲状腺呈棕红色，分左右两叶，中间相连（称峡部），成“H”形，约20～30g。

甲状腺激素的生理功能：(1) 促进新陈代谢；(2) 促进生长发育；(3) 提高中枢神经系统的兴奋性。

一、概述

甲状腺癌是最常见的甲状腺恶性肿瘤，约占全身恶性肿瘤的1%，是目前发病率增长极快的恶性肿瘤之一。除髓样癌外，大多数甲状腺癌起源于滤泡上皮细胞。

二、病理类型

1. 乳头状癌

约占成人甲状腺癌的70%和儿童甲状腺癌的全部。多见于21～40岁的中青年女性，低度恶性，生长缓慢，较早出现颈部淋巴结转移，预后较好。

2. 滤泡状癌

约占成人甲状腺癌的15%。多见于50岁左右妇女，中度恶性，发展较快，有侵犯血管倾向，预后不如乳头状癌。

3. 未分化癌

约占成人甲状腺癌的5%～10%。多见于70岁左右老年人，高度恶性，发展迅速，预后很差。

4. 髓样癌

仅约占成人甲状腺癌的7%，常有家族史。恶性程度中等，预后不如乳头状癌及滤泡状癌，但较未分化癌预后好。

三、临床表现

（一）甲状腺肿大或结节

乳头状癌和滤泡状癌初期多无明显症状，前者有时可因颈部淋巴结肿大而确诊。淋巴结肿大最常见于颈深上、中、下淋巴结，体表可触及。

（二）压迫症状

随着病情发展，肿块迅速增大，压迫周围组织。未分化癌上述症状发展迅速，并侵犯周围组织。晚期癌肿增大压迫气管，使气管移位，可产生不同程度的呼吸障碍；癌肿侵犯气管可导致呼吸困难或咯血；癌肿压迫或浸润食管，可引起吞咽困难；癌肿侵犯喉返神经可出现声音嘶哑，交感神经受压则可出现Horner综合征，颈丛浅支受侵犯时，患者可有耳、枕、肩等处疼痛。

（三）远处转移症状

患乳头状癌时颈部淋巴结转移灶发生率高、出现早、范围广、发展慢、可有囊性变。滤泡状癌易发生远处转移，以血行转移为主，常转移至肺和骨。颈部淋巴结转移在未分化癌中发生较早，可出现颈部淋巴结肿大，有少部分患者甲状腺肿块不明显，因转移灶就医时，应考虑甲状腺癌的可能；远处转移多见于扁骨（颅骨、椎骨、胸骨、盆骨等）和肺。

四、治疗要点

手术切除是多种甲状腺癌（除未分化癌外）的基本治疗方法。根据患者的情况再辅以放射性核素治疗、内分泌治疗及放射外照射治疗等疗法。

（一）非手术治疗

（1）放射性核素治疗：甲状腺组织和分化型甲状腺癌细胞具有摄 I^{131} 的功能，利用 I^{131} 发射出的 β 射线的电离辐射生物效应的作用可破坏甲状腺组织和癌细胞，从而达到治疗目的。适用于 45 岁以上因高危乳头状癌、滤泡状癌接受甲状腺全切术后者。

（2）内分泌治疗：因甲状腺癌做全、近全切除术者接受放射性核素治疗后均应及时、长期、足量地接受促甲状腺素抑制治疗，预防甲状腺功能减退。

（3）放射外照射治疗：是一种采取高能量的射线来杀死颈部或者癌灶转移部位的癌细胞的疗法，主要用于未分化癌。

（二）手术治疗

手术治疗包括甲状腺本身的切除及颈部淋巴结的清扫。甲状腺本身的切除主要有甲状腺全、近全切除术和甲状腺腺叶加峡部切除术等方式。手术方式的选择需结合术前评估、复发危险度和患者意愿综合考虑。其疗效与肿瘤的病理类型有关，应根据病情及病理类型决定是否加行颈部淋巴结清扫术或放射性核素治疗等。

五、护理评估

（一）术前评估

1. 健康史评估

评估年龄、性别、文化程度等；有无结节性甲状腺肿或其他自身免疫性疾病；有无童年放射线接触史；有无其他部位的肿块和手术治疗史；有无其他伴随症状：如糖尿病、高血压、心脏病史等；家族中有无甲状腺相关疾病患病史。

2. 身体情况评估

评估肿块对吞咽运动的影响；肿块的各方面情况；有无侵犯周围组织产生压迫；有无颈部淋巴结转移和远处转移。

3. 心理一社会状况评估

评估有无思想顾虑，是否缺乏知识，是否有经济承受能力等。

（二）术后评估

1. 术中情况评估

评估患者麻醉方式、手术方式等。

2. 身体状况评估

评估患者的呼吸道情况、生命体征是否平稳、神志是否清楚、伤口及引流管情况以及并发症发生的情况。

3. 心理一社会状况评估

评估患者功能锻炼和早期活动情况，患者对出院后的继续治疗是否清楚。

六、常见护理诊断/问题

（一）清理呼吸道无效

与咽喉部及气管受刺激、分泌物增多及切口疼痛有关。

（二）恐惧

与颈部肿块性质不明、担心手术及预后有关。

（三）潜在并发症

呼吸困难和窒息、吞咽困难、喉返神经损伤、喉上神经损伤及甲状腺功能减退等。

七、护理目标

（1）患者有效清除呼吸道分泌物，保持呼吸道通畅。
（2）患者主诉恐惧减轻，舒适感增加，积极配合治疗。
（3）患者术后未发生并发症，或并发症得到及时发现和处理。

八、护理措施

（一）术前护理

1. 心理护理

加强沟通，告知患者甲状腺癌相关知识，说明手术的必要性、手术的方法、术后恢复过程及预后情况，消除其顾虑和恐惧；了解其对疾病的感受、认知和对拟治疗方案的理解。

2. 术前适应性训练

术前教患者练习头颈过伸位，每日数次，以适应术中体位变化。指导患者学会深呼吸、有效咳嗽，以保持呼吸道通畅。

下图中展示的是甲状腺患者的手术体位。肩下置肩垫，按需抬高肩部。颈下置颈垫，使头后仰，保持头颈中立位，充分显露手术部位。

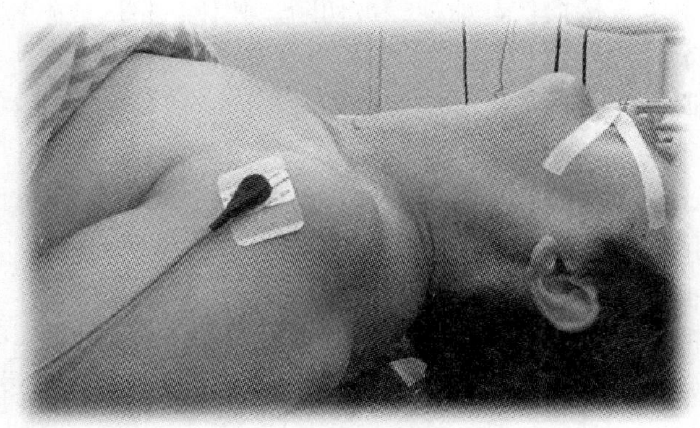

（二）术后护理

1. 体位与引流

术后取平卧位，待血压平稳或全麻清醒后取半卧位，以利于呼吸和引流。指导患者在床上变换体位、咳嗽时用手固定颈部以减少震动。切口常规放置硅胶引流管 24～48 小时，注意观察引流液的量和颜色，保持引流通畅，及时更换切口处敷料，评估并记录出血情况。

2. 饮食与营养

对于术后清醒患者，可给予少量温水或凉水。若无呛咳、误咽等不适，可逐步给予便于吞咽的微温流质食物，避免食物过热引起手术部位血管扩张，加重切口渗血。再逐步过渡到半流质和软食。鼓励患者少量多餐，加强营养，促进康复。

3. 保持呼吸道通畅

注意避免引流管阻塞导致颈部出血形成血肿压迫气管而引起呼吸不畅。鼓励和协助患者进行深呼吸和有效咳嗽。

4. 并发症的护理

密切监测呼吸、体温、脉搏和血压的变化，观察患者发音和吞咽情况。及早发现并发症，并通知医生，配合抢救。

（1）呼吸困难和窒息：是最危急的并发症，多发生于术后 48 小时内。

原因：①出血及血肿压迫气管；②喉头水肿；③气管塌陷；④声带麻痹。

表现：患者出现呼吸频率增快，呼吸费力，三凹征，甚至窒息死亡。

护理：①对于血肿压迫所致的呼吸困难，若出现颈部疼痛、肿胀，甚至颈部皮肤出现瘀斑，应立即返回手术室，在无菌条件下拆开伤口。如患者呼吸困难严重，已不允许搬动，则应在床旁拆开缝线，消除血肿，严密止血，必要时行气管切开。②对轻度喉头水肿者无需治疗；对中度者应嘱其不讲话，可采用皮质激素做雾化吸入，静脉滴注氢化可的松 300mg/d；对严重者应紧急做环甲膜穿刺或气管切开。

（2）喉返神经损伤：发生率为 0.5%。

原因：多数系手术直接损伤，如神经被切断、扎住、挤压或牵拉等，少数为术后血肿压迫或瘢痕组织牵拉所致。

表现：一侧喉返神经损伤可由健侧向患侧过度内收而代偿，但不能恢复原音色；双侧喉返神经损伤可导致失声或严重的呼吸困难，甚至窒息。

护理：①钳夹、牵拉或血肿压迫所致损伤多为暂时性，经理疗等及时处理后，一般在 3～6 个月内可逐渐恢复。②严重呼吸困难时立即行气管切开。

（3）喉上神经损伤。

原因：多在处理甲状腺上极时损伤喉上神经内支（感觉）或外支（运动）所致。

表现：若损伤外支，可使环甲肌瘫痪，引起声带松弛、声调降低、无力；损伤内支，则使咽喉黏膜感觉丧失，患者进食特别是进水时，丧失咽部的反射性咳嗽，易引起误咽或呛咳。

护理：一般经理疗后可自行恢复。

（4）甲状旁腺功能减退。

原因：手术时甲状旁腺被误切、挫伤或其血液供应受累，导致甲状旁腺功能低下、血钙浓度下降，神经肌肉应激性显著升高，引起手足抽搐。

表现：起初仅有面部、唇部或手足部的针刺感、麻木感或强直感，症状轻且短暂，严重者出现面肌和手足伴有疼痛的持续性痉挛，甚至可发生喉和膈肌痉挛，引起窒息而死亡。

护理：①预防的关键在于切除甲状腺时注意保留腺体背部的甲状旁腺。②一旦发生应适当限制摄入含磷高的食物。③出现严重低血钙，手足抽搐时，立即遵医嘱予以 10%葡萄糖酸钙或氯化钙 10mL，缓慢推注，并定期监测血清钙的浓度。

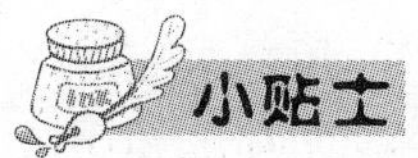

含磷高的食物：南瓜子仁、瓜子、话梅、腐竹、芝麻、豆皮、鸡蛋黄、猪肝、燕麦、银耳、花生、核桃等。

（三）健康教育

1. 功能锻炼

卧床期间鼓励患者床上活动，促进血液循环和切口愈合。

2. 心理调适

不同病理类型的甲状腺癌预后有明显差距，帮助患者调整心态。

3. 后续治疗

指导患者遵医嘱坚持服用甲状腺激素制剂，预防肿瘤复发。

4. 定期复诊

教会患者自行检查颈部，若发现结节、肿块等异常及时就诊。

九、护理评价

通过治疗与护理，患者是否：

(1) 术后能有效咳嗽，及时清理呼吸道分泌物，保持呼吸道通畅；

(2) 能正确认识疾病和手术，恐惧减轻；

(3) 并发症得以预防，或得到及时发现和处理。

案例与思考

冯女士，40 岁，甲状腺大部切除术后 24 小时出现进行性呼吸困难，烦躁不安，发绀，检查发现颈部肿大，切口有大量渗血。

请思考：

(1) 该患者出现了何种并发症？引起该并发症的可能原因是什么？

(2) 如果你是该患者的责任护士，针对该患者情况，应该如何进行处理？

第十节　急性乳腺炎患者的护理

乳房是皮肤特殊分化的器官，是人类和哺乳动物特有的结构；位于胸大肌和胸肌筋膜的表面，向上起自第 2～3 肋，向下至第 6～7 肋；由皮肤、脂肪组织、纤维组织和乳腺构成。

乳房疾病是女性的常见疾病，包括乳房组织结构异常、感染和肿瘤等。由于乳房是女性的第二性征器官，因此当乳房发生疾病，尤其是需要外科治疗时，不仅会影响到女性的生理健康，也会对其心理产生较大影响。

一、概述

急性乳腺炎是乳腺的急性化脓性感染，是乳腺管内和周围结缔组织发生的炎症，多见于产后哺乳期妇女，尤其是初产妇多见。

二、病因与发病机制

除因患者产后抵抗力下降外，还与下列因素有关。

（一）乳汁淤积

乳汁是理想的培养基，乳汁淤积有利于入侵细菌生长繁殖。引起淤积的主要原因包括：①乳头发育不良（过小或凹陷）：影响正常哺乳；②乳汁过多或婴儿吸乳过少：导致不能完全排空乳汁；③乳管不通畅：影响乳汁排出。

（二）细菌入侵

乳头破损或皲裂是细菌沿淋巴管入侵感染的主要原因。主要的致病菌为金黄色葡萄球菌，少见链球菌。

三、临床表现

患侧乳房胀痛，局部红肿、发热，有压痛性肿块；常伴有腋窝淋巴结肿大和触痛；随着炎症发展，患者可有寒战、高热和脉搏加快等脓毒血症表现。

四、辅助检查

（一）实验室检查

血常规可见白细胞计数及中性粒细胞比值增高。

（二）诊断性穿刺

在乳房肿块压痛最明显的区域或在超声定位下穿刺，若抽出脓液可确定脓肿形成，对脓液应做细菌培养及药物敏感试验。

五、治疗要点

控制感染，排空乳汁。脓肿形成前主要是以抗生素治疗为主，脓肿形成后则需及时行脓肿切开引流。

（一）非手术治疗

(1) 局部处理：外敷金黄散或鱼石脂软膏。对皮肤水肿明显者可用25％硫酸镁溶液湿热敷。

(2) 应用抗生素：首选青霉素。

(3) 终止乳汁分泌：若感染严重或脓肿引流后并发乳瘘，应单侧停止喂养或终止哺乳。

(4) 中药治疗：可服用蒲公英、野菊花等清热解毒类中药。

(二) 手术治疗

脓肿形成后，应及时切开引流。

六、护理评估

(一) 术前评估

1. 健康史评估

评估年龄、职业、哺乳的情况、有无乳汁淤积现象等。

2. 身体情况评估

评估全身及局部情况，有无高热等。

3. 心理—社会状况评估

评估有无思想顾虑，是否缺乏知识，是否有继续哺乳的愿望等。

(二) 术后评估

评估患者的麻醉方式、手术方式、术中情况，局部有无出血，是否安置引流管等。

七、常见护理诊断/问题

(1) 急性疼痛：与乳腺炎症、脓肿、乳汁淤积有关。

(2) 体温过高：与乳腺炎症有关。

八、护理目标

(1) 患者的疼痛减轻或消失。

(2) 患者的体温正常或高热时得到及时处置。

九、护理措施

(一) 非手术治疗护理/术前护理

1. 一般护理

指导患者注意休息，避免过度紧张和劳累。对发热者给予物理或药物降温。

2. 排空乳汁

鼓励哺乳者继续用双侧乳房哺乳，可先用健侧乳房后用患侧乳房，变换不同的哺乳姿势或托起一侧乳房哺乳。

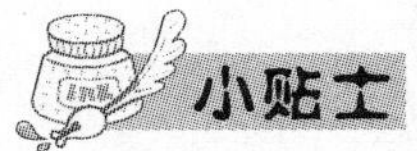

排空乳汁的方法

哺乳前温敷乳房，在婴儿吸吮间期，用手指从阻塞部位腺管上方向乳头方向轻柔按摩，婴儿无法顺利吸出乳汁时可用吸奶器吸尽乳汁。

3. 配合治疗

遵医嘱局部用药，口服抗生素或中药以控制感染，如果使用可从乳汁分泌的药物，遵医嘱决定是否暂停哺乳。

4. 缓解疼痛

（1）局部托起：用宽松的胸罩托起患乳，以减轻疼痛和肿胀；

（2）热敷、药物外敷或理疗：促进局部血液循环和炎症消散；

（3）遵医嘱服用对乙酰氨基酚或布洛芬镇痛。

（二）术后护理

脓肿切开引流后保持引流通畅，注意观察引流脓液的量、颜色及气味的变化，定时更换切口敷料。

十、健康教育

（1）指导家长保持婴儿口腔卫生，及时治疗口腔炎。

（2）指导患者养成良好的哺乳习惯。

（3）纠正乳头内陷：乳头内陷者在妊娠期和哺乳期每日捏挤、提拉乳头，矫正内陷。

（4）预防和处理乳头破损：

①预防：让婴儿用正确姿势含接乳头和乳晕，防止乳头皲裂；不让婴儿含着乳头睡觉；哺乳后涂抹乳汁或天然羊毛脂乳头修护霜以保护乳头皮肤，哺乳前不需擦掉，可以让婴儿直接吸吮。

②处理：适当缩短每次哺乳的时间，增加哺乳的频率；乳头、乳晕破损或皲裂者，暂停哺乳，改用吸奶器吸出乳汁哺育婴儿，局部用温水清洗后涂抗生素软膏，待愈合后再哺乳。

如何正确哺乳

产后尽早开始哺乳，按需哺乳。哺乳时避免手指压住腺管，以免影响乳汁排出，每次哺乳时将乳汁排净。每日清水擦洗乳房1～2次，避免过多清洗和用肥皂水清洗。

案例与思考

林女士，30岁，初产妇，3周前顺产一名健康女婴，纯母乳喂养。自述3天前出现左乳胀痛，局部红、肿、发热，乳汁减少，今日自觉发烧、发冷，来院就诊。

体格检查：T 39.0℃，P 88次/分，R 20次/分，BP 100/70mmHg，左乳压痛性肿块，左侧腋窝淋巴结肿大。

诊断为急性乳腺炎，拟接受非手术治疗。

请思考：

(1) 该患者目前主要护理诊断/问题是什么？

(2) 目前应采取哪些护理措施？

(3) 为避免再次发生急性乳腺炎，应采取哪些预防措施？

第十一节　乳腺癌患者的护理

一、概述

乳腺癌是女性中发病率最高的恶性肿瘤。在我国，乳腺癌发病率呈逐年上升趋势，尤其是在东部沿海地区和经济发达的大城市，其发病率增加尤其显著。

二、病因与发病机制

乳腺癌的病因尚不清楚，目前认为乳腺癌与下列因素有关。

（一）激素作用

乳腺是多种内分泌激素的靶器官，其中雌酮、雌二醇与乳腺癌的发病有直接关系。

（二）家族史

女性一级亲属中有乳腺癌病史者的发病率是普通人群的2～3倍。

（三）月经婚姻生育史

月经初潮年龄早、绝经年龄晚、未育、初次足月产年龄较大及未进行母乳喂养者发病率增加。

（四）乳腺良性疾病

多数认为乳腺小叶有上皮高度增生或不典型增生可能与本病发生有关。

（五）饮食与营养

营养过剩、肥胖和高脂肪饮食可加强或延长雌激素对乳腺上皮细胞的刺激，从而增加发病机会。

（六）环境和生活方式

如北美、北欧地区乳腺癌发病率比亚洲、非洲、拉丁美洲地区高，而低发地区居民移居到高发地区后，第二、三代移民的发病率逐渐升高。

三、临床表现

（一）常见乳腺癌

1. 乳腺肿块

（1）早期：表现为患侧出现无痛性、单发小肿块，患者常在无意中发现。肿块多位于乳房外上象限，质硬、表面不光滑，与周围组织分界不清，在乳房内不易被推动。

（2）晚期：①肿块固定：癌肿侵入胸筋膜和胸肌时，固定于胸壁不易推动。②卫星结节、铠甲胸：癌细胞侵犯大片乳房皮肤时，可出现多个坚硬小结节或条索，呈卫星样围绕原发病灶。若结节彼此融合，弥漫成片，可延伸至背部和对侧胸壁，至胸壁紧缩呈铠甲状，患者呼吸受限。③皮肤破溃而形成溃疡，常有恶臭，易出血。

2. 乳腺外形改变

随着肿瘤增长，可引起乳腺外形改变。①酒窝征：若肿瘤累及 Cooper 韧带，可使其缩短而致肿瘤表面皮肤凹陷，出现“酒窝征”。②乳头内陷：临近乳头或乳晕的癌肿侵入乳管使之缩短，可将乳头牵向癌肿一侧，进而使乳头扁平、回缩、凹陷。③橘皮征：如皮下淋巴管被癌细胞堵塞，引起淋巴回流障碍，可出现真性水肿，乳房皮肤呈橘皮样改变。

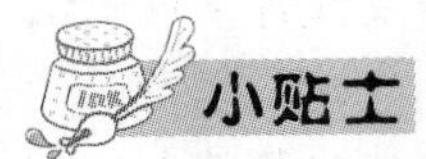

胸壁浅筋膜不仅形成对乳腺的包裹，而且还发出许多小的纤维束，向深面连于胸肌筋膜，在浅面连于皮肤，对乳房起支持和固定作用，称为乳房悬韧带，或Cooper 韧带。

3. 转移征象

（1）淋巴转移：最初多见于患侧腋窝，肿大的淋巴结少数散在、质硬、无痛、可被推动，继而逐渐增多并融合成团，甚至与皮肤或深部组织粘连。

（2）血行转移：乳腺癌转移至肺、骨、肝时，可出现相应症状，如肺转移出现胸痛、气急，骨转移出现局部骨疼痛，肝转移出现肝大或黄疸等。

（二）特殊类型乳腺癌

1. 炎性乳腺癌

表现为患侧乳腺皮肤发红、水肿、增厚、粗糙，表面温度升高等，类似急性炎症，无明显肿块。本病恶性程度高，发展迅速，早期即转移，预后极差，患者常在发病数月内死亡。

2. 乳头湿疹样乳腺癌

少见患者乳头有瘙痒、烧灼感，之后出现乳头和乳晕皮肤发红溃烂，如湿疹样，进而形成溃疡；有时覆盖黄褐色鳞屑样痂皮，病变皮肤较硬。部分患者于乳晕区可扪及肿块。本病恶性程度低，发病慢，腋淋巴结转移较晚。

四、治疗要点

（一）非手术治疗

（1）化学治疗：乳腺癌是实体瘤中应用化学治疗有效的肿瘤之一。浸润性乳腺癌伴腋淋巴结转移是应用辅助化学治疗的指征。常用的化学治疗药物是蒽环类药物和紫杉类药物。

（2）内分泌治疗：肿瘤细胞中雌激素受体含量高者，称激素依赖性肿瘤，经内分泌治疗有效；而雌激素受体含量低者，称激素非依赖性肿瘤，经内分泌治疗效果差。

（二）手术治疗

对于病灶仍局限于局部及区域淋巴结患者，手术治疗是首选。手术适应证为 TNM 分期的 0、Ⅰ、Ⅱ和部分Ⅲ期的患者。已有远处转移、全身情况差、主要脏器有严重疾病或者年老体弱不能耐受手术者为手术禁忌。

(1) 乳腺癌根治术：手术应包括整个乳房、胸大肌、胸小肌、腋窝及锁骨下淋巴结的整块切除。

(2) 乳腺癌扩大根治术：即在上述清除腋下、腋中、腋上三组淋巴结的基础上，同时切除胸廓内动脉、静脉及其周围的淋巴结。

(3) 乳腺癌改良根治术：有两种术式，一是保留胸大肌，切除胸小肌；二是保留胸大肌、胸小肌。根据大量病例观察，认为Ⅰ、Ⅱ期乳腺癌患者应用根治术及改良根治术的生存率无明显差异，但改良根治术式保留了胸肌，术后外观效果好，目前成为常用的手术方式。

(4) 全乳房切除术：手术必须切除整个乳腺。适用于原位癌、微小癌及年迈体弱不宜做根治术者。

(5) 保留乳房的乳腺癌切除术：完整切除肿块及其周围 1～2cm 的组织。适用于Ⅰ、Ⅱ期乳腺癌，且乳房有适当面积，术后能保持外观效果者。术后必须辅以放射治疗。

(6) 前哨淋巴结活检术：前哨淋巴结指乳腺癌淋巴结引流的第一枚淋巴结。根据前哨淋巴结的病理结果预测腋淋巴结是否有肿瘤转移，对腋淋巴结阴性的乳腺癌患者可不做腋淋巴清扫。

五、护理评估

（一）术前评估

1. 健康史评估

评估年龄、性别、婚姻和职业、肥胖、饮食习惯、生活习惯等；患者的月经史、婚姻生育史、哺乳史等，以及既往是否患乳房良性肿瘤；家庭有无乳腺癌或其他肿瘤患者。

2. 身体状况评估

评估有无乳房肿块，肿块的情况；有无乳房外形改变；腋窝等部位有无淋巴转移；有无胸痛、气促、骨痛、肝大、黄疸等转移表现；其他有关手术耐受性等身体状况。

3. 心理—社会状况评估

评估患者对疾病的认知程度，思想顾虑；患者朋友及家属，尤其是配偶对患者的关心、支持程度；患者经济情况。

（二）术后评估

1. 术中情况评估

评估患者手术、麻醉方式与效果，病变组织切除情况和术后诊断。

2. 身体状况评估

评估生命体征情况，患者是否清醒，胸部弹力绷带是否过紧，有无呼吸困难，患侧上肢情况，引流液的量、颜色与性状等。

3. 心理一社会状况

评估患者有无紧张、焦虑、抑郁、恐惧等；是否配合康复训练及早期活动；对出院后的继续治疗是否清楚。

六、常见护理诊断/问题

（一）身体意象失调

与乳腺癌切除术造成乳房缺失和术后瘢痕形成有关。

（二）有组织完整性受损的危险

与留置引流管、患侧上肢淋巴引流不畅、头静脉被结扎、腋静脉栓塞或感染有关。

（三）知识缺乏

缺乏有关患侧上肢功能锻炼的知识。

七、护理目标

（1）患者表示能够积极面对自我形象的变化，并采取措施改善形象。
（2）手术创面愈合良好，患侧上肢肿胀减轻或消失。
（3）患者能复述患侧上肢功能锻炼的知识且能正确进行功能锻炼。

八、护理措施

（一）术前护理

1. 心理护理

了解和关心患者，鼓励患者表达对疾病和手术的顾虑与担心，有针对性地进行心理护理。向患者和其家属解释手术的必要性和重要性，请接受过类似手术且已痊愈的患者现身说法，帮助患者度过心理调适期，鼓励其树立战胜疾病的信心。对已婚患者，应同时对其丈夫进行心理疏导，取得丈夫的理解、关心和支持。

2. 终止哺乳或妊娠

哺乳期或妊娠初期发生乳腺癌者应立即停止哺乳或妊娠，以减轻激素的作用。

3. 术前准备

做好术前常规检查及准备。

（二）术后护理

1. 体位

协助患者于术后麻醉清醒、血压平稳后取半卧位，以利于呼吸和引流。

2. 病情观察

严密观察生命体征变化，观察切口敷料渗血、渗液情况，并予以记录。

3. 伤口护理

（1）有效包扎：手术部位用弹力绷带加压包扎，使皮瓣紧贴胸壁，防止积液、积气。包扎松紧度以能容纳 1 根手指，且不影响呼吸为宜。

（2）观察皮瓣血液循环情况：正常皮瓣颜色红润，并与胸壁紧贴；若皮瓣颜色暗红，提示血液循环欠佳。

（3）观察患侧上肢远端血液循环：若手指发麻、皮肤发绀、皮温下降、动脉搏动不能扪及，提示腋窝部血管受压，肢端血液循环受损，应及时调整绷带的松紧度。

4. 引流管的护理

行乳腺癌根治术后，皮瓣下常规放置引流管并接负压引流装置，以便及时有效地吸出残腔内的积液、积血，并使皮肤紧贴胸壁，从而有利于皮瓣愈合。

（1）有效吸引：负压吸引的压力大小要适宜。

（2）妥善固定：引流管的长度要适宜，患者卧床时将其固定于床旁，起床时固定于上衣。

（3）保持通畅：定时挤压引流管，避免管道堵塞。防止引流管受压和扭曲。

（4）注意观察：包括引流液的颜色、性状和量。术后 1～2 日，每日引流血性液体 50～200mL，以后应逐渐减少。

（5）拔管：若引流液转为淡黄色，连续 3 日每日量少于 10～15mL，创面与皮肤紧贴，手指按压伤口周围皮肤无空虚感，即可考虑拔管。

5. 患侧上肢肿胀的护理

患侧腋窝淋巴结切除、头静脉被结扎、腋静脉栓塞、局部积液或感染等可导致上肢淋巴回流不畅和静脉回流障碍，从而引起患侧上肢肿胀。

（1）避免损伤：勿在患侧上肢测血压、抽血、注射或输液等。避免患侧上肢过度活动、负重和出现外伤。

（2）抬高患侧上肢：平卧时患侧上肢下方垫枕抬高 10°～15°，肘关节轻度屈曲；半卧位时屈肘 90°放于胸腹部；下床活动时用吊带托或用健侧手将患侧上肢抬高于胸前，需要他人扶持时只能扶健侧。

（3）促进肿胀消退：在专业人员指导下向心性按摩患侧上肢，或进行握拳、屈肘、伸肘等运动，促进淋巴回流。

6. 患侧上肢功能训练

术后加强肩关节活动可增强肌肉力量，防止肌肉松弛和预防粘连，最大限度地恢复肩关节的活动范围。为减少和避免术后残疾，鼓励和协助患者早期开始患侧上肢功能训练。

患侧上肢功能训练：

(1) 术后24小时内：活动手指和腕部，可做伸指、握拳、屈腕等锻炼。

(2) 术后1～3日：进行上肢肌肉等长收缩训练，可用健侧上肢或由他人协助患侧上肢进行屈肘、伸臂等训练，逐渐过渡到肩关节的小范围前屈、后伸运动(前屈小于30°，后伸小于15°)。

(3) 术后4～7天：鼓励患者用患侧手洗脸、刷牙、进食等，并进行以患侧手触摸对侧肩部及同侧耳朵的训练。

(4) 术后1～2周：开始做肩关节活动，以肩部为中心，前后摆臂。术后10日进行抬高患侧上肢、手指爬墙、梳头等训练。

指导患者进行功能训练时应根据患者实际情况安排，一般每日3～4次，每次20～30分钟为宜；循序渐进。术后7日内不上举，10日内不外展肩关节，不以患侧肢体支撑身体。

（三）健康教育

1. 饮食与休息

指导患者加强营养，多食高蛋白、高维生素、高热量、低脂肪的食物，以增加机体抵抗力。近期避免用患侧上肢搬动或提拉重物品。继续进行功能训练。

2. 避免妊娠

指导患者术后5年内避孕，防止乳腺癌复发。

3. 坚持治疗

指导患者遵医嘱坚持化学治疗、放射治疗或内分泌治疗。化学治疗期间定期检查肝、肾功能。内分泌治疗持续时间长，告诉患者坚持服药的重要性，并积极预防和处理不良反应，以提高服药依从性。

4. 定期检查乳房

定期检查乳房有助于及早发现乳房的病变，因此20岁以上的妇女，特别是高危人群应定期进行检查，术后患者应每月检查一次，以便早期发现复发征象。检查时间最好选在月经周期的第7～10日，或月经结束后第2～3日，已经绝经的女性应选择每个月固定一日检查。方法如下：

①视诊：站在镜前（两臂放松垂于身体两侧、向前弯腰或双手上举置于头后），观察双侧乳房的大小和外形是否对称；有无局限性隆起、凹陷或皮肤橘皮样改变；有无乳

头回缩或抬高。

②触诊：患者平卧或侧卧，肩下垫软薄枕或手臂置于头下进行触诊。一侧手的食指、中指和无名指并拢，用指腹在对侧乳房上进行环形触摸，要有一定压力。从乳房外上象限开始，依次为外上、外下、内下、内上象限，然后检查乳头、乳晕，最后检查腋窝有无肿块，乳头有无溢液。发现肿块和溢液，及时到医院做进一步检查。

九、护理评价

通过治疗与护理，患者是否：

（1）缓解焦虑、恐惧，情绪稳定，能够接受手术所致的乳房外形改变，并采取措施改变形象；

（2）创面愈合良好，患侧上肢肿胀减轻或消失；

（3）掌握患侧上肢功能训练的方法。

案例与思考

王女士，54 岁，因左侧乳腺癌行乳腺癌改良根治术，术后患者皮瓣下留置一根负压引流管，胸部用弹力绷带加压包扎，在护士指导下开始进行左手握拳和屈腕练习。术后第 3 天开始，该患者左侧手臂逐渐出现肿胀且不易消退。

请思考：

（1）该患者发生肿胀可能的原因是什么？

（2）消除上肢肿胀的主要护理措施有哪些？

第十二节　肺癌患者的护理

肺是呼吸系统中最重要的器官，位于胸腔内、膈肌的上方、纵隔的两侧。两肺外形不同，右肺宽而短，分为上、中、下三叶；左肺狭而长，分为上、下两叶。

肺部疾病，包括肺部组织结构异常、感染和肿瘤等，可不同程度影响患者的通气和换气功能，甚至导致酸碱平衡失调。术前加强呼吸道准备、改善肺功能，术后维持呼吸道通畅是预防术后并发症、促进患者快速康复的关键。

一、概述

肺癌多数起源于支气管黏膜上皮，又称原发性支气管肺癌，发病年龄大多在 40 岁以上，男性居多。近年来，全世界肺癌的发病率和死亡率正在迅速上升，女性肺癌的发病率增加更明显。

二、病因与发病机制

肺癌的病因至今不完全明确。长期大量吸烟是导致肺癌最重要的风险因素，吸烟量越大、开始年龄越早、吸烟年限越长则患肺癌的危险性越高。戒烟后随戒烟年数的增加，患肺癌的危险性会有所下降，但吸烟的致病效应不会完全消失。其他致病因素包括大气污染、烹饪油烟、职业接触、饮食因素、遗传易感性、基因变异。

三、临床表现

肺癌的临床表现与癌肿的部位、大小、是否压迫和侵犯邻近器官及有无转移等密切相关。

（一）早期

（1）咳嗽：最常见，为刺激性干咳或有少量黏液痰；
（2）血痰：多为痰中带血点、血丝；
（3）胸痛：胸部不规则隐痛或钝痛；
（4）胸闷、发热。

（二）晚期

（1）压迫或侵犯膈神经：引起同侧膈肌麻痹；
（2）压迫或侵犯喉返神经：引起声带麻痹、声音嘶哑；
（3）压迫上腔静脉：引起面部、颈部、上肢和上胸部静脉怒张，皮下组织水肿；
（4）侵犯胸膜及胸壁：可引起持续的剧烈胸痛和胸腔积液；
（5）侵入纵隔、压迫食管：可引起吞咽困难，支气管－食管瘘；
（6）上叶顶部肺癌：亦称 Pancoast 综合征；
（7）肿瘤远处转移：脑、骨、肝、淋巴结。

（三）非转移性全身症状

非转移性全身症状包括杵状指（趾）、骨关节痛、骨膜增生等骨关节病综合征、Cushing 综合征、重症肌无力、男性乳房发育、多发性肌肉神经痛等，称为副癌综合征，可能与肿瘤细胞产生内分泌物质有关，手术切除癌肿后症状可消失。

四、治疗要点

临床上常采用个体化的综合治疗。一般非小细胞癌以手术治疗为主，辅助以化学治疗和放射治疗；小细胞癌除早期患者适合手术治疗，其他以化学治疗和放射治疗为主。

（一）手术治疗

目的是彻底切除肺部原发癌肿病灶和局部及纵隔淋巴结，尽可能保留健康的肺组织。目前基本的手术方式为肺切除术加淋巴结清扫。肺切除术的范围取决于病变的部位和大小。

（二）非手术治疗

放射治疗、化学治疗、靶向治疗、中医中药治疗、免疫治疗。

五、护理评估

（一）术前评估

1. 健康史

（1）一般情况：年龄、婚姻、职业及吸烟史。

（2）既往史：有无手术史、传染病史及其他疾病。

（3）家族史：家族中有无肺部相关疾病患者。

2. 身体状况

（1）症状与体征：咳嗽的性质、频率；痰量及性状；有无痰中带血或咯血；有无疼痛及发热等症状。

（2）辅助检查：痰细胞学检查、胸部 X 线检查及 CT 检查的结果。

3. 心理一社会状况

评估患者对疾病的认识程度，对手术的顾虑及担忧，家庭的支持度及经济能力。

（二）术后评估

1. 术中情况

评估患者手术方式、麻醉方式与效果，病变组织切除情况，术中出血、补液、输血情况。

2. 身体状况

评估生命体征是否平稳，患者是否清醒，末梢循环、呼吸状态如何，有无胸闷、胸痛、呼吸浅快、皮肤/黏膜发绀等；伤口是否干燥，有无渗液、渗血；各引流管是否通畅，引流液的量、颜色与性状等。

六、常见护理诊断/问题

（一）气体交换受损

与肺组织病变、手术、麻醉、肺膨胀不全、呼吸道分泌物潴留、肺换气功能降低等因素有关。

（二）营养失调

与疾病引起机体代谢增加、手术创伤等有关。

（三）焦虑与恐惧

与担心手术、疼痛、疾病的预后等因素有关。

（四）潜在并发症

出血、感染、肺不张、心律失常、哮喘发作、支气管胸膜瘘、肺水肿、成人呼吸窘迫综合征。

七、护理目标

（1）患者恢复正常的气体交换功能。
（2）患者营养状况改善。
（3）患者自述焦虑、恐惧减轻或消失。
（4）患者未发生并发症或并发症得到及时发现、处理。

八、护理措施

（一）术前护理

1. 呼吸道准备

改善肺泡的通气与换气功能，预防手术后感染。（1）戒烟：指导并劝告患者停止吸烟，术前应戒烟2周以上。（2）维持呼吸道通畅：观察痰液的颜色及量。指导大量咯血者绝对卧床休息，头偏向一侧，避免窒息。（3）机械通气治疗。（4）预防和控制感染：积极治疗龋齿、肺部感染、慢性支气管炎、肺气肿等疾病。（5）指导训练。

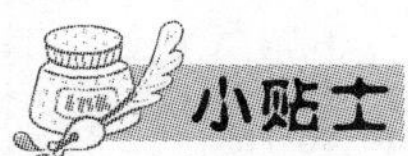

小贴士

术前指导患者练习腹式深呼吸、有效咳嗽、咳痰和踝泵运动，学会使用深呼吸训练器和通过吹气球训练，遵医嘱进行间断吸氧、雾化吸入及使用多频振动排痰仪。进行有效的呼吸功能锻炼，以提高肺功能，促进术后肺复张，预防肺部并发症的发生。

2. 营养支持

建立愉快的进食环境，提供色香味俱全的食物。注意口腔卫生，咯血患者在咯血后用0.9%氯化钠溶液漱口，去除血腥味，促进食欲。

3. 心理护理

主动关心、体贴患者，动员家属给患者以心理和经济方面的全力支持。介绍手术成功案例，以增强患者的信心。

（二）术后护理

1. 观察生命体征

手术后2～3小时内，每15分钟测量生命体征1次；脉搏和血压稳定后改为30分钟至1小时测量1次；次日2～4小时测量1次；生命体征平稳后改为每日测量3次，连续观察1周。

2. 予以合适体位

（1）一般情况：患者未清醒前取平卧位，头偏向一侧，以免呕吐物、分泌物吸入导致窒息或并发吸入性肺炎。清醒且血压稳定者，可改为半坐卧位，以利于呼吸和引流。

（2）特殊情况：①行肺段切除术或楔形切除术者，尽量选择健侧卧位，以促进患侧肺组织扩张。②一侧肺叶切除者，如呼吸功能尚可，可取健侧卧位，以利于手术侧残余肺组织的膨胀与扩张；如呼吸功能较差，则取平卧位，避免健侧肺受压而限制肺的通气功能。③行全肺切除术者，避免过度侧卧，可取1/4侧卧位，以预防纵隔移位和压迫健侧肺而致呼吸循环功能障碍。④有血痰或支气管瘘者，取患侧卧位。

3. 维持呼吸道通畅

（1）给氧：常规给予鼻导管吸氧2～4L/min。

（2）观察：带气管插管回病房者，严密观察气管插管的位置和深度；观察呼吸频率、幅度及节律，听诊双肺呼吸音；观察有无气促、发绀等缺氧征象及动脉血氧饱和度情况，若有异常及时通知医生。

（3）深呼吸及咳痰：患者清醒后立即鼓励并协助其深呼吸和有效咳嗽，每1～2小时1次。

（4）稀释痰液：呼吸道分泌物黏稠者可行超声雾化，以达到稀释痰液、解痉、抗感染的目的。

（5）吸痰。

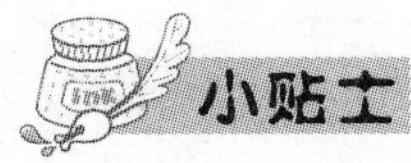

术后患者因伤口疼痛而害怕咳嗽，这时需要医护人员的鼓励和帮助，可采取一定的措施缓解因咳嗽振动引起的疼痛。咳嗽前先给患者由下向上、由外向内叩背，而后嘱患者做3～5次深呼吸，深呼吸后屏气3～5秒，再用力咳嗽将痰咳出。患者咳嗽时，可采取下面两种方法固定胸部伤口。（如下图）

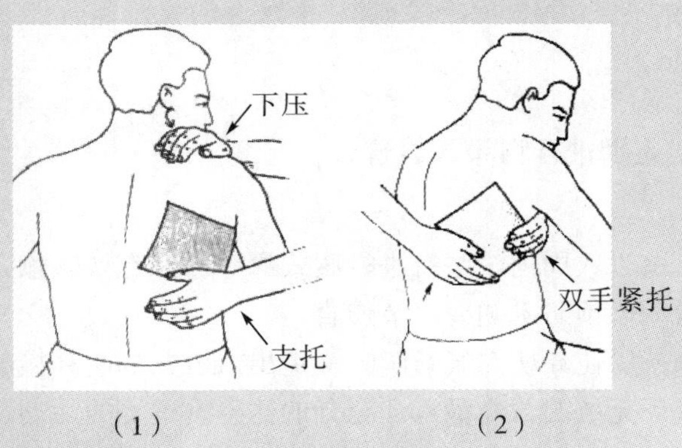

（1）　　　　　　　　（2）

（1）护士站在患者术侧，一手放在术侧肩膀上并向下压，另一手置于伤口下协助支托背部。

（2）护士站在患者健侧，双手紧托伤口部位以固定胸部伤口。

4. 维持胸腔闭式引流的通畅

一般术后 24 小时内引流量约为 500mL，为手术创伤引起的渗血、渗液及术中冲洗胸腔残余的液体。全肺切除术后胸腔引流管一般全钳闭或半钳闭，保证术后患侧胸膜腔内有一定的胸液，维持双侧胸腔内压力平衡，防止纵隔过度摆动。

5. 伤口护理

检查敷料是否干燥、有无渗血，发现异常及时通知医生。

6. 维持液体平衡和补充营养

（1）严格掌握输液量和速度：目的是防止心脏负荷过重导致急性肺水肿。行全肺切除术后应控制患者钠盐摄入量，24 小时补液量控制在 2000mL 以内，速度宜慢，以 20～30滴/分为宜。记录出入液量，维持液体平衡。

（2）补充营养：饮食宜为高蛋白、高热量、维生素含量丰富、易消化，以保证营养，提高机体抵抗力，促进伤口愈合。

7. 活动与休息

（1）早期下床活动，预防肺不张。①麻醉清醒后，鼓励患者在床上主动活动四肢、抬臂、翻身；②术后第 1 天，生命体征平稳后协助患者坐起，双腿下垂床边；③术后第 2 天起，扶持患者室内行走 3～5 分钟。年龄＞70 岁或患有冠心病、高血压等患者不宜过早活动。

（2）手臂和肩关节的运动。目的是预防术侧胸壁肌肉粘连、肩关节僵直及失用性萎缩。①麻醉清醒后，协助抬举患者术侧肩关节及手臂；②术后第 1 天做肩、臂的主动运动，如术侧手臂上举、爬墙及肩关节旋前旋后运动。

（三）健康教育

1. 早期诊断

40 岁以上人群应定期进行胸部 X 线普查。

2. 出院指导

(1) 指导患者出院后数周内，坚持进行腹式深呼吸和有效咳嗽，以促进肺膨胀；坚持手臂和肩关节的运动，预防术侧肩关节僵直。

(2) 指导患者保持居住环境空气新鲜，避免出入公共场所和接触上呼吸道感染者。

(3) 指导患者保证充足的营养摄入、充分的休息、适当的活动。出院后半年不得从事重体力活动。

(4) 指导患者保持良好的口腔卫生。

(5) 指导患者定期返院复查，若有不适及时返院复诊。

知识拓展

下面简单介绍下胸腔闭式引流术。

（一）胸腔闭式引流术目的

引流胸膜腔内积气、血液和渗液；重建胸膜腔内负压；保持纵隔的正常位置；促进肺复张。

（二）胸腔闭式引流术置管位置

(1) 积气：由于积气多向上聚集，因此一般在前胸壁锁骨中线第 2 肋间隙插管引流。

(2) 积液：在腋中线与腋后线间第 6 或第 7 肋间隙插管引流。

（三）胸腔闭式引流的护理

1. 保持管道密闭性

(1) 用凡士林纱布严密覆盖引流管周围胸壁，随时检查引流装置是否密闭及引流管有无脱落，若引流管从胸腔滑脱，立即用手捏闭伤口处皮肤，消毒处理后，用凡士林纱布封闭伤口，并协助医生进一步处理；若引流瓶损坏或引流管连接处脱落，立即用两把止血钳夹闭胸壁引流导管，并更换引流装置。

(2) 水封瓶长管没入水中 3～4cm，并始终保持直立。

(3) 更换引流瓶或搬动患者时，先用两把止血钳双向夹闭引流管，防止空气进入；放松止血钳时，先将引流瓶安置于低于胸壁引流口平面位置。

2. 防止逆行感染

(1) 保持引流装置无菌，定时更换引流装置，并严格遵守无菌技术操作原则。保持胸壁引流口处敷料清洁、干燥，一旦渗湿，及时更换。

(2) 引流瓶低于胸壁引流口平面 60～100cm，依靠重力引流，以防瓶内液体逆流入胸膜腔。

3. 保持引流通畅

(1) 定时挤压引流管，防止引流管受压、扭曲和阻塞。

(2) 患者取半坐卧位，鼓励患者咳嗽和深呼吸，经常改变体位，以利胸腔内液体和气体的排出；促进肺复张。

4. 观察并记录引流

(1) 观察并记录引流液的颜色、性状和量。

(2) 密切注意水封瓶长管中水柱波动的情况，以判断引流管是否通畅，一般水柱上下波动的范围为 4～6cm。若水柱波动幅度过大，提示可能存在肺不张；若水柱无波动，提示引流管不通畅或肺已完全复张。

5. 拔管

(1) 拔管指征：一般置管 48～72 小时后，临床观察引流瓶中无气体溢出且引流液颜色变浅，24 小时引流液量小于 50mL、脓液小于 10mL，胸部 X 线摄片显示肺复张良好无漏气，患者无呼吸困难或气促，即可考虑拔管。

(2) 拔管：协助医生拔管，嘱患者先深吸一口气，在其吸气末迅速拔管，并立即用凡士林纱布和厚敷料封闭胸壁伤口，包扎固定。

(3) 观察：拔管后 24 小时内，应注意观察患者是否有胸闷、呼吸困难、发绀、切口漏气、渗液、出血和皮下气肿等，如发现异常及时通知医生处理。

胸腔闭式引流的原理

当胸膜腔内因积液或积气形成高压时，胸膜腔内的液体或气体可排至引流瓶内；

当胸膜腔内恢复负压时，水封瓶内的液体被吸至引流管下端形成负压水柱，阻止空气进入胸膜腔。

案例与思考

付先生，65 岁，确诊右侧中心型肺癌。该患者在全麻下行右全肺叶切除术加淋巴结清扫术。术后麻醉清醒后拔出气管插管返回病房，患者主诉疼痛、胸闷、痰液难以咳出，且呼吸费力。

体格检查：T 37.2℃，P 98 次/分，R 32 次/分，BP 120/80mmHg，痛苦面容，口唇发绀，双肺均可闻及痰鸣音。

请思考：

（1）该患者目前最主要的护理诊断/问题是什么？

（2）如何进行护理？

第十三节　食管癌患者的护理

食管是一前后扁平的肌性管状器官，是消化管各部分中最狭窄的部分，长约 25cm。食管上端在第 6 颈椎体下缘平面与咽相接，下端约在第 11 胸椎体高度与胃的贲门相接。

食管可分为颈部、胸部和腹部三部分。颈部长约 5cm，为自食管起始端至平对胸骨颈静脉切迹平面的一段；胸部最长，18～20cm，位于胸骨颈静脉切迹平面至膈的食管裂孔之间；腹部最短，仅 1～2cm，自食管裂孔至贲门。

食管有 3 处生理性狭窄：第一处为食管起始处；第二处在主动脉弓水平位，有主动脉和左支气管横跨食管；最后一处即食管穿过膈肌裂孔处。该 3 处狭窄虽属生理性，但常为肿瘤、憩室病、瘢痕性狭窄等病变所在的区域。

一、概述

食管癌是常见的消化道癌肿。食管癌的发病率有明显的地域差异。

二、病因与发病机制

病因至今尚未明确，可能与下列因素有关：

（1）亚硝胺及真菌；

（2）遗传因素；

（3）营养不良及微量元素缺乏；

（4）饮食习惯：吸烟、长期饮烈性酒，进食粗糙食物、过热食物，进食过快等；

（5）其他因素：食管慢性炎症、黏膜损伤及慢性刺激。

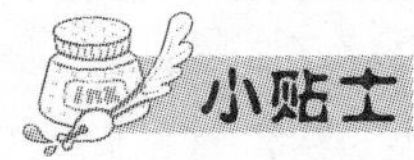

亚硝胺是强致癌物，是重要的化学致癌物之一。亚硝胺能通过胎盘和乳汁引发后代肿瘤。同时，亚硝胺还有致畸和致突变作用。亚硝酸盐是亚硝胺类化合物的前体物质，广泛存在于自然界环境中，尤其是在食物中。因此，亚硝酸盐每天都会随着粮食、蔬菜、鱼肉、蛋奶进入人体，绝大部分的亚硝酸盐在人体内像

"过客"一样随尿排出体外，只有在特定条件下才转化成亚硝胺。所以，通常条件下膳食中的亚硝酸盐不会对人体健康造成危害，只有在过量摄取，身体内又缺乏维生素C的情况下，才能对人体造成危害。

亚硝胺可以在人体中合成，是一种很难完全避开的致癌物质。可多食用抑制亚硝胺形成的食物，如大蒜、茶、富含维生素C的蔬菜水果等。

三、临床表现

食管癌绝大多数为鳞状上皮癌，占95%以上。中胸段食管癌最多，其次为下胸段，上胸段少见，主要通过淋巴转移，血行转移发生较晚。

（一）早期

常无明显症状，在吞咽粗硬食物时可能有不同程度的不适感觉，包括哽噎感，胸骨后烧灼样、针刺样或牵拉摩擦样疼痛。食物通过缓慢，并有停滞感或异物感。上述症状时轻时重，哽噎感、停滞感常通过饮水而缓解消失，进展缓慢。

（二）中晚期

（1）症状：主要是进行性吞咽困难，先是难咽干硬食物，继而只能进半流质、流质食物，最后滴水难进。随着肿瘤发展，食管癌可侵犯邻近器官或向远处转移，出现相应的晚期症状。

（2）体征：患者逐渐消瘦、贫血、无力及营养不良。中晚期患者可触及锁骨上淋巴结肿大，严重者有腹水症。晚期患者出现恶病质。

四、治疗要点

以手术治疗为主，辅以放射治疗、化学治疗等。

（一）手术治疗

手术治疗是治疗食管癌首选方法。常用的手术方式有非开胸食管癌切除术和开胸食管癌切除术两类。开胸手术路径常采用左胸后外侧切口，适用于中、下段食管癌；右胸前外侧切口，适用于中、上段食管癌；若病变部位偏高，为保证食管有足够的切除长度，可行颈部切口、由胃送至颈部与食管吻合。目前对中段以上的食管癌多主张采用三切口方法，并同时行淋巴结清扫术。对晚期食管癌、不能根治或放射治疗、进食有困难者，可做姑息性减状手术，如胃或空肠造瘘术、食管腔内置管术、食管分流术等，以达到改善营养、延长寿命的目的。

（二）放射治疗

（1）与手术治疗综合应用；
（2）单纯放射治疗。

（三）化学治疗

食管癌对化学治疗药物敏感性差，可与其他方法联合应用。常用的化学治疗药物有顺铂、博来霉素、紫杉醇等。

（五）其他

免疫治疗及中药治疗等亦有一定疗效。

五、护理评估

（一）术前评估

1. 健康史

（1）一般情况：年龄、性别、职业、居住地和饮食习惯等；
（2）疾病史：有无进行性吞咽困难等；
（3）既往史：有无糖尿病、冠心病、高血压等病史；
（4）家族史。

2. 身体状况

（1）局部：有无吞咽困难、呕吐等；有无疼痛，疼痛的部位和性质，是否因疼痛而影响睡眠。
（2）全身：患者的营养状况。

3. 心理—社会状况

患者对疾病的认知程度以及主要存在的心理问题，家属的支持力度，经济承受能力等。

（二）术后评估

1. 术中情况

评估手术方式、麻醉方式及病变组织切除情况，术中出血、补液、输血情况及术后诊断等。

2. 身体状况

评估患者麻醉是否清醒，生命体征是否平稳，气管插管位置是否改变，呼吸形态有无异常，有无呼吸浅快、口唇发绀、呼吸音减弱等，血氧饱和度是否正常。

3. 伤口与各引流管情况

评估患者伤口敷料是否干燥，有无渗液、渗血，胸腔闭式引流及胃肠减压引流是否通畅，引流液的量、性质与颜色等。

六、常见护理诊断/问题

（一）营养失调

营养提供低于机体需要量，与进食量减少或不能进食、消耗增加等有关。

（二）体液不足

与吞咽困难、水分摄入不足有关。

（三）焦虑

与对癌症的恐惧和担心疾病预后等有关。

（四）潜在并发症

肺不张、肺炎、出血、乳糜胸等。

七、护理目标

（1）患者营养状况改善。

（2）患者的水、电解质维持平衡。

（3）患者自述焦虑减轻，表现为情绪稳定。

（4）患者未发生并发症或并发症得到及时发现和处理。

八、护理措施

（一）术前护理

1. 心理护理

（1）加强与患者及其家属的沟通，根据患者的具体情况，实施耐心的心理疏导。讲解手术和各种治疗与护理的意义、方法、大致过程、配合要点与注意事项。

（2）营造安静舒适的环境，以促进睡眠。必要时使用安眠、镇静、镇痛类药物，以保证患者充分休息。

（3）争取亲属在心理上、经济上的积极支持和配合，解除患者的后顾之忧。

2. 营养支持

（1）能进食者，鼓励患者进食高热量、高蛋白、维生素含量丰富的食物；若患者进食时感食管黏膜有刺痛，可给予清淡无刺激的食物；告知患者不可进食较大、较硬的食物，宜进半流质食物。

（2）若患者仅能进食流质食物而营养状况较差，可遵医嘱补充液体、电解质或提供肠内、肠外营养。

3. 术前准备

（1）呼吸道准备：吸烟者，术前2周劝其严格戒烟。指导并训练患者有效咳嗽、咳痰和腹式深呼吸，以减少术后呼吸道分泌物，有利于排痰，增加肺部通气量，改善缺氧，预防术后肺炎和肺不张的发生。

（2）胃肠道准备：①饮食：术前3日改流质饮食，术前禁食12小时，禁饮8小时。②预防感染：对于患食管癌出现梗阻和炎症者，术前1周遵医嘱给予患者分次口服抗生素溶液，可起到局部抗感染的作用。③对于进食后有滞留或反流者，术前1日晚遵医嘱予以0.9%氯化钠溶液100mL加抗生素经鼻胃管冲洗食管及胃。④肠道准备：拟行结肠代食管手术者，术前3～5日口服肠道抗生素；术前2日进食无渣流质食物，术前晚行清洁灌肠或全肠道灌洗后禁饮禁食。⑤术日晨常规置胃管，胃管通过梗阻部位时不能强行进入，以免穿破食管，可置于梗阻部位上端，待手术中直视下再置于胃中。

（二）术后护理

1. 监测并记录生命体征

术后2～3小时内，严密监测患者的心率、血压以及呼吸频率、节律等生命体征的变化；待生命体征平稳后改为每30分钟至1小时测量1次。

2. 饮食护理

（1）术后早期吻合口处于充血水肿期，需禁饮禁食3～4日，禁食期间持续胃肠减压，注意经静脉补充营养。

（2）停止胃肠减压24小时后，若无呼吸困难、胸内剧痛、患侧呼吸音减弱及高热等吻合口瘘的症状，可开始进食。先试饮少量水，术后5～6日可进全清流质食物，每2小时进食100mL，每日6次。术后3周患者若无特殊不适可进普食，但仍应注意少食多餐，细嚼慢咽，进食不宜过多、过快。避免进食生、冷、硬的食物，以防后期吻合口瘘。

（3）食管癌、贲门癌切除术后，胃液可反流至食管，致反酸、呕吐等症状，平卧时加重，嘱患者进食后2小时内勿平卧，睡眠时将床头抬高。

（4）食管－胃吻合术后患者，可由于胃拉入胸腔、肺受压而出现胸闷、进食后呼吸困难，建议患者少食多餐，1～2个月后，症状多可缓解。

3. 呼吸道护理

食管癌患者术后易发生呼吸困难、缺氧，并发肺不张、肺炎，甚至呼吸衰竭。

（1）密切观察呼吸形态、频率和节律，听诊双肺呼吸音是否清晰，有无缺氧征兆。

（2）气管插管者，及时吸痰，保持气道通畅。

（3）术后第1日鼓励患者深呼吸、吹气球、使用深呼吸训练器锻炼，促进肺膨胀。

（4）痰多、咳痰无力的患者若出现呼吸浅快、口唇发绀、呼吸音减弱等痰阻塞现象，立即行鼻导管深部吸痰，必要时行纤维支气管镜吸痰或气管切开吸痰。

4. 胃肠道护理

（1）胃肠减压的护理：①术后3～4日内持续胃肠减压，妥善固定胃管，防止脱出。②严密观察引流液的量、性状及颜色并准确记录。术后6～12小时可从胃管内抽吸出少量血性液或咖啡色液，以后颜色逐渐变浅。若引流出大量鲜血或血性液，患者出现烦躁、血压下降、脉搏增快、尿量减少等，应考虑吻合口出血，需立即通知医生并配合处理。③经常挤压胃管，避免管腔堵塞。胃管不通畅者，可用少量0.9%氯化钠溶液冲洗并及时回抽，避免胃扩张使吻合口张力增加而并发吻合口瘘。④胃管脱出后应严密观察病情，不应盲目再插入，以免戳穿吻合口，造成吻合口瘘。待肛门排气、胃肠减压引流量减少后，拔除胃管。

（2）结肠代食管（食管重建）术后护理：①保持置于结肠袢内的减压管通畅；②注意观察腹部体征，了解有无吻合口瘘、腹腔内出血或感染等，发现异常及时通知医生；③若从减压管内吸出大量血性液或呕吐大量咖啡样液伴全身中毒症状，应考虑代食管的结肠袢坏死，需立即通知医生并配合抢救；④结肠代食管后，因结肠逆蠕动，患者常嗅到粪便气味，需向患者解释原因，并指导其注意口腔卫生，一般此情况于半年后可逐步缓解。

（3）胃造瘘术后的护理：①观察造瘘管周围有无胃液漏出。由于胃液对皮肤刺激性大，应及时更换渗湿的敷料，并在瘘口周围涂氧化锌软膏或置凡士林纱布保护皮肤，防止发生皮炎。②妥善固定用于管饲的暂时性或永久性胃造瘘管，防止脱出或阻塞。

5. 胸腔闭式引流的护理

详见“肺癌患者的护理”部分。

6. 并发症的护理

（1）出血：观察并记录引流液的性状、量。若引流量持续2小时都超过4mL/（kg·h），伴血压下降、脉搏增快、躁动、出冷汗等低血容量表现，应考虑有活动性出血，及时报告医生，并做好再次开胸的准备。

（2）吻合口瘘：颈部吻合口瘘对患者生命不造成威胁，经引流多能愈合。胸内吻合口瘘多发生在术后5～10日，病死率高达50%。①嘱患者立即禁食；②协助行胸腔闭式引流并进行常规护理；③遵医嘱给予抗感染治疗及营养支持；④严密观察患者生命体征；⑤对于需再次手术者，配合医生完善术前准备。

（3）乳糜胸：①禁食，给予肠外营养支持。②若诊断明确，协助医生及时留置胸腔闭式引流管，引流胸腔内乳糜液，使肺膨胀。③对于需行胸导管结扎术者，积极配合医生完成术前准备。

小贴士

乳糜胸

乳糜胸是食管、贲门癌术后较严重的并发症，多由伤及胸导管所致，多发生在术后2～10日，少数患者可在2～3周后出现。患者恢复进食后，乳糜液漏出量增多，大量积聚在胸腔内，可压迫肺及纵隔并使之向健侧移位。由于乳糜液中95%以上是水，并含有大量脂肪、蛋白质、胆固醇等，若未及时治疗，患者可在短时期内因全身消耗、衰竭而死亡，故须积极预防和及时处理乳糜胸。

案例与思考

王先生，56岁，因进行性吞咽困难2个月入院。食管镜检查示食管中段有5cm长的管腔狭窄，黏膜中断；病理检查示鳞状上皮癌Ⅱ期。临床诊断为食管癌，进行手术治疗。术后第4天，患者出现胸闷、气促和心悸，胸腔引流管引流出淡红色乳糜状液体。

请思考：

(1) 该患者发生了哪种并发症？应采取哪些护理措施？

(2) 除此并发症以外，该患者还可能发生哪些并发症？该如何预防和处理？

第十四节　腹股沟疝患者的护理

腹股沟三角位于腹前壁下部，是由腹直肌外侧缘、腹股沟韧带和腹壁下动脉围成的三角区。腹股沟管和腹股沟三角都是腹壁下部的薄弱区。在病理情况下，腹腔内容物可经腹股沟管深环进入腹股沟管，再经腹股沟管浅环突出，下降入阴囊，构成腹股沟斜疝；若腹腔内容物不经腹股沟深环，而从腹股沟三角处膨出，则构成腹股沟直疝。

识别腹外疝临床类型、防止病程进展是术前观察的重点；理解常见病因、预防复发是术后宣教的关键。

一、概述

腹股沟疝是指发生在腹股沟区域的腹外疝。男性多见，男女的发病率之比约为15∶1，右侧较左侧多见。通常将腹股沟疝分为斜疝和直疝两种。腹股沟斜疝是最常见的腹外疝，发病率约占全部腹外疝的75%～90%，占腹股沟疝的85%～95%，多见于儿童及成年人；腹股沟直疝多见于老年人。

二、病因与发病机制

（一）先天性解剖异常

婴儿出生后，若鞘突不闭锁或闭锁不完全，就会形成先天性腹股沟斜疝的疝囊，当啼哭、排便等致腹内压力增加时，肠管、大网膜等即可进入未闭锁或闭锁不全的鞘突形成疝。胚胎发育中右侧睾丸下降比左侧略晚，鞘突闭锁也较迟，故右侧腹股沟斜疝较多见。

（二）后天性腹壁薄弱或缺损

任何腹外疝都存在腹横筋膜不同程度的薄弱或缺损。此外，腹横肌和腹内斜肌发育不全或萎缩对发病也起重要作用。

三、临床表现

（一）腹股沟斜疝

（1）易复性斜疝：除腹股沟区有肿块和偶有胀痛外，并无其他症状。肿块常在站立、行走、咳嗽或劳动时出现，多呈带蒂柄的梨形，可降至阴囊或大阴唇。用手按肿块同时嘱患者咳嗽，可有冲击感。若患者平卧休息或用手将肿块向腹腔推送，肿块可向腹腔回纳而消失。

（2）难复性斜疝：除胀痛稍重外，主要特点是疝块不能完全回纳。难复性斜疝除了疝块不能完全回纳，尚有消化不良和便秘等症状。多见于右侧。

（3）嵌顿性斜疝：多发生在强体力劳动或用力排便等腹内压骤增时。表现为疝块突然增大，并伴有明显疼痛，平卧或用手推送不能使疝块回纳。

（4）绞窄性斜疝：临床症状多较严重，但在肠袢坏死穿孔时，疼痛可因疝块压力骤减而暂时缓解，故疼痛减轻而肿块仍存在者，不可认为是病情好转。绞窄时间较长者，由于疝内容物发生感染，侵及周围组织，引起疝外被盖组织的急性炎症，严重者可发生急性腹膜炎及脓毒症。

（二）腹股沟直疝

常见于年老体弱者。主要表现为患者站立时，在腹股沟内侧端、耻骨结节外上方出现一半球形肿块，并不伴有疼痛或其他症状，平卧后疝块多能自行回纳腹腔而消失，极少发生嵌顿。直疝不会进入阴囊。

四、治疗要点

腹股沟疝早期手术效果好、复发率低；若不及时处理，疝块逐渐增大，将加重腹壁的损坏而影响劳动力，术后复发率增高；斜疝又常可发生嵌顿或绞窄而威胁患者的生命。因此，腹股沟疝一般应尽早施行手术治疗。

1. 非手术治疗

（1）棉线束带法或绷带压深环法：适用于1岁以下的婴儿。因为婴幼儿腹肌可随躯体生长逐渐强壮，疝有自行消失的可能。

（2）医用疝带的使用：适用于老年体弱或伴有其他严重疾病而禁忌手术者。

2. 手术治疗

（1）传统的疝修补术：基本原则是高位结扎疝囊、加强或修补腹股沟管管壁。

（2）无张力疝修补术：使用修补材料进行无张力疝修补是目前外科治疗的主要方法。

（3）经腹腔镜疝修补术（LIHR）：基本原理是从腹腔内部用疝补片加强腹壁缺损或用缝线使内环缩小。LIHR手术创伤小、恢复快，可同时检查双侧腹股沟疝和股疝，有助于发现亚临床的对侧疝并同时予以修补。

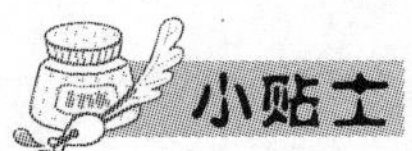
小贴士

现有的各种手术方法治疗腹股沟疝均有复发的可能，总体复发率在1%～3%。复发与患者自身的因素（如胶原代谢障碍、慢性代谢性疾病以及腹内压增高）有一定的关系。

五、护理评估

（一）术前评估

1. 健康史

评估一般情况，如年龄、性别、职业，女性患者生育史等；腹股沟疝发生的状况、病情进展情况及对日常生活的影响；营养状况，有无慢性咳嗽、便秘、排尿困难等腹内压增高的情况，有无腹部手术史，糖尿病等。

2. 身体情况

评估疝块的部位、大小、质地、有无压痛、能否回纳；有无腹部绞痛、恶心、呕吐等；有无压痛、反跳痛、腹肌紧张等。

3. 心理—社会状况

评估有无思想顾虑，是否缺乏知识，经济承受能力等。

（二）术后评估

1. 术中情况

评估患者麻醉方式、手术方式、术中情况等。

2. 身体状况

评估局部切口的愈合情况、有无发生切口感染；有无发生阴囊水肿；有无腹内压增高因素存在。

六、常见护理诊断/问题

（一）急性疼痛

与疝块嵌顿或绞窄、手术创伤有关。

（二）知识缺乏

缺乏腹外疝成因、预防腹内压增高及促进术后康复的有关知识。

（三）潜在并发症

术后阴囊水肿、切口感染。

七、护理目标

（1）患者疼痛程度减轻或缓解。

（2）患者知晓腹股沟疝的成因，能说出预防腹内压升高、促进术后康复的相关知识。

（3）患者未发生并发症，或并发症发生后得到及时发现和处理。

八、护理措施

（一）非手术治疗护理/术前护理

1. 卧床休息

疝块较大、年老体弱或伴有其他严重疾病暂不能手术者，减少活动，多卧床休息；建议患者离床活动时佩戴疝带，避免腹腔内容物脱出而造成疝嵌顿。

2. 消除引起腹内压增高的因素

有慢性咳嗽、腹水、便秘、排尿困难、妊娠等可引起腹内压增高的因素暂不行手术者，积极治疗原发病，控制症状。指导患者保暖，预防呼吸道感染；指导患者戒烟；保持排便通畅等。

3. 嵌顿性疝/绞窄性疝的护理

观察患者疼痛程度及病情变化，若出现明显腹痛，伴疝块突然增大、发硬且触痛明显、不能回纳腹腔，应高度警惕嵌顿性疝发生的可能，立即报告医生，并配合处理。若发生疝的嵌顿、绞窄，应予禁食、胃肠减压、补液、抗感染，做好急诊手术准备。

4. 棉线束带法或绷带压深环法

1 岁以内婴儿若疝较小或未发生嵌顿或绞窄，一般暂不手术。在使用棉线束带法或绷带压深环法时，应注意局部皮肤的血运情况，睡觉时可不用；避免患儿长时间哭闹，防止嵌顿性疝的形成。

5. 完善术前准备

（1）对于年老体弱、腹壁肌肉薄弱或复发疝的患者，术前应加强腹壁肌肉锻炼，并练习卧床排便和使用便器等；

（2）术前 2 周戒烟；

（3）服用阿司匹林者术前 7 日停药；

（4）便秘者，术前晚灌肠，清除肠内积粪，防止术后腹胀及排便困难；

（5）术前完成阴囊及会阴部的皮肤准备；

（6）患者进入手术室前，嘱其排尿；

（7）高龄、糖尿病、肥胖、消瘦、多次复发疝、化学治疗、放射治疗或其他免疫功能低下者，遵医嘱预防性使用抗生素。

（二）术后护理

1. 休息与活动

传统疝修补术后当日取平卧位，膝下垫一软枕，使髋关节微屈，以降低腹股沟区切口张力和减少腹内压，有利于切口愈合。次日改为半卧位。术后卧床期间鼓励患者翻身及活动肢体，术后 3～5 日患者可下床活动。采用无张力疝修补术的患者，一般术后当日或次日即可下床活动，年老体弱、复发疝、巨大疝等患者可适当推迟下床活动时间。

2. 饮食护理

在局部麻醉下行无张力疝修补术者术后即可进食；经腹腔镜疝修补术者术后 6～12 小时后，若无恶心、呕吐，可少量饮水或进流质食物，之后逐渐恢复到软食或普食。行肠切除吻合术者，术后应禁食，待肠功能恢复后方可进食。

3. 防止腹内压升高

嘱患者注意保暖，避免受凉引起咳嗽；指导患者在咳嗽或下床活动时，用手掌按压切口，以保护切口和减轻震动引起的切口疼痛。保持大便通畅，术后尿潴留诱导排尿无效时予以导尿。

4. 预防阴囊水肿

因阴囊比较松弛、位置低，渗血和渗液易集聚于此。为避免阴囊内积血、积液，术后用丁字托或毛巾托起阴囊，并观察阴囊肿胀情况。

5. 预防切口感染

切口感染是引起疝复发的主要原因之一，一旦发现切口感染应尽早处理。预防切口感染的措施包括：

（1）病情观察：注意体温和脉搏的变化；观察切口有无红肿热痛等，阴囊部有无出血、血肿。

（2）切口护理：保持切口敷料清洁干燥；敷料脱落或被污染，立即更换。

（3）术后合理使用抗生素：绞窄性疝行肠切除、肠吻合术后，易发生切口感染，术后须合理应用抗生素。

（三）健康教育

1. 疾病知识的宣教

向患者介绍该病的病因及诱发因素；讲解手术的必要性；介绍补片材料的优点及费用等。

2. 出院指导

（1）活动指导：指导患者 3 个月内避免重体力劳动或提举重物。

（2）防止复发：指导患者避免用力咳嗽，保持大便通畅。

（3）定期随访。

九、护理评价

通过治疗与护理，患者是否：

（1）疼痛减轻或缓解；

（2）能描述预防腹内压增高及促进术后康复的有关知识；

（3）阴囊水肿、切口感染得以预防，或得到及时发现和处理。

案例与思考

黄先生，81 岁，因“发现双侧腹股沟可复性包块 8 年”收入普通外科。

既往约 70 年前右耳失聪；约 12 年前诊断为“老年痴呆”；约 12 年前行颅脑手术，具体不详。

体格检查：体温 36.2℃，脉搏 88 次/分，呼吸 20 次/分，血压 130/99mmHg；皮肤黏膜无黄染；站立位左侧腹股沟区见一大小约 8cm×6cm×4cm 的包块，右侧腹股沟区见一大小约 4cm×3cm×3cm 的包块，均质软，未坠入阴囊，边界清楚，无触痛，用手轻推不能回纳入腹，咳嗽时有冲击感。

辅助检查：胸片提示慢性支气管炎、肺气肿。

请思考：

(1) 该患者拟行“双侧腹股沟疝无张力修补术”，如何为该患者做术前准备？

(2) 如何给予患者有效的健康宣教？

第十五节　脾破裂患者的护理

脾是人体最大的淋巴器官，具有储血、造血、清除衰老红细胞和进行免疫应答的功能。脾位于左季肋部，胃底与膈之间，第 9～11 肋的深面，长轴与第 10 肋一致。

脾是一个血供丰富而质脆的实质器官，颜色暗红，被与其包膜相连的诸韧带固定在左上腹的后方，有下胸壁、腹壁和膈肌的保护。脾是腹部内脏中最容易受损的器官。

一、概述

脾破裂分为外伤性脾破裂和自发性脾破裂。

外伤性脾破裂，指在车祸、运动意外、打架等情况下，脾区遭受严重的外力打击引起的脾破裂，包括包膜和内部组织的撕裂。患者病情急、危、重，极易出现失血性休克。自发性脾破裂的原因是病理性脾大，由于剧烈咳嗽、打喷嚏或突然体位改变等导致。

脾破裂的发生率在腹部闭合性损伤中占 20%～40%，在腹部开放性损伤中约占 10%。有慢性病理改变（如血吸虫病、疟疾、淋巴瘤等）的脾更易破裂。根据病理解剖，脾破裂可分为三种：中央型破裂（破裂处于脾实质深部）、被膜下破裂（破裂处在脾实质周边部）和真性破裂（破裂累及被膜）。

二、临床表现

中央型破裂和被膜下破裂因被膜完整，出血量受到限制，故临床上并无明显内出血征象而不易被发现，可形成血肿而被吸收。少数中央型血肿可因并发感染而形成脓肿。有些血肿（尤其是被膜下血肿）在某些微弱外力作用下，可突然转变为真性破裂，常发生在腹部外伤后 1～2 周。

临床上约 85%脾破裂为真性破裂。破裂部位多见于脾上级及膈面，有时在裂口对应部位有下位肋骨骨折存在。破裂如发生在脏面，尤其临近脾门者，有撕裂脾蒂的可能。真性破裂出血量较大，可迅速发展为失血性休克，甚至死亡。

三、辅助检查

（一）B超、CT检查

B超、CT检查可明确脾破裂程度，后者更为精确。

（二）诊断性腹腔穿刺术

诊断阳性率可达90%以上。

（三）诊断性腹腔探查

因大静脉损伤时更易发生CO_2栓塞的危险，应选无气腹腔镜探查。

四、治疗要点

（一）非手术治疗

无休克或容易纠正的一过性休克，B超或CT检查证实脾裂伤局限、表浅，无其他腹腔脏器合并伤者，可在严密观察血压、脉搏、腹部体征、血细胞比容及影像学变化的条件下行非手术治疗。

（二）手术治疗

非手术治疗观察中发现继续出血或发现有其他脏器损伤，应立即手术。

1. 保留脾脏手术

经彻底查明伤情，可保留脾脏者，可采用生物胶粘合止血、物理凝固止血、单纯缝合修补、脾破裂捆扎、脾动脉结扎及部分脾切除术等。

2. 全脾切除术

有下列情况者，需迅速施行全脾切除术：①脾中心部破裂，脾门撕裂或有大量失活组织，高龄及多发伤情况严重；②原先已呈病理性肿大的脾脏发生破裂；③脾被膜下破裂形成血肿和少数真性破裂后被网膜等周围组织包裹形成局限性血肿。

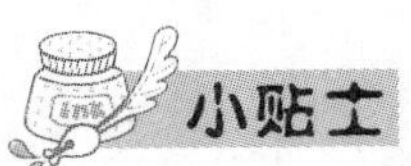

小贴士

由于脾有重要的免疫功能，现代脾外科认为：在正常脾因外伤破裂或脾良性病变时，应进行保留性脾手术。脾动脉的叶、段性分布，为部分脾切除术提供了形态学基础。脾切迹可作为脾部分切除的参考标志。

五、护理评估

（一）术前评估

1. 健康史

（1）一般情况：患者的年龄、性别、婚姻、职业及饮食情况。

（2）受伤史：详细了解受伤时间、地点、部位、姿势、伤情，致伤源的性质及暴力的方向和强度，受伤至就诊之间的病情变化及就诊前的急救措施及其效果；腹部损伤后是否发生腹痛及腹痛的特点、部位、持续时间、伴随症状、有无放射痛和进行性加重。患者神志不清或昏迷时，可询问现场目击者及护送人员。

（3）既往史：患者有无结核病、糖尿病、高血压等病史；有无酗酒、吸烟和吸毒史；有无腹部手术史及药物过敏史等。

2. 身体状况

（1）腹部情况：评估患者腹壁有无伤口，其部位、大小；有无腹部压痛、肌紧张和反跳痛，其程度和范围；腹部有无移动性浊音等。

（2）全身情况：评估患者生命体征的变化，有无面色苍白、出冷汗、脉搏细速、血压不稳等休克的早期征象；有无体温升高、脉搏增快等全身中毒症状。

（3）辅助检查：评估红细胞计数、白细胞计数、血红蛋白和血细胞比容等数值变化，以及其他辅助检查结果。

3. 心理—社会状况

评估患者及其家属对突发的腹部损伤以及伤口、出血的心理承受能力和对预后的担心程度；评估经济承受能力和对本次损伤相关知识的了解程度。

（二）术后评估

观察生命体征的变化，评估红细胞计数、白细胞计数、血红蛋白、红细胞比容、肌酐、血清电解质等数值的变化；评估手术过程，以了解腹部损伤的具体情况；评估体腔引流管的留置情况以及伤口、手术切口的愈合情况等；评估症状和体征的变化等。

六、常见护理诊断/问题

（一）体液不足

与损伤致腹腔内出血、出血性休克等导致的组织灌注不足、严重腹膜炎、呕吐、禁食等有关。

（二）急性疼痛

与腹部损伤有关

（三）潜在并发症

腹腔出血、膈下感染、血栓性并发症等。

七、护理目标

（1）患者体液平衡能得到维持，生命体征平稳。
（2）患者腹痛缓解。
（3）患者未发生并发症或并发症能被及时发现和处理。

八、护理措施

（一）急救护理

急救时应分清轻重缓急，首先处理危及生命的情况，一旦决定手术，应争取尽快进行必要的术前准备。

（二）非手术治疗护理/术前护理

1. 休息与体位

绝对卧床休息，若病情稳定，可取半卧位。观察期间不随意搬动患者，以免加重病情。

2. 观察病情变化

观察内容包括：（1）每15～30分钟测定1次脉搏、呼吸、血压；（2）每30分钟检查1次腹部体征，注意腹膜刺激征的程度和范围变化；（3）动态监测红细胞计数、白细胞计数、血红蛋白和血细胞压积的变化，以判断腹腔内有无活动性出血；（4）观察每小时尿量变化，监测中心静脉压，准确记录24小时的输液量、呕吐量、胃肠减压量等；（5）必要时可重复B超检查，协助医生行诊断性腹腔穿刺术或腹腔灌洗术。

3. 维持体液平衡和预防感染

遵医嘱合理使用抗生素。补充足量的平衡溶液、电解质等，防止水、电解质及酸碱平衡失调，维持有效的循环血量，使收缩压升至90mmHg以上。

4. 镇静、镇痛

全身损伤情况未明时，禁用镇痛药，但可通过分散患者的注意力、改变体位等来缓解疼痛；诊断明确者，可根据病情遵医嘱给予镇静解痉药或镇痛药。

5. 心理护理

关心患者，加强交流，向患者解释腹部损伤后的病情变化，之后可能出现的症状和体征及预后，使患者能正确认识疾病的发展过程。

6. 完善术前准备

协助做好各项检查，通知输血科备血；备皮；进行药物过敏试验，给予术前用药；胃肠减压，必要时导尿。

（三）术后护理

1. 体位

全麻未清醒者置平卧位，头偏向一侧。待全麻清醒或硬膜外麻醉平卧 6 小时后，血压平稳者改为半卧位，以利于腹腔引流，减轻腹痛，改善呼吸循环功能。

2. 观察病情变化

严密监测生命体征变化，危重患者加强呼吸、循环和肾功能的监测和维护。注意腹部体征的变化，及早发现腹腔脓肿等并发症。

3. 禁食、胃肠减压

做好胃肠减压的护理。待肠蠕动恢复、肛门排气后停止胃肠减压，若无腹部不适可拔出胃管。从进少量流质食物开始，根据病情逐渐过渡到半流质食物，再过渡到普食。

4. 静脉输液与用药

禁食期间静脉补液，维持水、电解质和酸碱平衡。使用有效的抗生素，控制腹腔内感染。

5. 鼓励患者早期活动

手术后患者多翻身，及早下床活动，促进肠蠕动恢复，预防肠粘连。

6. 腹腔引流护理

术后应正确连接引流装置，引流管处应贴标签注明其名称、引流部位，妥善固定，保持引流通畅。普通引流袋每日更换，更换时严格遵守无菌操作原则。引流管不能高于腹腔引流出口，以免引起逆行性感染，观察并记录引流液的性质和量，若发现引流液突然减少，患者伴有腹胀、发热，应及时检查管腔有无堵塞或引流管是否滑脱。

7. 并发症的观察和护理

注意观察并发症，做到早发现、早处理。

（四）健康教育

1. 社区宣传

加强宣传劳动保护、安全生产、户外活动安全、安全行车的知识，避免意外损伤的发生。

2. 急救知识普及

普及各种急救知识，使人在发生意外事故时，能进行简单的急救或自救。

3. 及时就诊

指导患者一旦发生腹部损伤，无论轻重，都应经专业医务人员检查，以免延误诊治。

4. 出院指导

指导患者出院后适当休息，加强锻炼，增加营养，促进康复。若有腹痛、腹胀、肛门停止排气等不适，应及时到医院就医。

案例与思考

张某，男性，45岁，某日12：30因“高处坠落伤3+小时”急诊入院。主诉：入院3+小时前，在自家砍柴时不慎从树上坠落在地（约3米高）。左上腹着地，当时感腹痛剧烈，有头晕，无腹胀、腹泻，无恶心、呕吐，无尿频、尿急、尿痛，否认肛门停止排气排便，无昏迷、无逆行性遗忘等。急诊行CT检查提示：“脾破裂，伴包膜下血肿，腹腔、盆腔积液。”遂以“脾破裂”收入我科。患者自受伤以来精神差，大小便未解。13：10入院查体：体温36.4℃，脉搏105次/分，呼吸24次/分，血压105/62mmHg。腹部膨隆，腹式呼吸存在，无腹壁静脉曲张，未见肠型及蠕动波，左上腹皮肤擦伤，压痛，无反跳痛，腹肌稍紧张，未触及包块。肋下未触及肝脾，Murphy征阴性。腹部叩诊呈鼓音。肝上界位于右锁骨中线第5肋间，肝区无叩痛，双肾区无叩痛。移动性浊音阳性。肠鸣音弱。腹部未闻及血管杂音。患者收入院后，行腹腔穿刺，抽出不凝血约5mL。积极进行术前准备。13：45患者体温36.5℃，脉搏118次/分，呼吸27次/分，血压89/53mmHg，保留尿管引出淡黄色小便约200mL。

请思考：

针对此患者该如何做好术前准备及病情观察应注意什么？

第十六节　肠梗阻患者的护理

小肠是消化道中最长的一段，成人长5～7m。其上端起于胃幽门，下端接续盲肠，分十二指肠、空肠和回肠三部分。小肠是进行消化和吸收的重要器官，并具有某些内分泌功能。

十二指肠因总长约12个手指的宽度而得名。空肠与回肠又称系膜小肠，属腹膜内位器官，借小肠系膜连于腹后壁。故空肠、回肠的位置常受体位、呼吸运动及邻近器官的位置、大小等影响。

一、概述

肠内容物由于各种原因不能正常运行、顺利通过肠道，称为肠梗阻，是常见的外科急腹症之一。肠梗阻不但可引起肠管本身形态和功能的改变，还可导致全身性生理紊乱，临床表现复杂多变。

二、病因与分类

（一）按肠梗阻发生基本原因分类

（1）机械性肠梗阻：最常见，是各种原因导致的肠腔缩窄、肠内容物通过障碍。主要原因：肠腔内堵塞、肠管外受压、肠壁病变。

（2）动力性肠梗阻：是神经反射或毒素刺激引起肠壁肌肉功能紊乱，使肠蠕动消失或肠管痉挛，以致肠内容物无法正常通过，而本身无器质性肠腔狭窄，分为麻痹性肠梗阻和痉挛性肠梗阻。

（3）血运性肠梗阻：是由于肠管血运障碍，引起肠失去蠕动能力，肠内容物停止运行。

（二）按肠壁有无血运障碍分类

单纯性肠梗阻和绞窄性肠梗阻。

（三）其他分类

根据梗阻部位，分为高位肠梗阻和低位肠梗阻；根据梗阻程度，分为完全肠梗阻和不完全肠梗阻；根据发展过程，分为急性肠梗阻和慢性肠梗阻。

三、临床表现

（一）症状

1. 腹痛

单纯性机械性肠梗阻表现为阵发性腹部绞痛。绞窄性肠梗阻表现为腹痛间歇期缩短，呈持续性剧烈疼痛。麻痹性肠梗阻患者的腹痛特点为全腹持续性胀痛或不适。肠扭转所致闭袢性肠梗阻多表现为突发腹部持续性绞痛并阵发加剧。而肠蛔虫堵塞引起的多为不完全性肠梗阻，表现以阵发性脐周腹痛为主。

2. 呕吐

呕吐的特点与肠梗阻发生的部位、类型有关，高位肠梗阻呕吐物主要为胃及十二指肠内容物等，低位肠梗阻呕吐物呈粪样，麻痹性肠梗阻呕吐呈溢出性，绞窄性肠梗阻呕吐物为血性或棕褐色液体。

3. 腹胀

腹胀程度与梗阻部位有关，腹胀发生时间较腹痛、呕吐晚。高位肠梗阻腹胀较轻，低位肠梗阻腹胀明显，闭袢性肠梗阻腹胀多不对称，麻痹性肠梗阻为均匀性全腹胀。

4. 停止排便排气

完全性肠梗阻多不再排便排气，高位肠梗阻在灌肠后或自行排出，不完全性肠梗阻有多次少量排便排气，绞窄性肠梗阻可排血性黏液样便。

（二）体征

1. 局部

腹部视诊、触诊、叩诊、听诊。

①视诊：机械性肠梗阻可见肠型和肠蠕动波，麻痹性肠梗阻有均匀性全腹胀，绞窄性肠梗阻可见不对称性腹胀。

②触诊：绞窄性肠梗阻可有腹膜刺激征。

③叩诊：绞窄性肠梗阻可有移动性浊音。

④听诊：机械性梗阻时肠鸣音亢进，有气过水声或金属音，麻痹性肠梗阻时肠鸣音减弱或消失。

2. 全身

肠梗阻初期，患者全身情况可无明显变化。肠梗阻晚期或患绞窄性肠梗阻，可出现唇干舌燥、眼窝凹陷、皮肤弹性消失、尿少或无尿等明显脱水体征，还可出现脉搏细速、血压下降、面色苍白、四肢发冷等中毒和休克征象。

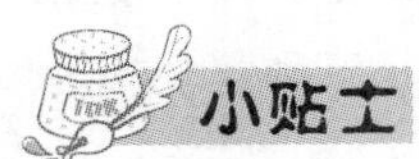

小贴士

X线检查对诊断肠梗阻有很大价值。肠梗阻时，小肠内容物停滞，气体、液体分离，一般在梗阻4～6小时后，腹部X线检查可见多个气液平面及胀气肠袢。空肠梗阻时，空肠黏膜环状皱襞可显示“鱼肋骨刺”状改变。回肠扩张的肠袢多，可见阶梯状的液平面。蛔虫堵塞者可见肠腔内成团的蛔虫虫体阴影。肠扭转时可见孤立、突出的胀大肠袢。麻痹性肠梗阻时，胃泡影增大，小肠、结肠全部胀气。当怀疑肠套叠、乙状结肠扭转或结肠肿瘤时，可行钡剂灌肠或CT检查，以明确梗阻的部位和性质。

四、治疗要点

治疗原则是纠正肠梗阻引起的全身性生理紊乱和解除肠梗阻。具体治疗方法应根据肠梗阻的病因、性质、类型、部位、程度、有无并发症以及患者的全身情况而决定。

（一）基础治疗

主要包括禁食，胃肠减压，纠正水、电解质及酸碱失衡，防治感染和中毒，酌情应用解痉剂、镇静剂等。

（二）解除梗阻

（1）非手术治疗。适用于单纯粘连性肠梗阻、麻痹性肠梗阻或痉挛性肠梗阻、蛔虫或粪块堵塞引起的肠梗阻等。具体措施除上述基础治疗外还包括中医中药治疗、口服或胃肠道灌注植物油、针刺疗法等。

（2）手术治疗。适用于各种类型的绞窄性肠梗阻以及由肿瘤、先天性肠道畸形引起的肠梗阻和非手术治疗无效的患者。手术可归纳为四种：解除病因术、肠切除肠吻合术、短路手术、肠造口或肠外置术。对单纯性肠梗阻，一般采用梗阻近侧造口，以解除梗阻。如有坏死，则宜切除坏死肠段并将断端外置做造口术，以后行二期手术治疗结肠病变。

五、护理评估

（一）术前评估

1. 健康史

评估患者一般情况，如年龄、性别，发病前有无体位不当、饮食不当、饱餐后剧烈活动等诱因，既往有无腹部手术及外伤史、各种急慢性肠道疾病史以及个人卫生情况等。

2. 身体情况

（1）局部评估患者腹痛的症状、程度；呕吐物、排泄物、胃肠减压液的量和性状；肠梗阻类型；

（2）评估全身生命体征的变化：有无脱水体征；有无水、电解质及酸碱失衡或休克现象。

3. 心理一社会状况

评估有无思想顾虑，知识是否缺乏，经济承受能力和家属对疾病相关知识的掌握程度等。

（二）术后评估

1. 术中情况

评估患者麻醉方式、手术方式、术中情况。

2. 身体状况

评估局部切口的愈合情况、有无发生切口感染；有无发生阴囊水肿；有无腹内压增高因素存在。

六、常见护理诊断/问题

（一）急性疼痛

与肠蠕动增强或肠壁缺血有关。

（二）体液不足

与频繁呕吐、腹腔及肠腔积液、胃肠减压有关。

（三）潜在并发症

术后肠粘连、腹腔感染、肠瘘。

七、护理目标

（1）患者腹痛程度减轻。
（2）患者体液能维持平衡，能维持重要器官的有效灌注量。
（3）患者未发生并发症或并发症得以及时发现和处理。

八、护理措施

（一）非手术治疗护理/术前护理

1. 缓解疼痛与腹胀

（1）胃肠减压：有效的胃肠减压对单纯性肠梗阻和麻痹性肠梗阻可达到解除梗阻的目的。现多采用鼻胃管减压。

（2）安置体位：取低半卧位，减轻腹肌紧张，有利于患者的呼吸。

（3）应用解痉剂：在确定无肠绞窄后，可应用阿托品等抗胆碱类药物，以解除胃肠道平滑肌痉挛，抑制胃肠道腺体的分泌，使患者腹痛得以缓解。

（4）按摩或针刺疗法：遵医嘱配合应用按摩或针刺疗法，缓解疼痛。

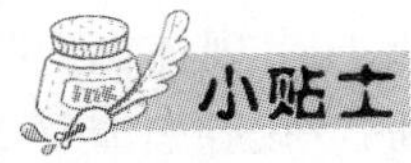

小贴士

胃肠减压期间保持管道通畅和减压装置有效的负压，注意引流液的颜色、性状和量，并正确记录。如发现血性液体，应考虑肠绞窄的可能，可向减压管内注入生植物油或中药等，以润滑肠管、刺激肠蠕动恢复。注入药物后，须夹管1～2小时再松开。中药应浓煎，每次 100mL 左右，防止量过多引起患者呕吐、误吸。

2. 维持体液与营养平衡

(1) 补充液体：严密监测呕吐次数、呕吐物的量和性状以及皮肤弹性、尿量、尿比重、血液浓缩程度等，根据病情遵医嘱补充一定量的液体。

(2) 饮食与营养支持：肠梗阻时需禁食，应给予肠外营养支持。若梗阻解除，患者开始排气、排便，腹痛、腹胀消失 12 小时后，可进流质食物，忌食用易产气的甜食和牛奶等，如无不适，24 小时后进半流质食物，3 日后进软食。

3. 呕吐护理

呕吐时坐起或头偏向一侧，及时清除口腔内呕吐物，以免误吸引起吸入性肺炎或窒息。呕吐后给予漱口，保持口腔清洁。观察记录呕吐物颜色、性状和量。

4. 观察病情

定时监测体温、脉搏、呼吸和血压，以及腹痛、腹胀和呕吐等症状变化，及时了解患者各项实验室指标。若出现以下情况应警惕绞窄性肠梗阻发生：腹痛发作急骤，呕吐物出现早、剧烈而频繁，腹胀不对称，呕吐物或胃肠减压液或肛门排出物为血性，或腹腔穿刺抽出血性液体，出现腹膜刺激征，体温升高，脉率增快，白细胞计数升高，病情进展迅速，经积极非手术治疗而症状体征未见明显改善，腹部 X 线检查可见孤立、突出被胀大的肠袢。

（二）术后护理

1. 体位

全麻术后未清醒时予以平卧位，头偏向一侧；清醒血压平稳后给予半卧位。

2. 饮食

术后暂禁食，禁食期间给予静脉补液。待肠蠕动恢复、肛门排气后可开始进少量流质食物，进食后若无不适，逐步过渡到半流质饮食。

3. 并发症护理

(1) 肠粘连：可由广泛性肠粘连未能分离完全，或术后胃肠道处于暂时性麻痹状态，加上腹腔炎症、重新引起粘连导致。一旦出现阵发性腹痛、腹胀、呕吐等，应采取禁食、胃肠减压，纠正水、电解质及酸碱失衡，防治感染，一般多可缓解。

(2) 腹腔内感染及肠瘘：如患者有引流管，应妥善固定并保持通畅，观察记录引流液的颜色、性状和量。同时监测生命体征变化及切口情况，若术后 3～5 日出现体温升高、切口红肿及剧痛，应怀疑切口感染。如出现局部或弥漫性腹膜炎表现，腹腔引流管周围流出液体带粪臭味，应警惕腹腔内感染及肠瘘的可能。遵医嘱进行积极的全身营养支持和抗感染治疗，局部双套管负压引流。引流不畅或感染不能局限者，需再次手术处理。

（三）健康教育

1. 调整饮食

少食辛辣刺激性食物，宜进高蛋白、高维生素、易消化吸收的食物。避免暴饮暴食、饭后剧烈运动。

2. 保持排便通畅

便秘者应注意通过调整饮食、腹部按摩等方法保持大便通畅。无效者可适当给予缓泻剂，避免用力排便。

3. 自我监测

指导患者自我监测病情，若出现腹痛、腹胀、呕吐、停止排便等不适，及时就诊。

九、护理评价

通过治疗与护理，患者是否：

（1）腹痛程度减轻；

（2）脱水得到纠正，电解质维持在正常范围；

（3）未发生肠粘连、腹腔内感染、肠瘘等术后并发症，或发生后得到及时发现和处理。

案例与思考

王女士，60岁，因阵发性腹痛、腹胀、肛门停止排气排便4天住院。8年前因十二指肠球部溃疡接受穿孔手术。查体：T 38.5℃，P 112次/分，R 22次/分，BP 100/70mmHg；腹膨隆，不对称，可见肠型和蠕动波，腹部压痛及反跳痛，移动性浊音（－），肠鸣音亢进，有气过水声及金属音；腹部X线检查示中下腹处见小肠有数个液平面，盲肠胀气。诊断为急性低位性完全性机械性肠梗阻。

请思考：

（1）该患者肠梗阻可能的病因是什么？

（2）此时最佳的治疗方法是什么？

（3）该患者的术前病情观察要点有哪些？

第十七节　胃癌患者的护理

胃是消化管各部中最膨大的部分，上连食管，下续十二指肠。成人胃的容量约

1500mL。胃除有受纳食物和分泌胃液的作用外，还有内分泌功能。胃中度充盈时，大部分位于左季肋区，小部分位于腹上区。

早期发现、早期诊断和早期治疗是提高胃癌疗效的关键。外科手术是治疗胃癌的主要手段，也是目前能治愈胃癌的唯一方法。对中晚期胃癌，积极辅以化学治疗、放射治疗及免疫治疗等综合治疗以提高疗效。

一、概述

胃癌是我国常见恶性肿瘤之一，好发年龄在50岁以上。男性发病率明显高于女性，男女比例约为2∶1。

二、病因

胃癌的病因尚未完全清楚，目前认为与下列因素有关。

（一）地域环境

胃癌发病有明显的地域差别。

（二）饮食生活

长期食腌制、熏、烤食品者胃癌的发病率高，可能与上述食品中亚硝酸盐、真菌霉素、多环芳烃化合物等致癌物或前致癌物的含量高有关。

（三）幽门螺旋杆菌感染

幽门螺旋杆菌感染是引发胃癌的主要因素之一。幽门螺旋杆菌感染率高的国家和地区，胃癌发病率也高。

（四）癌前疾病

胃癌的癌前疾病是指一些使胃癌发病危险性增高的良性胃疾病，如慢性萎缩性胃炎、胃息肉、胃溃疡、残胃炎等。

（五）遗传因素

胃癌有明显的家族聚集倾向，研究发现胃癌患者有血缘关系的亲属发病率较对照组高4倍。

三、临床表现

（一）症状

多数早期胃癌患者无明显症状，少数人有恶心、呕吐或是类似溃疡病的上消化道症状，无特异性。胃窦癌常出现类似十二指肠溃疡的症状，按慢性胃炎和十二指肠溃疡治疗，症状可暂时缓解，易被忽视。随着病情的发展，症状日益加重，常有上腹疼痛、食欲不振、呕吐、乏力、消瘦等症状。不同部位的胃癌有其特殊表现：贲门胃底癌可有胸骨后疼痛和进行性哽噎感；幽门附近的胃癌可有呕吐宿食的表现；肿瘤溃破血管后可有呕血和便血。

（二）体征

胃癌早期无明显体征，仅有上腹部深压不适或疼痛。晚期，可扪及上腹部肿块。若出现远处转移，可有肝大、腹水、锁骨上淋巴结肿大等。

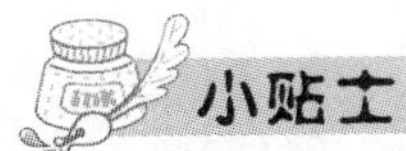

小贴士

辅助检查：

（1）胃镜治疗：是诊断胃癌的有效方法。可直接观察胃黏膜病变的部位和范围，并可直接取病变组织做病理学检查。

（2）X线钡餐：目前多采用X线气钡双重造影，通过黏膜相和充盈相的观察做出诊断。优点：痛苦小，易被患者接受；缺点：不如胃镜直观且不能取病变组织进行病理学检查。

（3）螺旋CT检查：可判断胃癌病变范围、局部淋巴结转移和远处转移情况，有助于胃癌的诊断和术前临床分期。

（4）正电子发射成像技术。

（5）实验室检查大便隐血试验。

四、治疗要点

（一）非手术治疗

1．化学治疗

化学治疗是最主要的辅助治疗方法，目的在于杀灭残留的亚临床癌灶或术中脱落的癌细胞，提高综合治疗效果。但4周内进行过大手术、处于急性感染期或严重营养不良、胃肠道梗阻、重要脏器功能严重受损、血白细胞计数小于3.5×10^9/L、血小板计数小于80×10^9/L等患者不宜进行化学治疗；化学治疗过程中出现以上情况也应终止化学治疗。常用的胃癌化学治疗给药途径有口服给药、静脉给药、腹膜腔给药、动脉插管区域灌注给药等。

2．其他治疗

其他治疗包括放射治疗、热疗、免疫治疗、中医中药治疗等。目前尚在探索阶段的还有基因治疗，主要有自杀基因疗法和抗血管形成基因疗法。

（二）手术治疗

1. 根治性手术

原则为整块切除，包括癌肿和可能受浸润胃壁在内的胃的全部或大部，以及大小网膜和局域淋巴结，并重建消化道。早期胃癌由于病变局限，较少淋巴结转移，可行内镜下胃黏膜切除术、腹腔镜或开腹胃部分切除术。扩大根治术是指胃癌侵及邻近组织或脏器（包括胰体、胰尾及脾）的根治性胃大部切除或全胃切除术。有肝、结肠等邻近器官浸润可行联合脏器切除术。

2. 姑息性切除术

用于癌肿广泛浸润及转移。通过手术可以解除症状，延长生存期，包括姑息性胃切除术、胃空肠吻合术、空肠造瘘术等。

五、护理措施

（一）术前护理

1. 消除负面情绪

患者对癌症及预后有很大顾虑，常有消极悲观情绪，鼓励患者表达自身感受，根据患者个体情况提供信息，向患者解释胃癌手术治疗的必要性，帮助患者消除负面情绪，增强其对治疗的信心。此外，还应鼓励患者家属和朋友给予患者关心和支持，使其能积极配合治疗和护理。

2. 改善营养状况

胃癌患者，伴有梗阻和出血者，术前常由于食欲减退、摄入不足、消耗增加以及恶心、呕吐等导致营养状况欠佳。根据患者的饮食习惯和生活习惯，制定合理食谱。给予高蛋白、高热量、高维生素、低脂肪、易消化和少渣的食物；对于不能进食者，应遵医嘱予以静脉输液，补充足够的热量，必要时输全血或血浆，以改善患者营养状况，提高其对手术的耐受性。

3. 胃肠道准备

对于有幽门梗阻者，在禁食的基础上，术前 3 天起每晚用温热的 0.9％氯化钠溶液洗胃，以减轻胃黏膜的水肿。术前 3 日给患者口服肠道不吸收的抗生素，必要时清洁肠道。

（二）术后护理

1. 病情观察

术后每 30 分钟测量 1 次血压、呼吸、脉搏，直至血压平稳，如病情较重或有休克，仍需每 1～2 小时测量血压 1 次，病情平稳后可延长测量间隔时间。同时观察患者神志、体温、尿量、切口渗血、渗液和引流情况等。

2. 体位

术后取平卧位，待患者血压平稳后给予低半卧位，以保持腹肌松弛，减轻腹部切口张力，减轻疼痛，利于呼吸和引流。

3. 饮食护理

拔除胃管前禁食，拔除胃管后当日可饮少量水和米汤；如无不适，第 2 天进半量流质食物，每次 50～80mL；第 3 天进全量流质食物，每次 100～150mL；若进食后无不适，第 4 天可进半流质食物。食物宜温、软、易于消化，忌生、冷、硬和刺激性食物，少量多餐。开始时每日 5～6 餐，逐渐减少进餐次数并增加每次进餐量，逐步恢复正常饮食。

4. 鼓励早期活动

除年老体弱或病情较重者，鼓励并协助患者术后第 1 日坐起进行轻微活动，第 2 日协助患者于床边活动，第 3 日可协助患者在病室内活动。患者活动量根据个体差异而定，早期活动可促进肠蠕动恢复，预防术后肠粘连和下肢深静脉血栓等并发症的发生。

5. 引流管护理

行胃十二指肠溃疡术后患者常留置胃管、腹腔引流管、导尿管等。护理时需注意：①妥善固定并准确标记各引流管，避免脱出，一旦脱出，不可自行插回。②保持引流通畅，防止受压、扭曲、折叠等，经常挤捏各引流管以防堵塞；若堵塞，可在医生指导下用注射器抽取 0.9%氯化钠溶液冲洗引流管。③观察并记录引流液的颜色、性状和量等。留置胃管可起到胃肠减压的作用，以减轻胃肠道张力，促进吻合口愈合。护理时还应注意：部分患者胃管需接负压吸引装置，维持适当的负压，避免负压过大损伤胃黏膜。术后 24 小时可由胃管引流出少量血性液体或咖啡样液体，若有较多鲜红色血性液体，应及时报告医生并配合处理；术后胃肠减压量减少，肠蠕动恢复，肛门排气后，可拔除胃管。

6. 输液护理

保持静脉输液管路通畅，记录 24 小时出入水量，及时了解患者各项检查结果，为合理输液提供依据，避免水、电解质失衡。

7. 营养支持

（1）肠外营养支持：术后胃肠减压期间及时输液补充患者所需的水、电解质和营养素，必要时输入血白蛋白或全血，以改善患者的营养状况，促进切口愈合。

（2）肠内营养支持：对术中放置空肠喂养管的行胃癌根治术患者，术后早期经喂养管输注肠内营养液，以改善患者全身营养状况、维护肠道屏障结构和功能、促进肠功能早期恢复、增加机体的免疫功能、促进伤口和肠吻合口的愈合等。根据患者的个体状况，合理制订营养支持方案。护理时注意：①妥善固定喂养管；②保持喂养管的通畅；③控制营养液的温度、浓度和输注速度；④观察有无恶心、呕吐、腹胀、腹泻和水、电解质紊乱等并发症的发生。

第十八节　胆囊结石患者的护理

胆囊为储存和浓缩胆汁的囊性器官，呈梨形，长8～12cm，宽3～5cm，容量40～60mL。胆囊位于肝下面的胆囊窝内。胆囊颈弯曲且细，位置较深，其起始部膨大，形成Hartmann囊，胆囊结石常在此处存留。

胆道系统疾病种类很多，其中以胆石症最为常见。胆石症包括发生在胆囊和胆管内的结石。

一、概述

胆囊结石是指发生在胆囊内的结石，主要为胆固醇结石或以胆固醇为主的混合型结石和黑色胆色素结石，常与急性胆囊炎并存，为常见病和多发病主要见于成年人，40岁以后随年龄增长发病率呈增高的趋势，女性多见。

二、病因与病理生理

胆囊结石是综合性因素作用的结果，任何影响胆固醇与胆汁酸浓度比例和造成胆汁酸淤滞的因素都能导致结石形成，主要与胆汁中胆固醇过饱和、胆固醇成核过程异常及胆囊功能异常有关。这些因素引起胆汁的成分和理化性质发生变化，使胆汁中的胆固醇呈过饱和状态，沉淀析出、结晶而形成结石。

饱餐、进食油腻食物后胆囊收缩，或睡眠时体位改变致结石移位并嵌顿于胆囊颈部，导致胆汁排出受阻。胆囊强烈收缩引发胆绞痛。结石长时间持续嵌顿和压迫胆囊颈部，或排入并嵌顿于胆总管，临床可出现胆囊炎、胆管炎或梗阻性黄疸。

三、临床表现

大多数胆囊结石可无症状，称为无症状胆囊结石。典型症状为胆绞痛，只有少数患者出现，其他常表现为急性或慢性胆囊炎。

（一）症状

（1）胆绞痛：是胆囊结石的典型症状，表现为右上腹或上腹部阵发性疼痛，或持续性疼痛阵发性加剧，可向右肩胛部或背部放射。常发生于饱餐、进食油腻食物或睡眠中体位改变时。

（2）上腹隐痛：多数患者仅在进食油腻食物后、工作紧张或疲劳时感觉上腹部或右上腹部隐痛，或有饱胀不适、嗳气、呃逆的症状，常被误诊为“胃病”。

(3) 胆囊高积液：胆囊结石长期嵌顿或阻塞胆囊管但未合并感染时，胆囊黏膜吸收胆汁中的胆色素，分泌黏液性物质，形成胆囊积液。积液呈透明无色，又称为白胆汁。

（二）体征

右上腹有时可触及肿大的胆囊。若合并感染，右上腹可有明显压痛、反跳痛和肌紧张。

四、辅助检查

首选腹部超声检查，诊断胆囊结石的准确率接近100%。CT检查、MRI检查也可显示胆囊结石，但不作为常规检查手段。

五、治疗要点

（一）手术治疗

胆囊切除术是治疗胆囊结石的最佳选择。无症状的胆囊结石不需进行积极手术治疗，可观察和随访。手术方式：包括腹腔镜胆囊切除术（LC）、开腹胆囊切除术（OC），首选LC治疗。LC是指在电视腹腔镜下行胆囊切除术。LC与经典的OC相比效果同样确切，且具有伤口小、恢复快、瘢痕小等优点。

（二）非手术治疗

非手术治疗包括溶石治疗、体外冲击波碎石治疗、经皮胆囊碎石溶石治疗等，这些方法危险性大、效果不肯定。

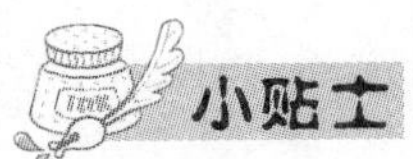

小贴士

对有严重症状和（或）并发症的胆道疾病患者，多以手术治疗为主。术前预防并控制感染，术中预防胆道损伤，术后保持引流通畅、积极预防并有效处理胆道出血及胆瘘等并发症是促进患者快速康复的关键。

六、护理评估

（一）术前评估

1. 健康史

（1）一般情况：如年龄、性别、婚姻、职业、饮食习惯、劳动强度、有无吸烟史及妊娠史等。

（2）既往史：是否发生胆绞痛，有无上腹部隐痛不适；有无反酸、嗳气、餐后饱胀等消化道症状；有无胆囊炎和黄疸病史；有无过敏史及其他腹部手术史。

（3）家族史：家庭中有无胆囊炎和黄疸的患者。

2. 身体状况

评估腹痛的诱因、部位、性质及有无肩背部放射痛等；是否触及肿大的胆囊，有无腹膜刺激征；有无食欲减退、恶心等。

3. 心理一社会状况

评估患者及其家属对疾病的认识，患者的社会支持等情况。

（二）术后评估

1. 术中情况

评估手术方式、麻醉方式与效果，术中出血及引流情况，引流管放置的位置及目的，补液情况及术后诊断。

2. 身体状况

评估生命体征是否平稳，患者是否清醒，末梢循环、呼吸状态如何，体温是否正常，伤口敷料是否干燥，有无渗血、渗液，引流管是否通畅，引流液的颜色、性状及量等。

3. 心理一社会状况

评估患者有无焦虑，康复训练和早期活动是否配合等。

七、常见护理诊断/问题

（一）急性疼痛

与胆囊结石突然嵌顿、胆汁排空受阻致胆囊强烈收缩有关。

（二）知识缺乏

缺乏胆囊结石和腹腔镜手术的相关知识。

（三）潜在并发症

出血、胆瘘、皮下气肿、高碳酸血症。

八、护理目标

(1) 患者疼痛缓解或消失。
(2) 患者知晓胆囊结石、腹腔镜手术及术后康复的相关知识。
(3) 患者未发生并发症，或并发症得到及时发现和处理。

九、护理措施

（一）术前护理

1. 控制疼痛

评估疼痛的程度，观察疼痛的部位、性质、程度、发作时间、诱因及缓解的相关因素；评估疼痛与饮食、体位、睡眠的关系，为进一步治疗和护理提供依据。对于诊断明确且疼痛剧烈者，遵医嘱给予消炎利胆、解痉镇痛药物，以缓解疼痛。

2. 合理饮食

进食低脂肪食物，以防诱发急性胆囊炎而影响手术治疗。

3. 皮肤准备

脐部是腹腔镜手术的重要入路，指导患者先用液状石蜡油等软化脐部污垢，然后再用肥皂水清洁，最后用温水清洗并擦干。

4. 呼吸道准备

LC中需要将CO_2注入腹腔形成气腹，达到术野清晰并保证腹腔镜手术操作所需空间的目的。CO_2入血可致高碳酸血症及呼吸抑制，故患者术前应进行呼吸功能锻炼，避免感冒，戒烟，以减少呼吸道分泌物。

（二）术后护理

1. 病情观察

观察并记录生命体征，腹部体征，引流液性状及量。

2. 体位

清醒且血压稳定者采用半卧位，指导患者有节律地深呼吸，达到放松和减轻疼痛的效果。

3. 饮食护理

腹腔镜术后禁食6小时，术后24小时内饮食以无脂流质饮食或半流质饮食为主，逐渐过渡至低脂肪饮食。

4. 并发症的护理

（1）出血：观察生命体征、腹部体征、伤口敷料渗血情况、引流液的性状及量。

（2）胆瘘：患者出现发热、腹痛、腹胀、腹膜刺激征等表现，或腹腔引流液呈黄绿色胆汁样，常提示发生胆汁渗漏。一旦发现异常，及时报告医生并协助处理：取半卧位，保持引流通畅，将漏出的胆汁充分引流至体外是治疗胆瘘最重要的措施；防止胆汁刺激和损伤皮肤，及时更换引流管周围敷料，给予氧化锌软膏或皮肤保护膜涂敷局部皮肤。

（3）CO_2气腹相关并发症：术后 6 小时取半卧位，保持呼吸道通畅，低流量给氧，鼓励患者深呼吸，有效咳嗽，促进体内 CO_2 排出。

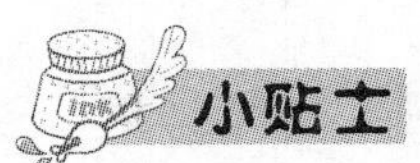

CO_2气腹相关并发症，常见的有高碳酸血症与酸中毒、皮下气肿、气胸、心包积气、气体栓塞、心律不齐、下肢静脉淤血、静脉血栓、腹腔内器官缺血、体温下降等。

（4）肩背部酸痛的护理：少数患者术后出现肩背部酸痛，是因为建立气腹时残留在腹腔内的 CO_2 排出不完全，CO_2 集聚在膈肌下产生碳酸并刺激膈肌和胆囊创面，导致术后肩背部酸痛。术后延长吸氧时间，按摩肩背酸痛部位可缓解症状。

（三）健康教育

1. 合理饮食

指导患者少量多餐，进食低脂、高维生素、富含膳食纤维的食物。

2. 疾病指导

告知患者胆囊切除后出现消化不良、脂肪性腹泻等情况的原因。

3. 复查指导

告知中年以上未行手术治疗的胆囊结石患者应定期复查或尽早手术治疗。

十、护理评价

通过治疗与护理，患者是否：

（1）疼痛缓解或消失；

（2）知晓胆囊结石、腹腔镜手术及术后康复的相关知识；

（3）并发症得以预防，或得到及时发现和处理。

案例与思考

张女士，54岁，半年前无明显诱因出现右上腹疼痛，呈持续性隐痛不适，放射背心，无恶心、呕吐。既往身体健康，有青霉素过敏史。

体格检查：体温36.6℃，脉搏80次/分，呼吸20次/分，血压138/88mmHg；皮肤黏膜无黄染；腹软，右上腹稍深压痛，无反跳痛及肌紧张，Murphy征阳性。

辅助检查：彩超提示胆囊结石，胆囊炎性改变。

请思考：

(1) 可从哪些方面评估患者情况？

(2) 行腹腔镜胆囊切除术前后应采取哪些护理措施？

第十九节　原发性下肢静脉曲张患者的护理

大隐静脉为全身最长的浅静脉，全长70～80cm，起于足背静脉弓内侧端，经内踝前方1cm处上行进入小腿内侧上行，最后汇入股静脉。大隐静脉除沿途收纳小腿和股内侧区的浅静脉外，汇入股静脉前，还收纳了旋髂浅静脉、腹壁浅静脉、阴部外静脉、股内侧浅静脉、股外侧浅静脉这5条静脉属支。大隐静脉全长的管腔内有9～10对静脉瓣，通常两瓣相对，呈袋状，可保证血液向心回流。

正常情况下，下肢浅静脉依靠肌肉收缩及深、浅静脉的交通和静脉瓣的作用防止血液逆流。但是部分人的大隐静脉因先天性管壁薄弱，加之在皮下缺乏有力的支持，如果长期站立或慢性腹压增高，易发生管壁扩张，使静脉瓣关闭功能不全，深、浅静脉血液逆流，致使静脉管壁进一步扩张迂曲，最终导致大隐静脉曲张。

一、概述

原发性下肢静脉曲张是指下肢浅静脉瓣膜关闭不全，使静脉内血液倒流，远端静脉瘀滞，继而病变静脉扩张、变性、出现不规则膨出和扭曲。多发生于体力劳动强度大、从事持久站立工作或久坐少动的人群。

二、病因与发病机制

静脉壁薄弱、静脉瓣膜缺陷及浅静脉内压升高，是引起浅静脉曲张的主要原因。静脉壁薄弱和静脉瓣膜缺陷与遗传因素有关。长期站立、重体力劳动、妊娠、慢性咳嗽、习惯性便秘等后天因素，使瓣膜承受过度的压力，逐渐松弛，不能紧密关闭。循环血量经常超负荷，亦可造成压力升高，静脉扩张，而形成相对性瓣膜关闭不全。当隐股或隐腘静脉连接处的瓣膜遭受到破坏而关闭不全后，就可影响远侧和交通静脉的瓣膜。由于离心愈远的静脉承受的静脉压愈高，因此静脉曲张在小腿部远比大腿部明显。而且病情的远期进展比开始阶段迅速。

三、临床表现

原发性下肢静脉曲张主要发生在大隐静脉，左下肢多见，双下肢可先后发病。

（一）症状

原发性下肢静脉曲张主要表现为长时间站立后患肢小腿感觉沉重、酸胀、乏力。

（二）体征

下肢浅静脉扩张、隆起和迂曲。后期出现足靴区皮肤营养不良、皮肤色素沉着、湿疹和溃疡。

四、治疗要点

（一）非手术治疗

患肢穿医用弹力袜或用弹力绷带使曲张静脉处于萎瘪状态，避免久站、久坐，间歇抬高患肢。非手术治疗仅能改善症状，适用于：①症状轻微又不愿手术者；②妊娠期发病，鉴于分娩后症状有可能消失，可暂行非手术治疗；③手术耐受力极差者。

常用的有硬化剂注射和压迫疗法。利用硬化剂注入排空的曲张静脉后引起的炎症反应使之闭塞。也可作为手术治疗的辅助治疗，处理残留的曲张静脉。硬化剂注入后，局部用纱布卷压迫，自足踝至注射处近侧穿弹力袜或缠绕弹力绷带，立即开始主动活动。大腿部维持压迫 1 周，小腿部压迫 6 周左右。应避免硬化剂渗漏造成组织炎症、坏死或进入深静脉形成血栓。

（三）手术治疗

诊断明确且无禁忌证者都可施行手术治疗，常见的有大隐静脉或小隐静脉高位结扎及主干与曲张静脉剥脱术。已确定交通静脉功能不全的，可选择筋膜外、筋膜下或借助内镜行交通静脉结扎术。近年来应用激光进行静脉闭合手术也较多，远期疗效还待观察。

五、常见护理诊断/问题

（一）活动无耐力

与下肢静脉回流障碍有关。

（二）皮肤完整性受损

与皮肤营养障碍、慢性溃疡有关。

（三）潜在并发症

深静脉血栓形成、小腿曲张静脉破裂出血。

六、护理措施

（一）非手术治疗护理/术前护理

1. 促进下肢静脉回流，改善活动能力

（1）穿弹力袜或使用弹力绷带：指导患者行走时穿弹力袜或使用弹力绷带，促进静脉回流。穿弹力袜时，应平卧并抬高患肢，排空曲张静脉内的血液后再穿，应注意弹力袜的长短、压力及薄厚应符合患者的腿部情况。弹力绷带自下而上包扎，不妨碍关节活动，并注意保持合适的松紧度，以能扪及足背动脉搏动及保持足部正常皮肤温度为宜。

（2）体位：采取良好坐姿，坐时双膝勿交叉过久，以免压迫腘窝，影响静脉回流；休息或卧床时抬高患肢 30°～40°，以利于静脉回流。

（3）避免引起腹内压及静脉压增高的因素：保持大便通畅，避免长时间站立，肥胖者宜有计划地减轻体重。

2. 预防或处理创面感染

观察患肢远端皮肤的温度、颜色，观察是否有肿胀、渗出，局部有无红肿、压痛等感染征象。做好皮肤湿疹和溃疡的治疗及换药，促进创面愈合，预防创面继发感染。

（二）术后护理

1. 病情观察

观察患者有无伤口及皮下渗血、伤后感染等情况，发现异常及时通知医生。

2. 早期活动

患者卧床期间指导其做足部伸屈和旋转运动；术后 24 小时可鼓励患者下地行走，促进下肢静脉血液回流，避免深静脉血栓形成。

3. 保护患肢

活动时，避免外伤引起曲张静脉破裂出血。

（三）健康教育

1. 去除影响下肢静脉回流的因素

指导患者避免使用过紧的腰带和紧身衣物；避免肥胖；平时注意保持良好的坐姿，避免久站和久坐；坐时避免双膝交叉过久。

2. 休息与活动

指导患者休息时适当抬高患肢；指导患者进行适当体育锻炼，增强血管壁弹性。

3. 弹力治疗

告知非手术治疗患者坚持长期使用弹力袜或弹力绷带；手术治疗患者一般术后宜继续使用弹力袜或弹力绷带1～3个月。

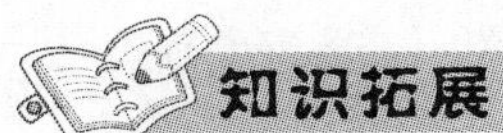

踝泵运动是通过踝关节的运动，像泵一样促进血液循环和淋巴回流。踝泵运动分为屈伸和绕环两组动作。

（一）屈伸动作

患者躺或坐在床上，下肢伸展，大腿放松，缓缓勾起脚尖，尽力使脚尖朝向自己，至最大限度时保持10秒，然后脚尖缓缓下压，至最大限度时保持10秒，然后放松，至此这样一组动作完成。稍作休息后可再次进行下次动作。反复地屈伸踝关节，每个小时练习5分钟，一天练5至8次。

（二）绕环动作

患者躺或坐在床上，下肢伸展，大腿放松，以踝关节为中心，脚掌做360°绕环动作，尽力保持动作幅度最大，使更多的肌肉得到运动。

踝泵运动练习看似简单，但对预防下肢深静脉血栓形成、术后肿胀作用非常大。一般下肢手术麻醉消退之后就可以进行练习（踝关节术后、足部有石膏固定除外）。刚开始练习时用较小的力量，逐渐适应后再增加强度。练习中如感觉疼痛明显，可减少练习的时间、次数。

小贴士

屈伸动作如下图所示：

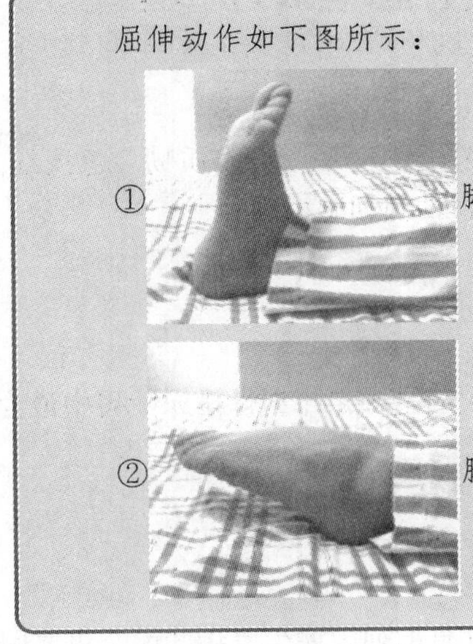

①脚尖向上勾，让脚尖尽量朝向自己，维持10秒。

②脚尖尽量向下压，维持10秒。

案例与思考

李女士，65岁，自行步入病房。主诉左下肢静脉曲张10+年，今日门诊以“左下肢静脉曲张”收入我科。查体：T 36.1℃，P 86次/分，R 20次/分，BP 132/90mmHg，左下肢浅表静脉走行区可见蚯蚓状浅静脉迂曲、扩张，伴左侧小腿色素沉着，未见湿疹及溃疡，局部无压痛，左下肢不肿，胫后动脉、足背动脉搏动正常。超声检查提示：左下肢深静脉未见明显异常。入院后第2天在持硬麻下行左下肢静脉曲张高扎、剥脱术，术后安返病房，患肢用弹力绷带加压包扎对症治疗，术后第4天出院。术后第16天，患者因“左下肢肿痛1周”再次入院。查体：左下肢浅表静脉未见曲张，可见手术疤痕，左小腿稍肿胀，有压痛，皮下有硬结。彩超检查提示：左下肢静脉血栓形成。入院后给予抗凝、对症治疗，患肢肿胀较前消退，疼痛明显减轻，于入院后第8天出院，每周门诊复查凝血试验。

请思考：

(1) 针对该类患者应如何进行术后护理？如何进行出院健康教育？

(2) 针对左下肢静脉血栓形成，应如何预防？抗凝治疗时护理观察要点有哪些？

第二十节　良性前列腺增生患者的护理

前列腺位于膀胱颈和尿生殖膈之间。前列腺形似栗子，重 8～20g，质韧，色淡红。50 岁以上的男性常因调节前列腺的激素失调，而患有良性前列腺增生。

一、概述

良性前列腺增生简称前列腺增生，俗称前列腺肥大，是中老年男性排尿障碍中最为常见的一种良性疾病。

二、病因与发病机制

病因尚未完全清楚。目前公认高龄和有功能的睾丸是前列腺增生发病的两个重要因素，两者缺一不可。发病率随年龄的增长而增加。男性在 45 岁以后，前列腺可有不同程度的增生，多在 50 岁以后出现临床症状。

三、临床表现

前列腺增生的症状取决于梗阻的程度、病变发展速度及是否合并感染等，与前列腺体积大小不成比例。

（一）症状

（1）尿频：尿频是前列腺增生最常见的早期症状，夜间更为明显。

（2）排尿困难：进行性排尿困难是前列腺增生最主要的症状，但发展缓慢。典型表现是排尿迟缓、断续、尿细而无力、射程短、终末滴沥、排尿时间延长。严重者需用力并增加腹压以帮助排尿，常有排尿不尽感。

（3）尿潴留、尿失禁：当尿道梗阻加重到一定程度时，膀胱逼尿肌受损，收缩力减弱，残余尿量逐渐增加，继而发生慢性尿潴留。膀胱过度充盈时，使少量尿液从尿道口溢出，称充盈性尿失禁。

（4）并发症表现：①前列腺增生若合并感染或结石，可有尿频、尿急、尿痛症状；②增生的腺体表面黏膜血管破裂时，可发生不同程度的无痛性肉眼血尿；③长期梗阻可引起严重肾积水、肾功能损害；④长期排尿困难导致腹压增高，还可引起腹股沟疝、内痔或脱肛等。

（二）体征

直肠指检可触及增大的前列腺，表面光滑，质韧，有弹性，边缘清楚，中间沟变浅或消失。

四、治疗要点

（一）非手术治疗

1. 观察等待

若症状较轻，不影响生活与睡眠，一般无需治疗，可观察等待，但需门诊随访。

2. 药物治疗

适用于梗阻症状轻、残余尿量小于 50mL 者。

3. 其他治疗

适用于尿道梗阻较重而又不能耐受手术者，主要包括激光治疗、经尿道气囊高压扩张术等。

（二）手术治疗

排尿梗阻严重、残余尿量大于 60mL，或出现前列腺增生导致的并发症如反复尿潴留、反复泌尿系统感染、膀胱结石，药物治疗效果不佳而身体状况能耐受手术者，应考虑手术治疗。

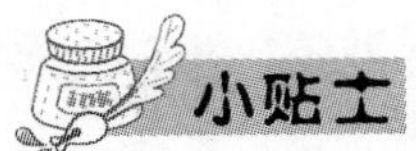

小贴士

经尿道前列腺电切术（TURP）是目前最常用的手术方式。开放手术包括耻骨上经膀胱前列腺切除术和耻骨后前列腺切除术，仅适用于巨大前列腺或合并膀胱结石者。

五、护理评估

（一）术前评估

1. 健康史

评估既往病史。

2. 身体状况

（1）局部：患者排尿困难的程度，夜尿次数，有无血尿、膀胱刺激症状；有无肾积水及程度，肾功能；

（2）全身：重要器官功能及营养状况，患者对手术的耐受性。

3. 心理—社会状况

评估患者是否担心预后，经济承受能力等。

（二）术后评估

评估膀胱引流管是否通畅，膀胱冲洗液的颜色、血尿程度及持续时间；切口愈合情况；是否出现膀胱痉挛；水、电解质平衡情况；有无出血、尿失禁、TUR综合征。

六、常见护理诊断/问题

（一）排尿形态改变

与膀胱出口梗阻有关。

（二）疼痛

与逼尿肌功能不稳定、导尿管刺激、膀胱痉挛有关。

（三）潜在并发症

术后出血、TUR综合征、尿失禁、尿道狭窄。

七、护理目标

（1）患者恢复正常排尿。

（2）患者主诉疼痛减轻或消失。

（3）患者未发生并发症，若发生能够被及时发现和处理。

八、护理措施

（一）非手术治疗的护理/术前护理

1. 心理护理

应理解患者，帮助其更好地适应前列腺增生给生活带来的不便，给患者解释前列腺增生的主要治疗方法，使患者增加对疾病的了解，鼓励患者树立战胜疾病的信心。

2. 急性尿潴留的预防与护理

（1）预防：避免因受凉、过度劳累、饮酒、便秘引起的急性尿潴留。指导患者适当限制饮水，缓解尿频症状，注意液体摄入时间，如夜间和社交活动前限水，但每日的摄入不应少于1500mL；鼓励患者多饮水、勤排尿、不憋尿，避免尿路感染；注意保暖，防止受凉；多摄入粗纤维食物，忌辛辣食物，以防便秘。

（2）护理：有留置导尿管或膀胱造瘘管时做好管道护理。

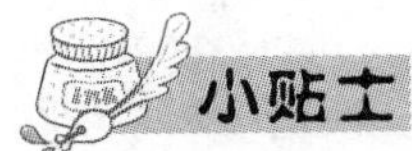

急性尿潴留者应及时留置导尿管引流尿液，恢复膀胱功能，预防肾功能损害。插导尿管时，若普通导尿管不易插入，可选择尖端细而稍弯的前列腺导尿管。如无法插入导尿管，可行耻骨上膀胱穿刺或造瘘以引流尿液。

3. 用药护理

（1）α_1受体阻滞药类：主要不良反应为头晕、直立性低血压，应睡前服用，用药后卧床休息，改变体位时动作慢，以防跌倒，同时与其他降压药分开服用，避免对血压的影响。

（2）5－α还原酶抑制剂：主要不良反应为勃起功能障碍、性欲低下、男性乳房女性化等。起效缓慢，停药后症状易复发，告知患者应坚持长期服药。

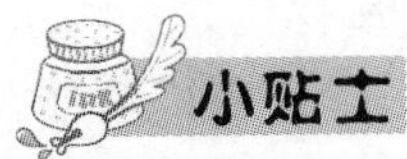

α_1受体阻滞药类，常用的有坦洛新；5－α还原酶抑制剂，常用的有非那雄胺。

4. 安全护理

夜尿频繁者，嘱患者白天多饮水，睡前少饮水，睡前在床边准备便器。如需起床如厕，应有家属或护士陪伴，以防跌倒。

5. 术前准备

（1）前列腺增生患者大多为老年人，常合并慢性病，术前应协助做好心、脑、肝、肺、肾等重要器官功能的检查，评估其对手术的耐受力。

（2）慢性尿潴留者，应先留置导尿管引流尿液，改善肾功能；尿路感染者，应用抗生素控制炎症。

（3）术前指导患者有效咳痰、排痰；术前晚灌肠，防止术后便秘。

（二）术后护理

1. 病情观察

观察患者神志、生命体征、心功能、尿量、尿液颜色和性状等。

2. 饮食护理

术后6小时无恶心、呕吐者，即可进流食。患者宜进食易消化、富含营养与纤维的食物，以防便秘。留置导尿管期间鼓励患者多饮水，至少每日 2000mL，可稀释尿液、冲洗尿路以预防泌尿系统感染。

3. 膀胱冲洗的护理

术后 0.9%氯化钠溶液持续冲洗膀胱 3～7 日，防止血凝块形成致尿管堵塞。护理：①冲洗液温度：控制在 25℃～30℃，预防膀胱痉挛的发生。②冲洗速度：根据尿色而定，色深则快、色浅则慢。③确保通畅：若血凝块堵塞管道致引流不畅，可采取挤捏尿管、加快冲洗速度、施行高压冲洗、调整导管位置等方法；如无效可用注射器吸取无菌 0.9%氯化钠溶液进行反复抽吸冲洗，直至引流通畅。④观察记录：准确记录尿量、冲洗量和排出量，同时观察记录引流液的颜色和性状；术后均有肉眼血尿，随冲洗持续时间的延长，血尿颜色逐渐变浅，若尿液颜色逐渐加深，应警惕有活动性出血，及时通知医生处理。

4. 引流管护理

术后利用导尿管的水囊压迫前列腺窝与膀胱颈，起到局部压迫止血的目的。

（1）导尿管的护理：①妥善固定导尿管：取一粗细合适的无菌小纱布条缠绕导尿管并打一活结置于尿道外口，将纱布结往尿道口轻推，直至压迫尿道外口，注意松紧度合适；将导尿管固定于大腿内侧，稍加牵引，防止因坐起或肢体活动致气囊移位，影响压迫止血效果。②保持通畅：防止导尿管受压、扭曲、折叠、堵塞。③保持会阴部清洁，用碘伏擦洗尿道外口，每日 2 次。

小贴士

下图展示了临床常用导尿管类型，从上至下依次为：双腔硅胶导尿管、双腔导尿管、双腔弯头型导尿管和三腔导尿管。

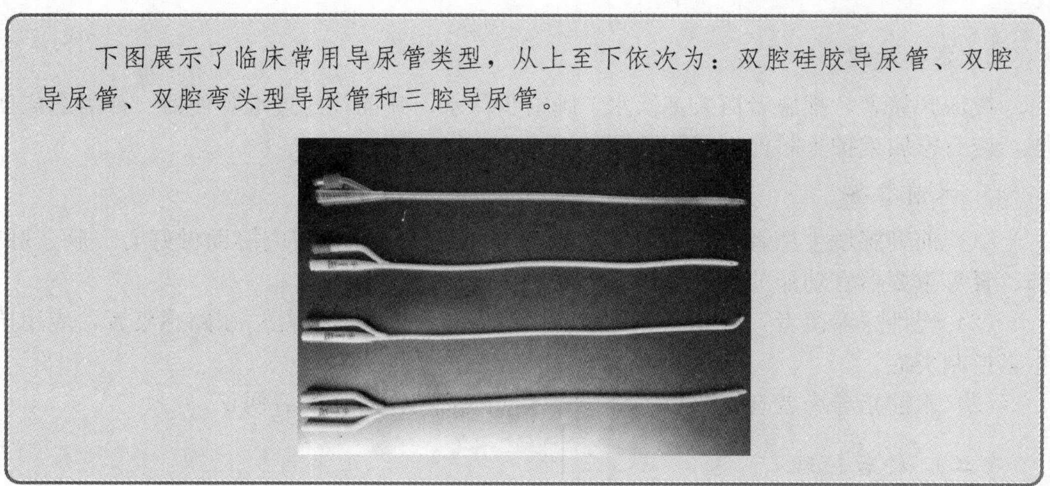

下图展示的是三腔导尿管三个接口的用途。

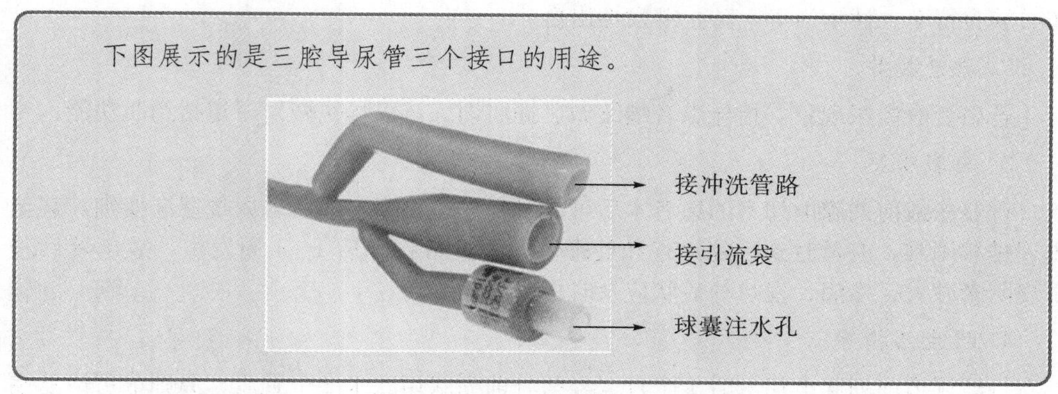

（2）各导管的拔管时间：①经尿道前列腺电切术后 5～7 日尿液颜色清澈，即可拔除导尿管；②耻骨后前列腺切除术留置的引流管于术后 3～4 日，待引流量很少时拔除；③耻骨上经膀胱前列腺切除术后 7～10 日拔除导尿管；③膀胱造瘘管通常于留置 10～14 日后拔除。

5．并发症的护理

（1）膀胱痉挛：前列腺切除术后逼尿肌不稳定、导管刺激、血块堵塞冲洗管等，可引起膀胱痉挛。患者自觉强烈尿意、肛门坠胀、下腹部痉挛，膀胱冲洗速度减慢甚至逆流，冲洗液血色加深，或有尿道及膀胱区疼痛难忍等症状。护理：①及时安慰患者，缓解其紧张、焦虑情绪；②保持膀胱冲洗液温度适宜，可用温热毛巾湿热敷会阴部；③减少气囊内液体；④保持导尿管引流通畅；⑤术后留置硬膜外麻醉导管者，遵医嘱定时注射小剂量吗啡。

（2）TUR 综合征：行经尿道前列腺电切术者因术中大量的冲洗液被吸收，可致血容量急剧增加，出现稀释性低钠血症。患者出现烦躁不安、血压下降、脉搏缓慢等症状，严重者出现肺水肿、脑水肿、心力衰竭等症状，血清钠浓度低于正常水平。护理：①术后应加强病情观察，注意监测电解质变化。②一旦出现 TUR 综合征，立即吸氧，遵医嘱给予利尿药、脱水剂，减慢输液速度；静脉滴注 3%氯化钠溶液纠正低钠；注意保护患者安全，避免坠床、意外拔管等。有脑水肿征象者遵医嘱行降低颅内压治疗。

（3）尿失禁：与尿道括约肌功能受损、膀胱逼尿肌不稳定和膀胱出口梗阻等因素有关。表现为拔导尿管后尿液随意流出。术后尿失禁多为暂时性，可指导患者行盆底肌训练。

（4）出血：术后保持排便通畅，避免用力排便时腹压增高引起出血；术后早期禁止灌肠或肛管排气，避免刺激前列腺窝引起出血。

（5）尿道狭窄：属远期并发症，与尿道瘢痕形成有关。定期检查残余尿量，必要时行尿道扩张术或尿道狭窄切除术。

（三）健康教育

1．生活指导

指导患者于前列腺切除术后 1～2 个月内避免久坐、提重物，避免剧烈活动，如跑步、骑自行车、性生活等，防止继发性出血。

2. 康复指导

若患者有溢尿现象，指导患者继续做肛提肌训练，以尽快恢复尿道括约肌功能。

3. 自我观察

行经尿道前列腺电切术的患者术后可能发生尿道狭窄。术后若尿线逐渐变细，甚至出现排尿困难，应及时到医院检查和处理。附睾炎常在术后 1～4 周发生，故出院后若出现阴囊肿大、疼痛、发热等症状应及时去医院就诊。

4. 性生活指导

行经尿道前列腺电切术后 1 个月、经膀胱前列腺切除术 2 个月后，原则上可恢复性生活。前列腺切除术后常会出现逆行射精，但不影响性行为。少数患者可出现阳痿，可先采取心理治疗，同时查明原因，再进行针对性治疗。

5. 定期复查

定期做尿流动力学、前列腺 B 超检查，复查尿流率及残余尿量。

知识拓展

早期盆底肌训练可有效防治经尿道前列腺电切术后尿失禁。

盆底肌训练方法：可在坐位、站立位、卧位时进行。①缓慢收缩法：首先放松大腿、臀部和下腹部肌肉；集中注意力，慢慢向上收紧和提升尿道周围肌肉和肛门括约肌，尽可能把盆底肌肉收紧，维持收缩 10 秒，然后慢慢放松、休息 10 秒，然后再重复运动。每组运动包括收缩和放松盆底肌肉。每天至少 50 次。②快速收缩法：合并膀胱过度活动症的患者，感到尿急时做快速收缩，可减轻尿急的感觉；收缩 1 秒，放松 1 秒，循环 10 次。盆底肌训练需坚持至少 3 个月才能奏效。

案例与思考

李先生，72 岁，良性前列腺增生，在硬膜外麻醉下行经尿道前列腺电切术。术后第 1 天，患者述尿道烧灼感，强烈便意，见持续膀胱冲洗液逆流。

请思考：

（1）该患者出现了哪种并发症？发生的可能原因有哪些？

（2）该如何预防和处理该并发症？

第二十一节　上尿路结石患者的护理

肾贴附于脊柱两侧的腹后壁，为腹膜外位器官。右肾上端平第 12 胸椎上缘，下端平第3腰椎；左肾上端平第11胸椎，下端平第2腰椎。因受肝的挤压，右肾低于左肾1～2cm。

输尿管是位于腹膜外的肌性管道；平第2腰椎上缘；起自肾盂末端，终于膀胱；长20～30cm，管径平均0.5～1.0cm；有3个生理性狭窄：第1个狭窄在肾盂与输尿管的移行处，直径约为0.2cm，第2个狭窄在跨越髂血管处，直径约0.3cm，第3个狭窄在进入膀胱壁内处，狭窄部是尿路结石易嵌顿处。

一、概述

上尿路结石指肾结石和输尿管结石，以单侧多见，双侧约占10%。我国泌尿系统结石患病率为1%～5%，好发年龄为30～50岁。

二、病因与发病机制

影响结石形成的因素有很多，年龄、性别、种族、遗传、环境因素、饮食习惯和职业对结石的形成影响很大。身体的代谢异常、尿路的梗阻、感染、异物和药物的使用是结石形成的常见病因。重视和解决这些问题，能够减少结石的形成和复发。

三、临床表现

（一）疼痛

肾结石可引起肾区疼痛伴肋脊角叩击痛。肾盂内大结石可无明显临床症状，活动后出现上腹或腰部钝痛。输尿管结石可引起肾绞痛或输尿管绞痛，典型的表现为阵发性腰部或上腹部疼痛，剧烈难忍，并沿输尿管行径放射至同侧腹股沟，还可涉及同侧睾丸或阴唇。结石处于输尿管膀胱壁段或输尿管口，可伴有膀胱刺激症状及尿道和阴茎头部放射痛。肾绞痛常见于结石活动并引起输尿管梗阻的情况。

（二）血尿

通常为镜下血尿，少数患者可见肉眼血尿。有时活动后出现镜下血尿是上尿路结石的唯一临床表现。

（三）膀胱刺激症状

结石伴感染或输尿管膀胱壁段结石时，可有尿频、尿急、尿痛的症状。

（四）排石

少数患者可自行排出细小结石，是尿石症的有力证据。

（五）感染

结石继发急性肾盂肾炎或肾积脓时，可有发热、畏寒等全身症状。

四、辅助检查

（一）超声检查

超声检查是肾结石重要的筛查手段，能显示结石的特殊声影，可发现平片不能显示的小结石和透X线结石，还能显示肾积水和肾实质萎缩情况。

（二）CT检查

平扫CT检查能发现较小结石，包括透X线结石。

五、治疗要点

（一）非手术治疗

非手术治疗适用于结石小于0.6cm、表面光滑、无尿路梗阻、无感染的纯尿酸或胱氨酸结石患者。直径小于0.4cm、表面光滑的结石，90%能自行排出。

1. 水化疗法

保持每日饮水2500～3000mL，每日尿量在2000mL以上。大量饮水配合适当的运动有利于小结石的排出，可延缓结石的增长和避免手术后结石的复发。

2. 药物治疗

药物溶石、控制感染、解痉镇痛。

（三）手术治疗

手术治疗包括体外冲击波碎石、内镜取石或碎石术、开放手术。

六、护理评估

（一）术前评估

1. 健康史

评估患者的年龄、性别、职业、居住地、生活环境、饮食特点及饮水习惯；既往有无结石史，有无代谢和遗传性疾病，有无泌尿系统感染、梗阻性疾病，有无甲状旁腺功能亢进、痛风、肾小管酸中毒、长期卧床病史；止痛药物的使用情况。

2. 身体状况

（1）局部：评估疼痛的部位和程度，血尿的特点，肾绞痛的发作情况，排尿情况和尿石的排出情况。

（2）全身：评估患者营养状态，有无继发感染。

（3）辅助检查：评估实验室检查结果有无提示代谢异常或肾功能受损，影像学检查有无异常发现。

3. 心理一社会状况

评估患者是否担心上尿路结石的预后；是否了解该病的预防治疗方法。

（二）术后评估

1. 术中情况

评估患者手术、麻醉方式与效果，术中出血、补液、输血情况。

2. 身体情况

评估生命体征是否平稳；患者是否清醒；伤口敷料有无渗血、渗液；引流是否通畅，引流物的颜色与性状；治疗效果：尿路梗阻解除程度，结石排出情况；并发症发生情况：有无尿路感染、出血、“石街”形成等并发症。

3. 心理一社会状况

评估患者是否存在焦虑情绪，是否配合术后治疗和护理等。

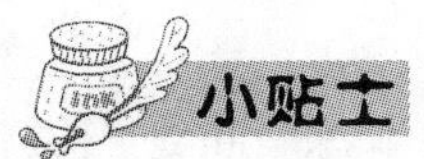

“石街”

原因：体外冲击波碎石术后大量碎石屑进入输尿管内堆积形成结石串，即所谓“石街”。

表现：腰痛或不适。如果“石街”形成2周后不及时处理，肾功能恢复将会受到影响。

处理：较大的肾结石进行体外冲击波碎石之前常规留置双“J”管；无感染的“石街”患者可继续用体外冲击波碎石。

七、常见护理诊断/问题

（一）急性疼痛

与结石刺激引起的炎症、损伤及平滑肌痉挛有关。

（二）知识缺乏

缺乏预防尿石症的知识。

（三）潜在并发症

感染、“石街”形成。

八、护理目标

（1）患者自述疼痛减轻，舒适感增强。
（2）患者能够复述上尿路结石的预防知识，并采取有利于结石预防的生活方式。
（3）未发生并发症，或并发症得到及时发现与处理。

九、护理措施

（一）非手术治疗的护理

1. 缓解疼痛

嘱患者卧床休息，局部热敷；指导患者做深呼吸、放松以减轻疼痛。遵医嘱应用解痉止痛药物，并观察疼痛的缓解情况。

2. 饮水与活动

大量饮水可稀释尿液、预防感染、促进排石。在病情允许的情况下，患者可适当做一些跳跃运动或经常改变体位，以利于结石排出。

3. 观察病情

观察尿液颜色与性状、体温及尿液检查结果，及早发现感染征象。观察结石排出情况，做结石成分分析，以指导结石治疗与预防。

（二）体外冲击波碎石的护理

1. 术前护理

（1）心理护理：向患者及其家属解释体外冲击波碎石的方法、碎石效果及配合要求，解除患者的顾虑。

（2）术前准备：术前 3 日忌食产气的食物，术前 1 日口服缓泻药，术日晨禁食；教患者练习手术配合体位、固定体位，以确保碎石定位的准确性；术晨行泌尿系统 X 线平片复查，了解结石是否移位或排出，复查后用平车接送患者，以免结石因活动再次移位。

2. 术后护理

（1）鼓励患者多饮水：每日饮水 2500～3000mL，促进排石。

(2) 采取有效运动和体位促进排石：术后卧床休息6小时；若患者无全身反应及明显疼痛，适当活动、变换体位。

(3) 观察病情：严密观察和记录碎石后排尿及排石情况。可用纱布过滤尿液，收集结石碎渣做成分分析；定时拍摄X线平片观察结石排出情况。

(4) 并发症的护理：①血尿：多数患者会出现暂时性肉眼血尿，一般无需特殊处理。②发热：感染性结石患者，遵医嘱应用抗生素，高热者采取降温措施。③疼痛：结石碎片或颗粒排出可引起肾绞痛，遵医嘱给予解痉止痛等处理。④"石街"的形成：是常见且较严重的并发症之一，要做好护理工作。

(三) 输尿管镜取石或钬激光碎石术的护理

1. 术前护理

(1) 心理护理。

(2) 控制感染。

(3) 术前准备。

2. 术后护理

(1) 观察病情：观察患者生命体征，尿液颜色和性状。

(2) 双"J"管：碎石术后于输尿管内放置双"J"管，可起到内引流、内支架的作用，还可扩张输尿管，有助于小结石的排出，防止输尿管内"石街"形成。护理：①术后指导患者尽早取半卧位，多饮水、勤排尿，避免膀胱过度充盈引起尿液反流；②鼓励患者早期下床活动，避免活动不当（如剧烈活动、过度弯腰、突然下蹲等）引起双"J"管滑脱或上下移位；③双"J"管一般留置4～6周，经B超或腹部摄片复查确定无结石残留后，膀胱镜下取出双"J"管。

(四) 健康教育

1. 上尿路结石的预防

(1) 嘱患者大量饮水。

(2) 饮食指导：告知含钙结石者应合理摄入钙量，适当减少食用牛奶、奶制品、豆制品、巧克力、坚果等含钙量高的食物；草酸盐结石者，限制食用浓茶、菠菜、番茄、芦笋、花生等食物；尿酸结石者，不宜食用含嘌呤高的食物，如动物内脏、豆制品、啤酒，避免大量摄入动物蛋白、精制糖和动物脂肪。

食物疗法是预防性治疗代谢性结石的重要措施。对于含钙的泌尿系统结石，以往临床上大多强调低钙饮食，然而摄钙不足也可增加草酸钙结石生成的危险。其原理是：钙可与肠道内食物中的草酸结合，形成不溶性草酸钙并随粪便排出体外。但当饮食中的钙过低时，肠道内游离的草酸将被大量吸收，经尿液排泄时与尿钙结合，反而会导致尿草酸钙过饱和。人体正常需钙量为800mg/d，而国内城乡居民的日摄钙量普遍偏低，平均为405mg/d，已相当于临床上的重度限钙水平。因此摄入正常钙质含量的饮食，限制动物蛋白和钠盐的摄入较传统的强调低钙饮食具有更好的预防结石作用。推荐吸收性高钙尿症患者摄入低钙饮食，不推荐其他患者摄入低钙饮食。

（3）药物预防：草酸盐结石者，可口服维生素B6以减少草酸盐排出，口服氧化镁以增加尿中草酸溶解度。尿酸结石者，可口服别嘌醇和碳酸氢钠，以抑制结石形成。

（4）特殊性预防：伴甲状旁腺功能亢进者，必须摘除腺瘤或增生组织。鼓励长期卧床者多活动，防止骨脱钙，减少尿钙排出。尽早解除尿路梗阻、感染、异物等因素。

2. 双“J”管的自我观察与护理

部分患者行碎石术后带双“J”管出院，期间若出现排尿疼痛、尿频、血尿，多为双“J”管膀胱端刺激所致，一般多饮水和对症处理后可缓解。嘱患者术后4周回院复查并拔除双“J”管。

3. 复查

定期行X线或B超检查，观察有无残余结石或结石复发。若出现腰痛、血尿等症状，及时就诊。

案例与思考

于先生体检时，超声检查示右肾内有一大小为1cm×1.2cm的结石，进一步检查，静脉肾盂造影示肾功能正常，双侧输尿管通畅。考虑“右肾结石”。

请思考：

（1）该患者目前最适宜的治疗是什么？

（2）目前主要护理措施有哪些？

（3）如何预防本病的发生？

第二十二节　骨科患者的一般护理

骨科疾病，包括骨及关节损伤、退行性改变、感染、肿瘤等。复位、固定、功能锻炼作为骨关节损伤的三大治疗原则，需要与护理密切配合才能起到应有的效果。

一、牵引术

（一）概述

牵引术是骨科常用的治疗方法，是利用牵引力和反牵引力作用于骨折部位，达到复位或维持复位固定的治疗方法。

（二）目的

（1）患肢制动，减少局部刺激，减轻局部炎症扩散。解除肌肉痉挛，改善静脉回流，消除肢体肿胀，为手术创造条件。

（2）稳定骨折断端，有止痛和便于骨折愈合的作用。

（3）保持肢体功能位，便于关节活动，防止肌肉萎缩。

（三）分类

1. 皮牵引

皮牵引又称间接牵引，将牵引带包裹在患侧皮肤上，利用其与皮肤的摩擦力，通过滑轮装置及肌肉在骨骼上的附着点，将牵引力传到骨骼，多用于四肢牵引。该方法无创、简单易行，但牵引重量小，一般不超过 5kg，牵引时间为 2～4 周。

2. 骨牵引

骨牵引又称直接牵引，是将不锈钢针穿入骨骼的坚硬部位，通过牵引钢针直接牵引骨骼，常应用于颈椎骨折或脱位、肢体开放性骨折及肌肉丰富处骨折。该方法牵引力量大，持续时间长，可达 2～3 个月。骨牵引属于有创牵引方式，故可能发生感染。

3. 兜带牵引

兜带牵引是利用布带或海绵兜带兜住身体突出部位施加牵引力，有枕颌带牵引、骨盆水平牵引、骨盆悬吊牵引。

以下三幅图展示的分别是皮牵引、骨牵引和兜带牵引。

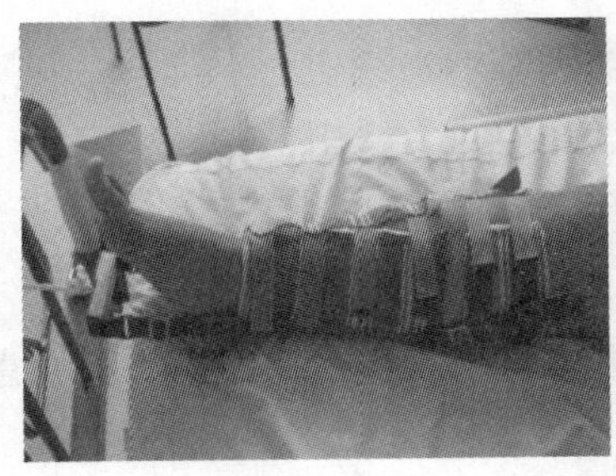
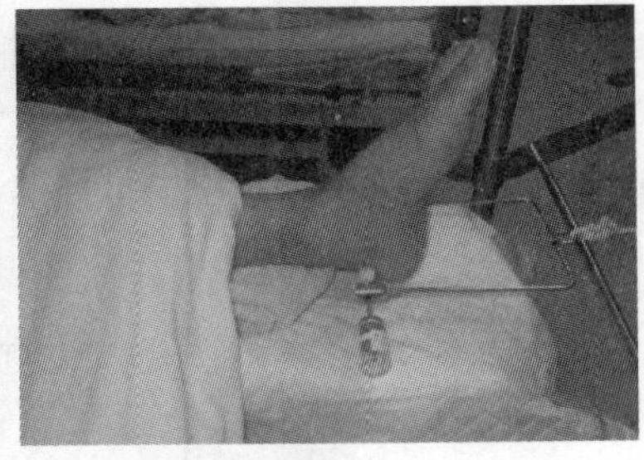
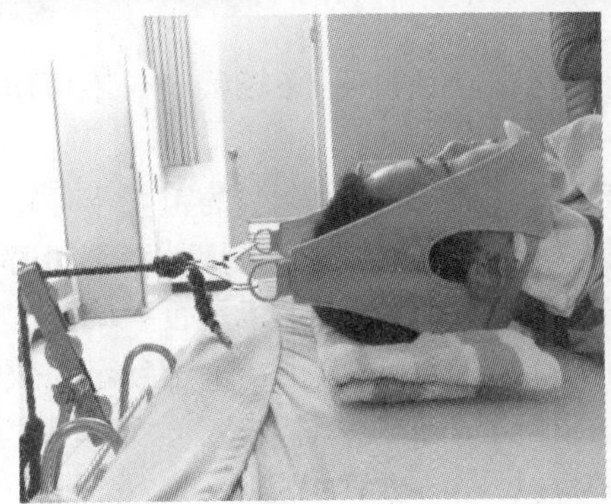

颅骨牵引适用于颈椎骨折、颈椎脱位的患者，牵引重量不超过10kg。

股骨髁上牵引适用于髋关节脱位、骨盆骨折，牵引重量为体重的1/8～1/6。

胫骨结节牵引适用于股骨骨折，牵引重量一般为体重的1/10～1/7。

跟骨牵引适用于胫腓骨及内外踝骨折，牵引重量一般为体重的1/15～1/10。

枕颌带牵引的牵引重量一般不超过3kg。

牵引时，可以在颈后垫一小软枕，增加患者舒适度。定期检查下颌，枕后，尤其是男性的喉结处，以防发生压疮。

（四）护理措施

1. 操作前准备

（1）做好解释工作：向患者及其家属解释牵引的意义、目的、步骤及注意事项，取得配合。

（2）局部准备：被牵引的肢体局部皮肤必须用肥皂和清水擦洗干净，去除油污。颅骨牵引时，应剃除全部头发。

（3）了解药物过敏史：行骨牵引前应询问患者药物过敏史。

（4）体位准备：帮助患者取合适体位，配合医生进行牵引。

（5）用物准备：根据牵引方式，准备牵引用物。

2. 牵引期间护理

（1）生活护理：协助患者满足正常生理需要，如协助洗头、擦浴，教会患者床上使用拉手、使用便盆等。

（2）保持有效的牵引：

①牵引绳不可脱离滑轮并要与患肢在一条轴线上，不可用物压在牵引绳上，以免牵引力被分散。

②牵引时应保持重锤悬空，滑轮灵活，牵引的重量不可随意加减或移去。

③保持反牵引力：颅骨牵引时，应抬高床头；下肢牵引时，抬高床尾15～30cm。

④注意皮牵引时胶布绷带有无松脱，扩张板是否正确。

⑤下肢牵引时，患者躯干伸直、骨盆放正，以达到牵引效果。

注意预防下述情况发生而使牵引失去作用：a. 下肢牵引者足部抵住床尾栏杆；b. 牵引绳过长，牵引砣掉在地上；c. 患者坐起。

（3）维持有效血液循环：皮牵引时，密切观察患者患肢末梢血液循环情况。检查局部包扎有无过紧，牵引重量是否过大。若局部出现青紫、肿胀、发冷、麻木、疼痛、运动障碍以及脉搏细弱，应详细检查、分析原因并通知医生。

（4）局部皮肤护理：注意观察皮牵引患者胶布边缘皮肤有无破损、水疱等。若有水疱，可用注射器抽吸并给予换药，若水疱面积较大，应立即去除胶布，暂停牵引或更换其他牵引方法。在可能发生压疮的部位放置棉圈、减压贴等，保持床单元清洁、干燥，定时翻身，并观察受压皮肤情况。

（5）并发症的观察和护理：

①血管和神经损伤：骨牵引后密切观察创口敷料的渗血情况、肢体末梢的血运、患者生命体征及肢体活动情况。颅骨牵引者还可能因为牵引针插入太深引起颅内出血，因此应关注患者的意识状态、有无神经系统异常等；当颅骨牵引过度时还可能损伤舌下神经、臂丛神经等，表现出吞咽困难、一侧上肢麻木等。

②牵引针眼感染：保持局部清洁、干燥，切勿去除针孔处干痂，使其形成保护层。避免牵引针活动移位，牵引针两头套上胶盖小瓶，针眼处每日用75%乙醇消毒两次。发生牵引针移位时，切不可随手将牵引针推回，应通知医生，局部消毒后再行调整。如发生感染，应拔去钢针，更换牵引。

③足下垂：当病者出现足背伸无力、小腿外侧和足背感觉麻木或消失时，高度警惕腓总神经损伤的可能。因此在行下肢牵引时，防止肢体外旋，在膝外侧垫棉垫，防止压迫腓总神经，并且指导患者主动活动踝关节，穿防旋鞋，保护踝关节功能位。

下图表示足下垂。

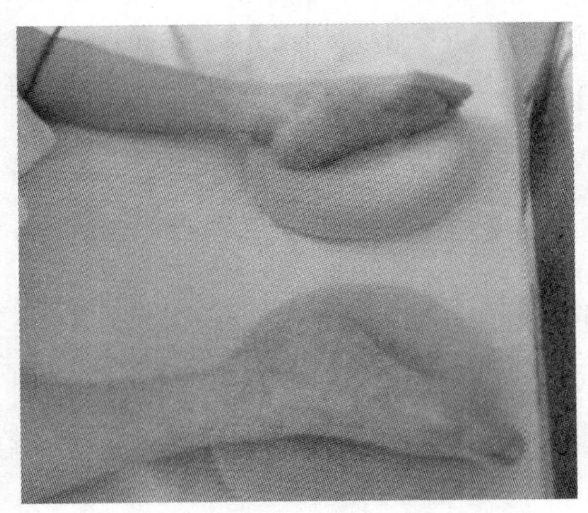

下图表示足下垂的丁字鞋疗法。

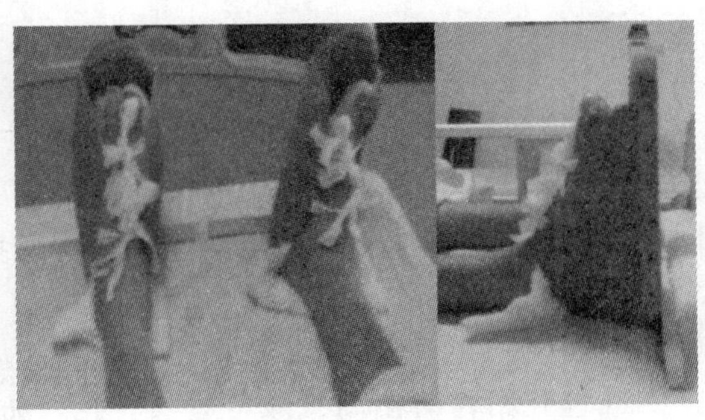

足下垂是指因神经损伤、长期废用或外界的长久压迫等引起足背屈以及内、外翻不能或严重受限的症状。

预防：当患者只能卧床时，无论平卧还是侧卧都不能让足悬空。需要在足部垫一软枕，还要避免重物压迫。睡眠时可用丁字鞋疗法。

④其他：由于长期卧床，患者还可能出现坠积性肺炎、压疮、泌尿系统感染、深静脉血栓、废用综合征等并发症，应注意预防，加强病情观察并及时处理。

二、石膏绷带固定术

（一）概述

石膏绷带是常用的外固定材料之一，是利用无水硫酸钙吸水后的强塑性制造骨科所需要的石膏模型，达到固定骨折、制动肢体等治疗目的的一种材料。它具有价格便宜、使用方便、便于搬运、无需经常更换和便于调整的优势。其缺点是较沉重，透气性差及X射线透光性差。

（二）护理措施

1. 操作前准备

（1）做好解释工作：向患者及其家属说明石膏固定的必要性。解释操作过程中石膏散热属正常现象，并告知患者肢体关节必须固定在功能位或所需的特殊体位，中途不能随意变动。

（2）皮肤的护理：清洁肢体皮肤，但不需要剃毛。若有伤口则用无菌纱布、棉垫覆盖伤口，避免使用绷带环绕包扎或粘贴橡皮胶。

（3）用物准备：石膏绷带、35℃～45℃温水、剪刀、衬垫等。

2. 石膏固定期间的护理

（1）石膏固定前：

①加快干固：石膏一般自然风干，从硬固到完全干固需24～72小时。若要加快干固可采用提高室温、烘干等方法。

②搬运：搬运及翻身时，用手掌平托石膏固定的肢体，切忌抓捏，以免留下指凹点，导致干固后形成局部压迫。

③体位：卧硬板床，用软枕妥善垫好石膏。患者在石膏固定后8小时内勿翻身，8～10小时后协助翻身。四肢包扎石膏时抬高患肢，适当支托以防止肢体肿胀及出血；行石膏背心及人字形石膏固定者，勿在头及肩下垫枕，避免胸腹部受压；下肢石膏应防

足下垂及足外旋。

④保暖：寒冷季节注意保暖。未干固的石膏覆盖毛毯时应用支架托起。

（2）石膏干固后：

①保持清洁、干燥：勿污染及弄湿石膏。石膏污染后用少量洗涤剂擦拭，清洁后立即擦干。

②保持有效固定：行石膏管型固定者，因肢体肿胀消退或肌萎缩可导致原石膏失去固定作用，必要时应更换。

③并发症的护理：

a. 骨筋膜综合征：固定肢体肿胀严重、剧痛，患者皮肤苍白、冷厥，感觉麻木，足背动脉或桡动脉搏动减弱。石膏固定的宽松适度，不宜过紧，必要时应立即拆除石膏，应根据情况行肢体切开减压。

b. 压疮：行石膏固定术的患者多需长期卧床，故容易发生骨突部位的压疮。应保持床单位清洁、干燥，定时翻身，避免剪切力、摩擦力等造成损伤。

c. 化脓性皮炎：多因石膏塑形不好，石膏未干固时搬运或放置不当导致石膏变形；部分患者可能带衣物伸入石膏内搔抓皮肤，导致局部皮肤破损，形成水疱溃疡后，未及时处理，变成化脓性皮炎，持续疼痛，有恶臭，有脓性分泌物，此时应及时开窗检查并处理。

d. 石膏综合征：部分行躯干石膏固定的患者可能出现以急性胃扩张及全身不适为主的一系列病理表现，如腹胀、腹痛、恶心、呕吐、瘙痒等不适。因此缠绕石膏时不宜过紧，且上腹部应充分开窗；调节室内温度约25℃，湿度50%～60%；嘱患者少食多餐，避免多食产气多的食物。发生轻度症状时可通过调整饮食、充分开窗进行处理；严重者应立即拆除石膏，并行胃肠减压、补液等对症治疗。

e. 废用综合征：由于肢体长期固定、缺乏功能锻炼，导致肌萎缩；同时大量钙盐逸出骨骼可致骨质疏松；关节内纤维粘连可致关节僵硬。因此石膏固定期间，应加强肢体的功能锻炼。

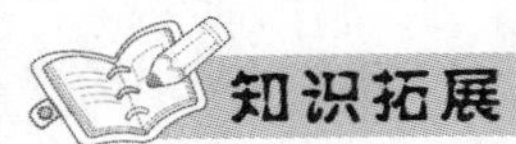

知识拓展

（一）骨筋膜室综合征

骨筋膜室综合征是骨筋膜室内的肌肉、神经因急性缺血、缺氧而产生的一系列症状和体征。多见于前臂和小腿，若不能得到及时发现和处理，将引起肢体坏死，造成终身残疾，甚至危及患者生命。

骨筋膜室综合征发展较快，一般在受伤24小时内出现，主要的临床表现为“5P”症：即皮肤苍白或大理石花纹（pallor）、感觉异常（paresthesias）、无脉（pulseless）、麻木（paralysis）及由剧烈疼痛转为无痛（pain）。疼痛是在拉伸骨筋膜室时产生并加重，往往发生在早期。这种疼痛往往是一种深在的、持续的准确定位的疼痛，疼痛程度有时与损伤程度不成比例。感觉异常（如针刺感）也是其常见的典型症状，是皮神经受累的表现。触诊时可感觉到受累骨筋膜室张力升高明显。

一旦确诊应及时切开减压。切开减压后，血液循环得到改善，大量坏死组织的代谢产物和毒物进入血液循环，应积极防治休克、失水、高钾血症、肾衰竭、酸中毒等严重并发症，必要时应行截止术以抢救患者生命。

（二）压力性损伤——2016年美国国家压疮咨询委员会更新的定义及分期

1. 定义

压力性损伤是指位于骨隆突处、医疗或其他器械下的皮肤和（或）软组织的局部损伤，可表现为皮肤完整性受损或开放性溃疡，可能会伴疼痛感。损伤是由于强烈和（或）长期存在的压力或压力联合剪切力所致。软组织对压力和剪切力的耐受性可能会受到微环境、营养、灌注、并发症以及软组织情况的影响。

2. 分期

（1）1期压力性损伤：皮肤完整，指压不变白的红斑。

局部皮肤完好，出现压之不变白的红斑，深色皮肤表现可能不同；指压变白红斑或者感觉、皮肤温度、硬度的改变可能比观察到皮肤改变更先出现。此期的颜色改变不包括紫色或栗色变化，因为这些颜色变化提示可能存在深部组织损伤。

（2）2期压力性损伤：部分皮肤缺失伴真皮层暴露。

伤口创有活性、呈粉色或红色、湿润，也可表现为完整的或破损的浆液性水疱。脂肪及深部组织未暴露。无肉芽组织、腐肉、焦痂。该期损伤往往是由于骨盆皮肤微环境被破坏和受到剪切力，以及足跟受到剪切力导致。该分期不能用于描述潮湿相关性皮肤损伤，比如失禁性皮炎、皱褶处皮炎，以及医疗黏胶相关性皮肤损伤或者创伤伤口（皮肤撕脱伤、烧伤、擦伤）。

（3）3期压力性损伤：全层皮肤缺失。

全层皮肤缺失，常常可见脂肪、肉芽组织和边缘内卷。可见腐肉和（或）焦痂。不同解剖位置的组织损伤的深度存在差异；脂肪丰富的区域会发展成深部伤口。可能会出现潜行或窦道。无筋膜、肌肉、肌腱、韧带、软骨和（或）骨暴露。如果腐肉或焦痂掩盖组织缺损的深度，则为不可分期压力性损伤。

（4）4期压力性损伤：全层皮肤和组织缺失。

全层皮肤和组织缺失，可见或可直接触及筋膜、肌肉、肌腱、韧带、软骨或骨头。可见腐肉和（或）焦痂。常常会出现边缘内卷，窦道和（或）潜行。不同解剖位置的组织损伤的深度存在差异。如果腐肉或焦痂掩盖组织缺损的深度，则为不可分期压力性损伤。

（5）不可分期压力性损伤：全层皮肤和组织缺失，损伤程度被掩盖。

全层皮肤和组织缺失，由于被腐肉和（或）焦痂掩盖，不能确认组织缺失的程度。只有去除足够的腐肉和（或）焦痂，才能判断损伤是3期还是4期。缺血肢端或足跟的稳定型焦痂（表现为干燥、紧密粘附，完整无红斑和波动感）不应去除。

（6）深部组织损伤：持续的指压不变白，颜色为深红色、栗色或紫色。

完整或破损的局部皮肤出现持续的指压不变白，深红色、栗色或紫色，或表皮分离呈现黑色的伤口创或充血水疱。疼痛和温度变化通常先于颜色改变出现。深色皮肤的颜色表现可能不同。这种损伤是由于强烈和（或）长期的压力和剪切力作用于骨骼和肌肉交界面导致。该期伤口可迅速发展，暴露组织缺失的实际程度，也可能溶解而不出现组织缺失。如果可见坏死组织、皮下组织、肉芽组织、筋膜、肌肉或其他深层结构，说明这是全皮层的压力性损伤。

（7）附加压力性损伤定义：

①医疗器械相关性压力性损伤：是指由于使用用于诊断或治疗的医疗器械而导致的压力性损伤，损伤部位形状通常与医疗器械形状一致。这一类损伤可以根据上述分期系统进行分期。

②黏膜压力性损伤：由于使用医疗器械导致相应部位黏膜处出现的压力性损伤。由于这些损伤组织的解剖特点，这一类损伤无法进行分期。

第二十三节　肱骨干骨折患者的护理

肱骨是上肢最大的管状骨，分为肱骨体及上下两端。上端与体交界处稍细，称外科颈，是肱骨头骨松质和肱骨干骨皮质交界的部位，较易发生骨折。肱骨体后面中部有一自内上斜向外下的浅沟，称桡神经沟，桡神经和肱深动脉沿此沟经过，肱骨中部骨折可能伤及桡神经。下端与体交界处，即肱骨内、外上髁稍上方，骨质较薄弱，受暴力可发生肱骨髁上骨折。

骨折特有体征：（1）畸形；（2）反常活动；（3）骨擦音或骨擦感。具有以上三种特有体征之一即可诊断为骨折。但是，三者都不出现不能排除骨折，如裂缝骨折和嵌插骨折。

一、概述

肱骨干骨折是发生在肱骨外科颈下 1～2cm 至肱骨髁上方 2cm 段内的骨折。常见于青壮年，好发于中部，其次为下部，上部最少，中下 1/3 骨折易合并桡神经损伤。

二、病因

（一）直接暴力

常发生于交通事故及工伤事故，多见于中 1/3，多为粉碎骨折或横行骨折 。

（二）间接暴力

跌倒时因手掌或肘部着地所致，多见于下 1/3，骨折线为斜形或螺旋形。

（三）旋转暴力

常发生于新兵投掷训练中，好发于中下 1/3，骨折线为螺旋形。

三、临床表现

骨折后局部肿胀、疼痛，上臂短缩或成角畸形，上臂活动受限。局部压痛，有异常活动及骨擦音。合并桡神经损伤时，出现垂腕、伸拇及伸掌指关节功能丧失，手背桡侧皮肤感觉麻木等症状。

小贴士

下图为桡神经损伤时，腕及手指功能受限图示。

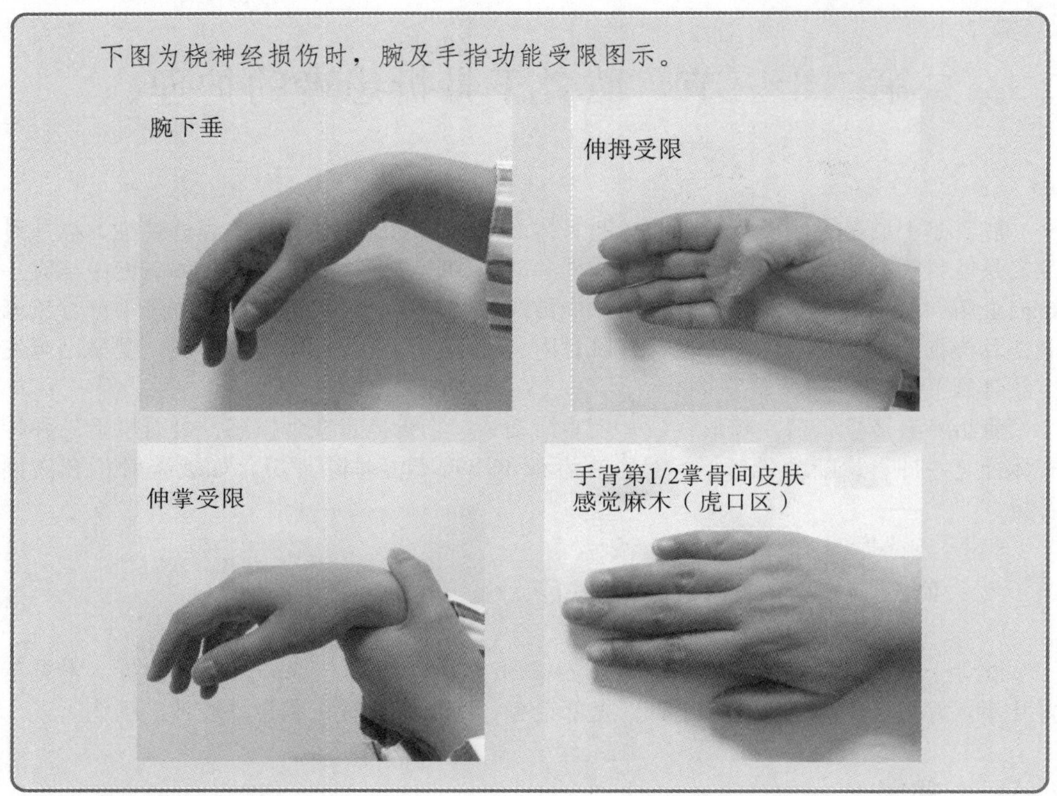

四、治疗要点

（1）无移位的肱骨干骨折，可用夹板或石膏固定 3～4 周。
（2）手法复位和夹板外固定：有移位的骨折则通过手法复位和夹板外固定。
（3）切开复位内固定：手法复位失败或有神经血管损伤者行切开复位内固定。

骨折治疗的三大原则：复位、固定、功能锻炼。

五、护理评估

（1）评估患者受伤史、年龄、既往史，外力的方式、程度，估计伤情。
（2）评估伤肢有无畸形，末梢血运、感觉和运动情况；是否并发血管神经损伤。
（3）评估伤肢影像学资料等。
（4）评估患者对骨折治疗的认识及心理反应。

六、护理诊断

（一）疼痛

与骨折部位神经损伤、软组织损伤、水肿等有关。

（二）躯体活动障碍

与骨折、牵引或石膏固定有关。

（三）潜在并发症

骨筋膜室综合征、静脉血栓栓塞症、关节僵硬。

（四）有外周神经血管功能障碍的危险

与骨和软组织损伤、外固定不当有关。

七、护理目标

（1）患者主诉骨折部位疼痛减轻或消失。
（2）患者能够在不影响牵引或固定的情况下有效移动。
（3）患者未出现并发症，或并发症得到及时发现和处理。
（4）患肢末端维持正常的组织灌注，皮肤温度和颜色正常，末梢动脉搏动有力，感觉正常。

八、护理措施

（一）疼痛护理

（1）注意观察疼痛的性质，确认疼痛的原因。

（2）术后所有治疗和护理操作动作尽量轻柔，避免疼痛刺激。

（3）与患者沟通，说明紧张情绪与疼痛的关系，采用精神分散法等缓解疼痛，增强患者对疼痛的耐受力。

（4）及时遵医嘱给予止痛镇静药，减少刺激，防止病情加重。

（二）心理护理

患者因意外和患肢疼痛，易产生恐惧和紧张，应以温和的语言安慰患者，取得患者的信任，争取配合。讲解疾病的相关知识，介绍以往的成功案例，安慰患者以消除患者及其家属的担忧。

（三）观察病情

（1）密切观察肢端颜色、温度、毛细血管充盈度、脉搏、疼痛性质，若出现高度肿胀，有水疱，手指发凉，感觉异常，被动伸指剧痛，桡动脉搏动减弱或消失等前臂缺血表现，应立即通知医生。

（2）抬高患肢 15°～30°，以利于静脉血、淋巴液回流，减轻疼痛和肿胀。

（3）定时检查夹板或石膏绷带等固定是否松紧合适，必要时及时给予调整，以避免神经、血管受压，维持有效的组织灌注。

（四）功能锻炼

（1）术后第 1 天开始患肢可进行主动肌肉等长收缩以及指、掌、腕的伸屈活动（如下图）。

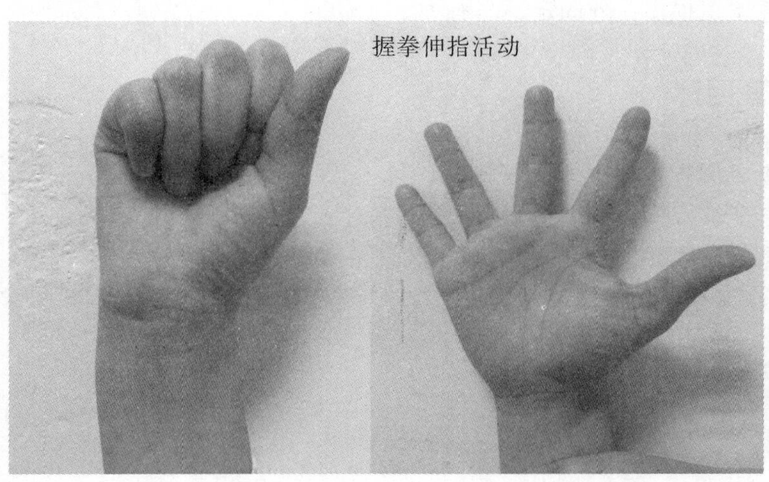

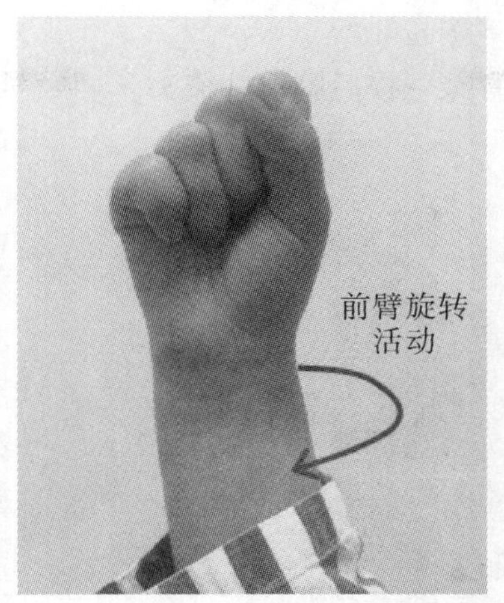

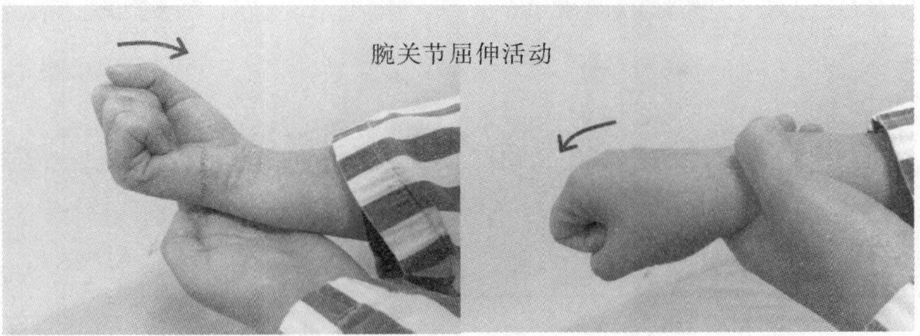

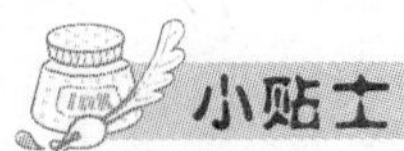

卧床时可在手臂下垫一软枕，使患处高于心脏位置，促进血液循环，利于消肿。

坐起时要保持患肢悬吊于胸前，锻炼时可暂时取下悬吊带。

（2）术后第2～7天，开始肩、肘关节的被动活动。

①肩、肘关节前屈、后伸活动（如下图）。

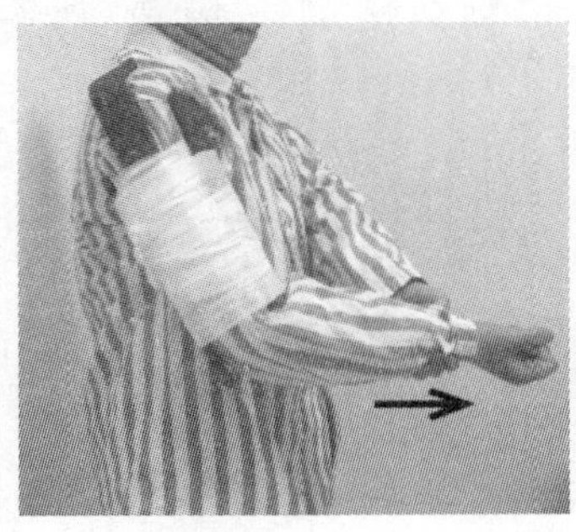

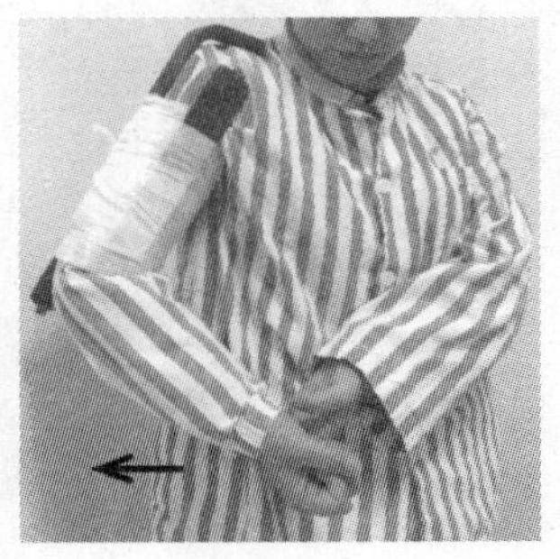

②肘关节屈曲活动（如下图）：

屈曲过程：摸鼻尖→摸耳朵→摸后脑勺→梳头。

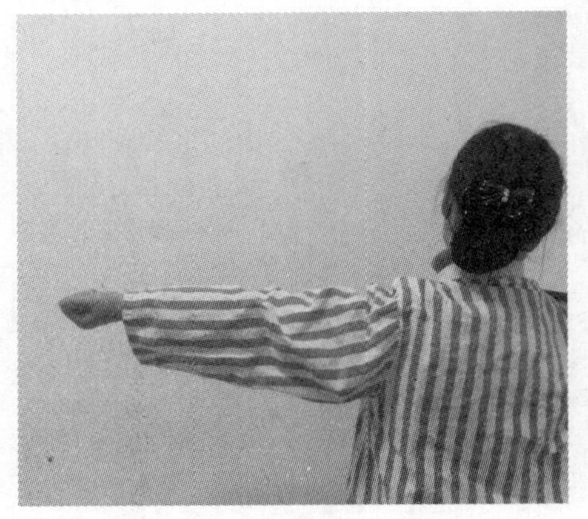

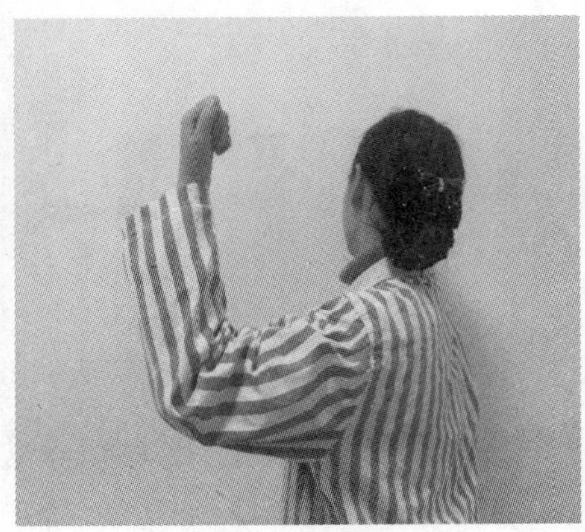

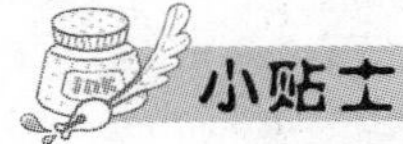

小贴士

早中期避免做上臂旋转活动，防止骨折断端分离移位，导致骨折迟缓愈合甚至不愈合。

（3）2周后骨折处有部分愈合后，可开始肩、肘关节的主动活动，以肩下水平活动为主。

①肘关节正常活动范围（如下图）：

屈曲范围：0°～150°；伸直范围：10°～0°～90°。（如下图）

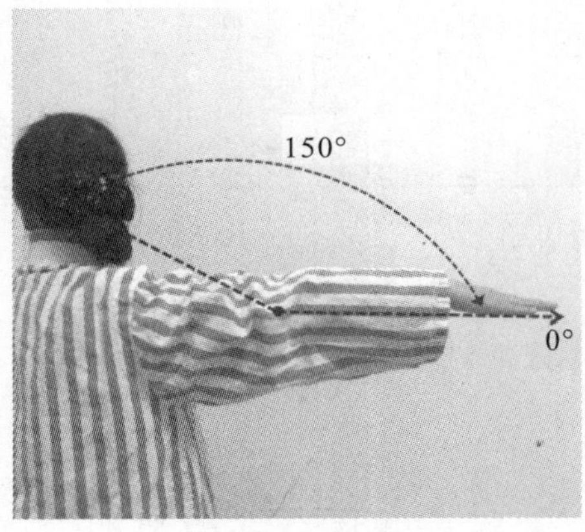

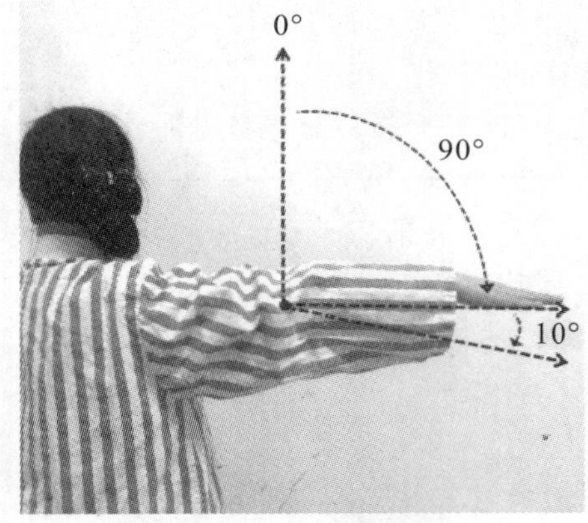

②前臂正常活动范围：

旋前范围：0°～90°；旋后范围：0°～90°。（如下图）

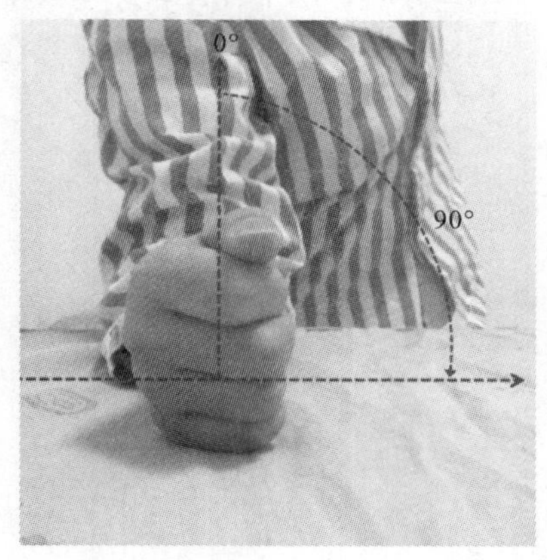

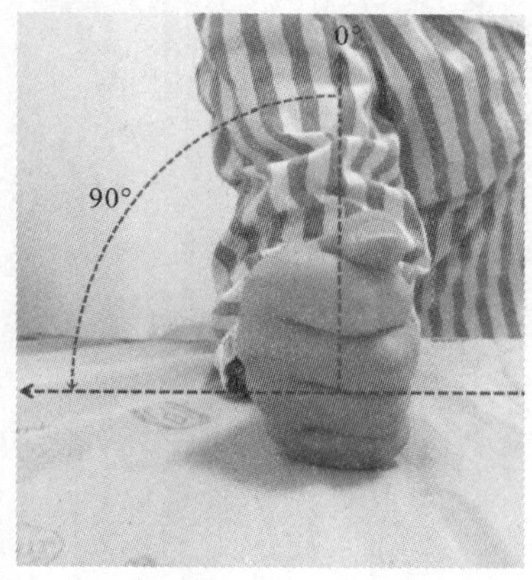

前屈范围：0°～170°；后伸范围：0°～40°。（如下图）

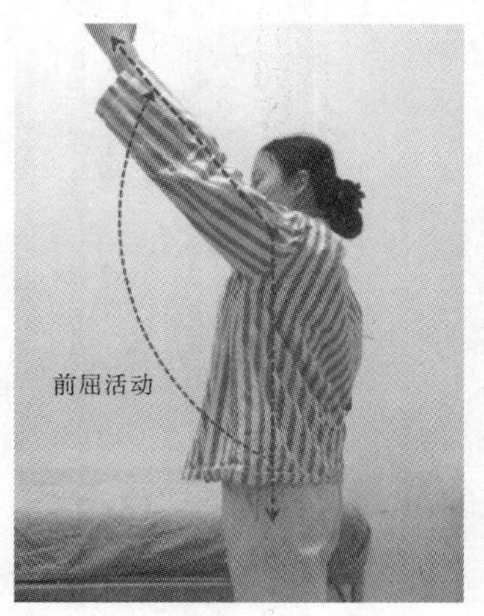

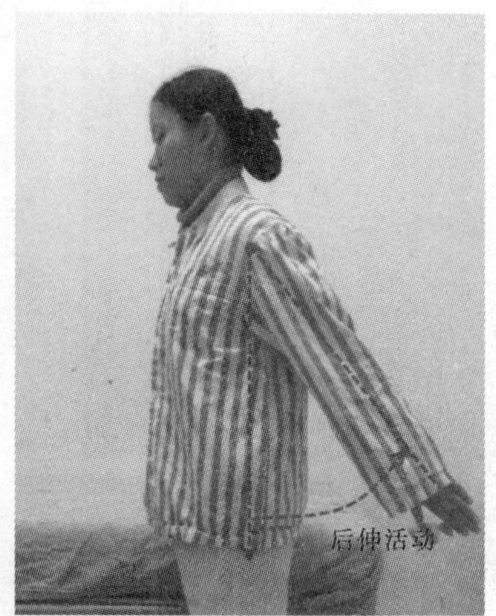

外展范围：0°～180°；内收范围：0°～40°。（如下图）

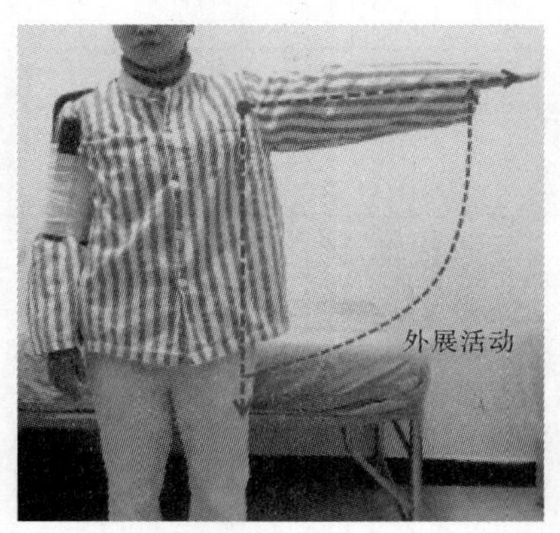

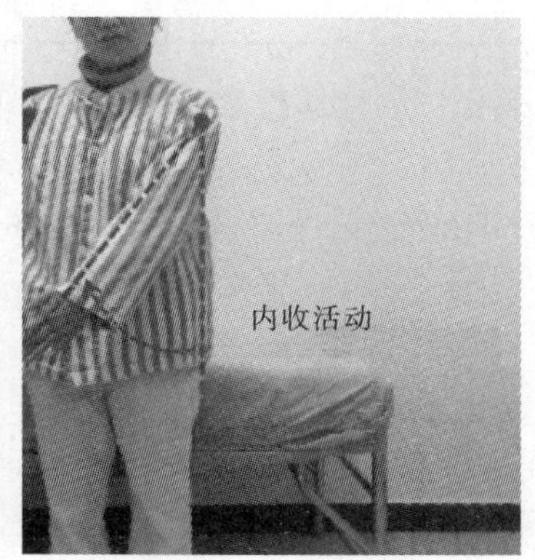

内旋范围：0°～70°。（如下图）

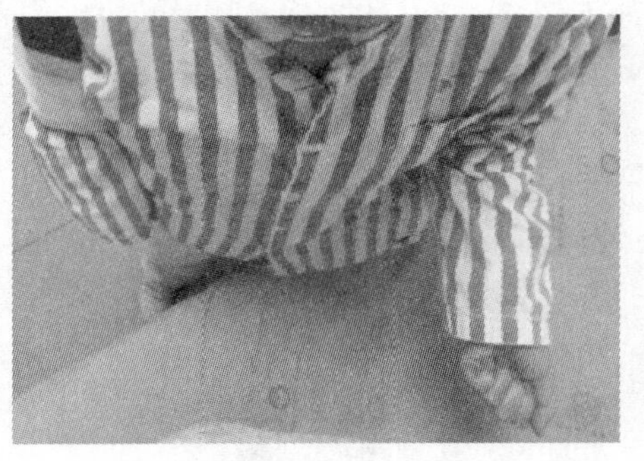

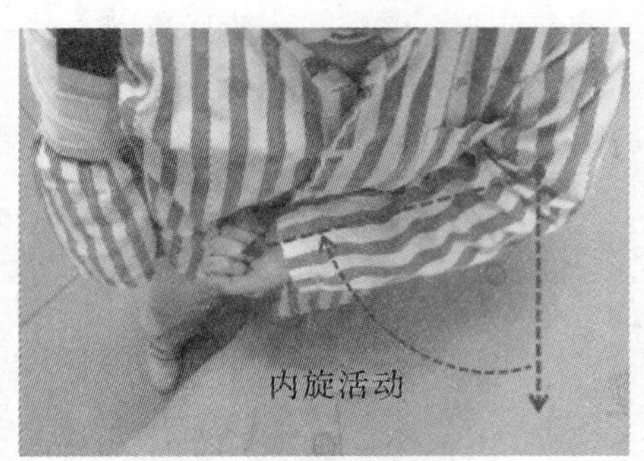

③上臂上举（爬墙锻炼），如下图。

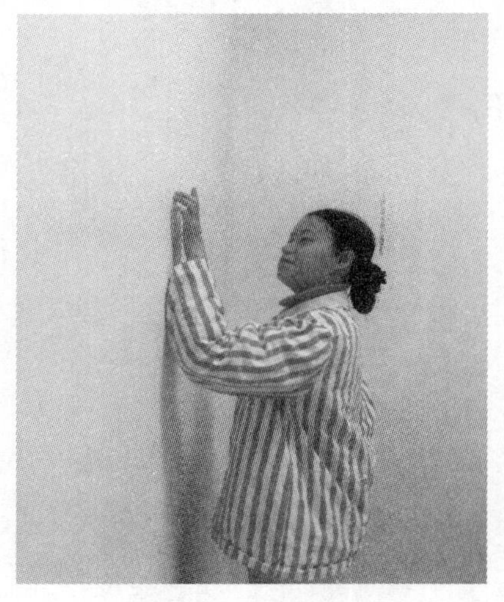

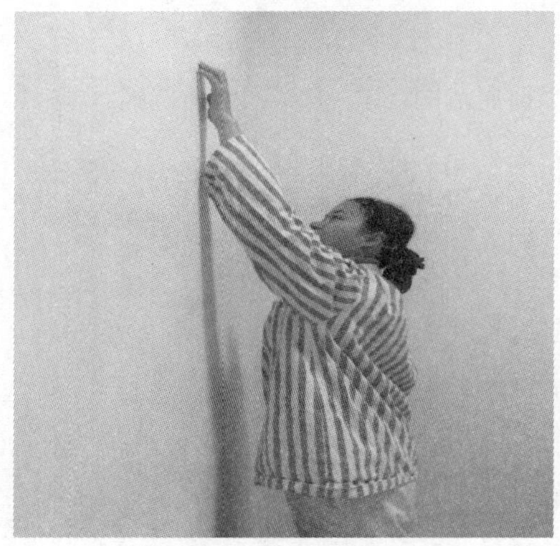

（4）4 周后有明显的骨痂生长可做肩上水平活动；6～8 周后骨折基本愈合，此阶段可帮助患者提高生活自理能力。

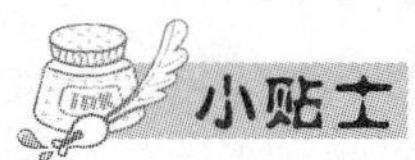

小贴士

康复训练应遵循循序渐进的原则，动态评估骨折愈合情况，在医生指导下进行康复训练，确保安全。

九、健康指导

（1）指导患者加强患肢功能锻炼，向患者讲清术后锻炼的重要性，强调术后锻炼是取得效果的重要环节。

（2）告知患者患肢三个月内暂不负重。

(3) 告知患者定期换药，拆线前伤口防水，忌洗浴。

(4) 告知患者定期复查，了解骨折愈合情况。如有不适，及时就诊。

案例与思考

患者，女性，54 岁，2018 年 1 月 3 日晚，因“因骑车时被绊倒，致左肘受创，当即感疼痛剧烈，伴左肘关节活动受限，皮肤破裂出血”，以“做肱骨远端开放性骨折”收入我院骨科。给予石膏外固定制动、消肿、止痛对症处理。

体格检查：体温 36.2℃，脉搏 88 次/分，呼吸 20 次/分，血压 130/99mmHg；神志清楚，对答切题，伤后无头痛、腹痛、恶心、呕吐等症状。既往体检。

专科查体：左上臂皮肤肿胀明显，左肘畸形，上臂近肘关节处内侧皮肤可见 2 处约 0.5cm 裂口，活跃性出血，肱骨断端少许外露，周围皮下淤血，压痛明显，可扪及骨擦感，被动活动时疼痛明显，左侧肩关节及肘关节活动受限，腕关节活动尚可，五指活动尚可，无感觉及血供障碍，右上肢及双下肢无感觉及活动异常，肌力及肌张力正常。

请思考：

(1) 如何观察该患者的末梢循环情况?

(2) 该患者在臂丛麻醉下行“左肱骨切开复位内固定术”后 7 天，该如何指导患者进行康复锻炼?

第二十四节　肩关节脱位患者的护理

肩关节由肱骨头与肩胛骨关节盂构成，也称盂肱关节，是典型的多轴球窝关节。有近似圆球的肱骨头和浅而小的关节盂，虽然关节盂周缘有纤维软骨构成的盂唇来加深关节窝，仍仅能容纳关节头的 1/4～1/3。肩关节的这种骨结构形状增加了运动幅度，但也减少了关节的稳固。肩关节为全身最灵活的关节，可做三轴运动，即冠状轴上的屈和伸，矢状轴上的收和展，垂直轴上的旋内、旋外及环转运动。肩关节囊的下壁相对薄弱，故肩关节脱位时，肱骨头常从下方滑出，发生前下方脱位。

一、概述

肩关节运动涉及盂肱关节、肩锁关节、胸锁关节及肩胸关节，其中以盂肱关节的活动最重要，故临床上习惯将盂肱关节脱位称为肩关节脱位。

二、临床表现

(1) 伤肩肿胀、疼痛，主动和被动活动受限。

（2）患肢弹性固定于轻度外展位，常以健手托患臂，头和躯干向患侧倾斜。
（3）“方肩”畸形。
（4）搭肩试验（Dugas 征）阳性：患侧手靠胸时，手掌不能搭在对侧肩部。

三、治疗要点

（一）复位

手牵足蹬法。

（二）固定

一般复位后用三角巾固定于胸前，肘关节屈曲 90°，固定三周左右。

（三）功能锻炼

防止肌萎缩和关节僵硬。

四、护理评估

（一）术前评估

（1）健康史：评估患者的一般情况、外伤史、既往史、家族史。
（2）身体状况：评估患者疼痛部位以及上肢功能。注意检查上肢皮肤感觉，手及腕部活动功能和有无合并臂丛神经损伤。
（3）评估实验室检查结果，如血常规和肝、肾功能等；影像学检查，如 X 片等。
（4）评估患者是否有恐惧、紧张情绪，了解其对手术的配合情况。

（二）术后评估

（1）评估患者术中手术部位、麻醉方式、失血情况等。
（2）评估患者生命体征、疼痛情况、手术切口及患肢循环、感觉、运动情况。
（3）评估患者生活自理能力及心理状况。

五、护理诊断

（一）疼痛

与肩关节脱位有关。

（二）自理能力下降

与患肢固定制动有关。

（三）皮肤完整性受损

与使用石膏、夹板等有关。

（四）焦虑、恐惧

与疼痛有关。

（五）知识缺乏

与缺乏疾病相关知识有关。

（六）潜在并发症

血液回流障碍、关节僵硬。

六、护理目标

（1）减轻患者疼痛，提高患者生活自理能力。
（2）患者基本生活需要得到满足。
（3）患者患肢固定期间，未发生皮肤受损。
（4）患者焦虑、恐惧程度减轻，配合治疗及护理。
（5）能掌握相关疾病知识及康复训练方法。
（6）术后未发生相关并发症，或并发症发生后能得到及时治疗。

七、护理措施

（一）体位

抬高患肢并保持患肢于关节的功能位，以利于静脉回流，减轻肿胀。

（二）疼痛护理

（1）注意观察疼痛的性质，确认疼痛的原因。
（2）术后所有治疗和护理操作动作尽量轻柔，避免疼痛刺激。
（3）应用心理暗示，转移注意力、松弛疗法等非药物方法缓解疼痛，遵医嘱及时应用镇痛剂，减少刺激。

（三）心理护理

关节脱位多由于意外造成，患者常因意外再加上患肢疼痛，易出现焦虑、恐惧以及自信心不足等。生活上给予帮助，加强沟通，耐心开导，取得患者的信任，争取配合。

（四）观察病情

移位的骨端压迫邻近的血管和神经，进而引起患肢缺血、感觉障碍、运动障碍。定时观察患肢远端血运、皮肤颜色、温度、感觉和活动情况等；若发生患肢苍白、发冷、疼痛加剧、感觉麻木等，及时通知医生并配合处理。

（五）保护皮肤完整性

在固定期间，避免因固定物压迫而损失皮肤。对于皮肤感觉障碍的肢体，防止烫伤和冻伤。

（六）患肢血液回流障碍的护理

如患者患肢肿胀且手指皮肤发紫，有发生血液回流障碍的危险，护士应观察患者患肢包扎是否过紧，同时抬高患肢，并通知医生。

（七）关节僵硬的护理

指导患者功能锻炼的时间和方法，并且要鼓励其持之以恒。

（八）健康宣教

（1）向患者介绍功能锻炼的目的和方法，尤其是老年人，以提高其对该病的认识，取得合作。

（2）指导患者功能锻炼。固定后即鼓励患者做手腕及手指活动，2 周后开始逐渐做如手指爬墙等运动，3 周后，指导患者进行弯腰，垂臂甩肩锻炼。

（3）在固定期间，禁止做上臂外旋活动，以免影响软组织修复。

（4）固定去除后，禁止做强力的被动牵拉活动，以免造成软组织损伤及并发骨化性肌炎。对于陈旧性脱位者，固定期间应加强肩部按摩理疗。

（5）饮食调护。宜食易消化、清淡且富有营养食物，忌食辛辣之物。

（6）继续坚持功能锻炼。指导并督促患者在日常生活中使用患肢，发挥患肢功能，要求用患肢端碗、夹菜、刷牙、系裤带等，逐步达到生活自理。

（7）定期复查，查看外固定及骨折愈合情况。在骨折后 1 个月、3 个月、6 个月复查 X 线片，了解骨折愈合情况，以确定下一步治疗方案及锻炼计划。

案例与思考

患者，女性，28 岁，因打篮球时摔倒致右肩关节受伤，肿胀、疼痛剧烈伴活动受限，固定于轻度外展内旋位，外观呈“方肩”畸形，肩峰明显突出，肩峰下空虚。以“右肩关节脱位”收入我院骨科。

体格检查：体温 36.5℃，脉搏 95 次/分，呼吸 20 次/分，血压 130/78mmHg；无既往史。

专科查体：左上臂皮肤肿胀明显，左肘畸形，上臂近肘关节处内侧皮肤可见2处约0.5cm裂口，活跃性出血，肱骨断端少许外露，周围皮下淤血，压痛明显，可扪及骨擦感，被动活动时疼痛明显，左侧肩关节及肘关节活动受限，腕关节活动尚可，五指活动尚可，无感觉及血供障碍，右上肢及双下肢无感觉及活动异常，肌力及肌张力正常。

请思考：

（1）如何帮助患者缓解疼痛？

（2）护士应该注意哪些方面的病情观察？

第二十五节　腰椎间盘突出症患者的护理

脊柱由24块椎骨、1块骶骨和1块尾骨连接形成，构成人体的中轴，上承载颅，下连肢带骨。各椎骨之间借韧带、软骨和滑膜关节相连。椎间盘是连接相邻两个椎体的纤维软骨盘（第1及第2颈椎之间除外），成人有23个椎间盘。椎间盘由两部分构成，中央部为髓核，周围部为纤维环。椎间盘既坚韧，又富弹性，承受压力时被压缩，除去压力后又复原，具有“弹性垫”样作用，可缓冲外力对脊柱的振动，也可增加脊柱的运动幅度。

椎间盘突出是临床上常见的脊柱病之一。椎间盘突出压迫脊神经造成的腰背痛约占腰背痛的40%。椎间盘突出多发生在活动度较大的颈部和腰部。颈部尤以颈第5～第6和颈第6～第7椎骨间的椎间盘突出为多见。腰部椎间盘突出多见于第4～5腰椎和第5腰椎与骶骨之间的椎间盘。

一、概述

腰椎间盘突出症是指腰椎间盘各部分退行性改变后，在外力的作用下，纤维环破裂、髓核突出刺激和压迫马尾神经或神经根所引起的一种综合征，是腰腿痛最常见的原因之一。发病年龄多见于20～50岁，男性多于女性。

二、病因与分型

（一）病因

腰椎间盘在脊柱的负荷与运动中承受强大压力，大约在20岁以后，椎间盘开始出现退行性改变，并成为腰椎间盘突出症的基本病因。此外，腰椎间盘突出症与下列因素有关。

1. 腹压增高

如剧烈咳嗽、便秘时用力排便、妊娠等导致腹压增高。

2. 腰姿不当

当腰部处于屈曲位时如突然旋转则易诱发髓核突出。

3. 突然负重

在未充分准备时，突然使腰部负荷增加易引起髓核突出。

4. 腰部外伤

急性外伤可波及纤维环、软骨板而使已发生退行性改变的髓核脱出。

5. 职业因素

如驾驶员长期处于坐位和颠簸状态也易引起髓核突出。

6. 其他

如受寒。

（二）分型

腰椎间盘突出症的分型方法较多，各有其根据及侧重点，从病理变化及 CT、MRI 检查发现，结合治疗方法可分为膨隆型、突出型、脱垂型、游离型。

小贴士

腰椎间盘突出症分型示意图如下：

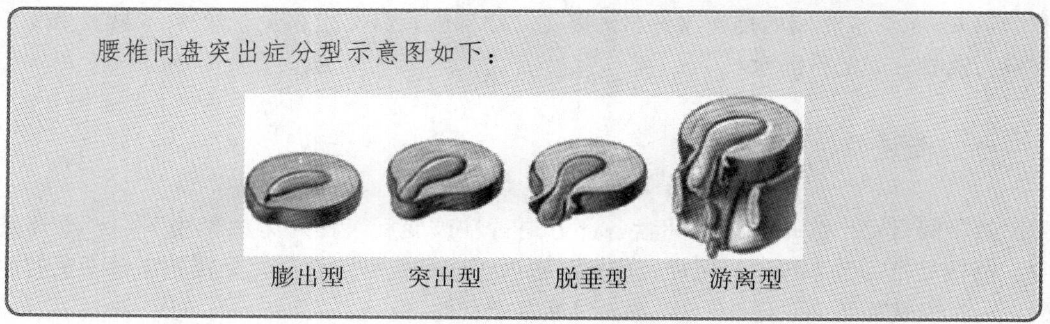

膨出型　突出型　脱垂型　游离型

三、临床表现

（一）腰腿痛

主要症状，以腰背部钝痛、下肢麻痛为多见。

（二）坐骨神经痛

典型的坐骨神经痛是从下腰部向臀部、大腿后方、小腿外侧直到足部的放射痛，病情较重者会出现感觉麻木、无力。

（三）间歇性跛行

直立或行走时，下肢有逐渐加重的疼痛、麻木、沉重感、乏力等不同的感觉。蹲下或休息片刻后症状可减轻或消失，继续站立或行走，则症状再次出现，患者被迫休息。

（四）马尾神经压迫

会阴部麻木、刺痛感、排便和排尿功能障碍。严重时可出现大小便失禁。双下肢不全瘫痪、性功能障碍。

（六）其他症状

患肢发凉。

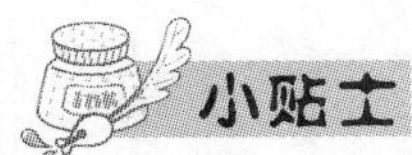

小贴士

直腿抬高试验阳性：患者仰卧，双下肢平伸，检查者握住患者踝部并缓慢抬高，膝关节保持伸直，直至患者产生下肢放射痛为止。（如下图）若抬高角度不足60°且伴有下肢后侧放射痛，称为直腿抬高试验阳性。

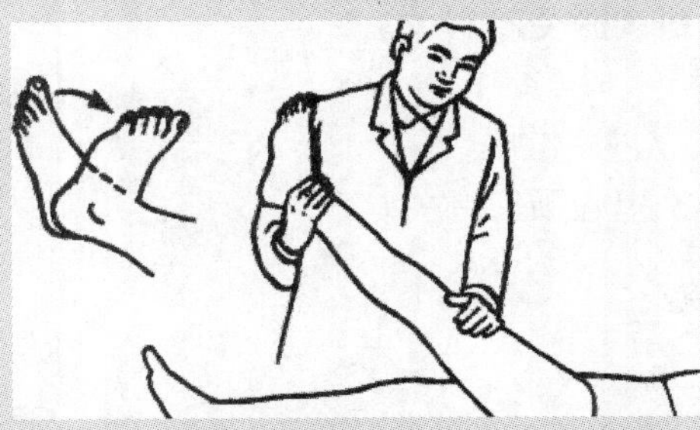

加强试验阳性：在直腿抬高试验的基础上，缓慢降低患肢高度，待放射痛消失，这时再被动背屈踝关节以牵拉坐骨神经，如又出现放射痛称为加强试验阳性。结合两个试验为双阳性，意义更大。

四、治疗要点

（一）非手术治疗

对首次发病，症状较轻及全身情况及局部情况不宜手术者应采用绝对卧床休息、牵引、支具固定、理疗、按摩、封闭等疗法。

（二）手术治疗

手术治疗适用于：

（1）经正规非手术治疗无效并影响工作和生活者。

（2）有神经根症状，马尾神经损伤严重者。

（3）症状虽不严重，但久治无效，影响步行和剧烈活动者。

（4）伴有椎间狭窄症者。

五、护理评估

（1）评估腰部有无外伤，慢性劳损及手术史；

（2）评估腰部及肢体疼痛性质，了解诱发因素；

（3）评估双下肢感觉、运动、反射情况，有无大小便障碍等；

（4）评估患者心理状况。

六、护理诊断

（一）疼痛

与椎间盘突出、神经根刺激受压有关。

（二）焦虑、恐惧

与患者对手术的恐惧、担心预后有关。

（三）睡眠形态紊乱

与疼痛等有关。

（四）躯体移动障碍

与术后体位及疾病影响有关。

（五）知识缺乏

与缺乏疾病的相关治疗、康复等知识有关。

（六）潜在并发症

感染、神经根粘连、尿潴留、脑脊液漏等。

七、护理目标

（1）减轻患者疼痛，提高患者生活自理能力。

(2) 患者焦虑、恐惧程度减轻，配合治疗及护理。

(3) 能掌握相关疾病知识及康复训练方法。

(4) 术后未发生相关并发症，或并发症发生后能得到及时治疗。

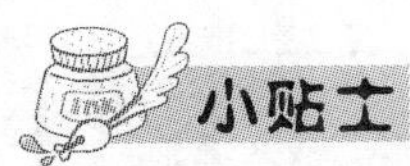

腰椎间盘突出症患者因神经根受压，引起下肢长时间疼痛，进行性加重。神经功能的恢复是一个缓慢的过程，所以在护理过程中，应告诉患者术后疼痛可能还要持续一段时间，使患者对疾病有积极的态度。但是当患者出现下肢剧烈疼痛，感觉、运动异常，应立即告诉医生进行处理。

八、护理措施

（一）术前护理

1. 心理护理

(1) 介绍疾病相关知识，取得患者的配合；

(2) 了解患者的顾虑，给予正确的疏导。

2. 饮食指导

(1) 告知患者进食高蛋白、高维生素的饮食，以增强机体的抵抗力，使患者耐受手术；

(2) 告知患者禁烟禁酒，预防肺部感染。

3. 术前准备

(1) 术前 3 天训练患者床上大小便，指导患者佩戴腰带；

(2) 体位的训练：术前三天指导床上移动、翻身、起床、侧身起睡的方法，并做一些辅助训练，如直腿抬高、股四头肌肉训练等。

（二）术后护理

1. 病情观察

(1) 动态监测患者生命体征，做好记录；

(2) 观察与评估术后患者双下肢感觉、运动、反射有无异常，较术前比较有无缓解。

2. 疼痛护理

(1) 提供舒适环境，给予心理安慰；

(2) 护理过程中要做到“四轻”；

(3) 遵医嘱给予止痛药，注意超前镇痛的应用。

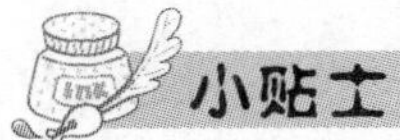

四轻：说话轻，走路轻，操作轻，关门轻。

3. 体位护理

术后平卧，2小时后可通过轴线翻身侧卧。

轴线翻身法：头部、肩部和腰、腿保持在一条直线上翻身，同时同向翻动，不能有扭动。

4. 饮食护理

术后禁食6小时后宜进食营养丰富、富含膳食纤维且易消化的食物。为避免腹部胀气，一周内忌食生冷、刺激性食物，以及易产气食物如牛奶、豆浆、甜食等。

5. 伤口护理

(1) 保持敷料的清洁干燥；

(2) 观察和评估伤口情况，注意伤口有无红肿等症状；

(3) 保持引流通畅，避免管道扭曲，折叠，防止逆行感染；

(4) 观察并记录引流液的性状、颜色、量。

6. 大小便护理

(1) 做好尿道口护理，每日让家属用温热水擦洗；并嘱患者多饮水以达到冲洗尿道的目的。

(2) 嘱患者多食蔬菜水果等高纤维食物，围绕脐周顺时针按摩腹部，促进肠蠕动，适当时可选择使用软化大便的口服药或者外用开塞露。

(三) 功能锻炼

腰椎间盘突出症术后康复锻炼应遵循“循序渐进、持之以恒、锻炼后身体无明显不适”的原则。康复锻炼应坚持半年以上，具体方法如下：

1. 第一阶段（手术当天开始）

(1) 踝泵运动。

(2) 直腿抬高运动及下肢屈伸运动：取平卧位，下肢伸直，与床成30°～45°夹角，让大腿肌肉收紧、绷直，保持5秒后放下，反复练习，逐步增加抬高维持时间。每20

个动作为 1 组，双腿轮流进行，每天训练 3 组。（如下图）

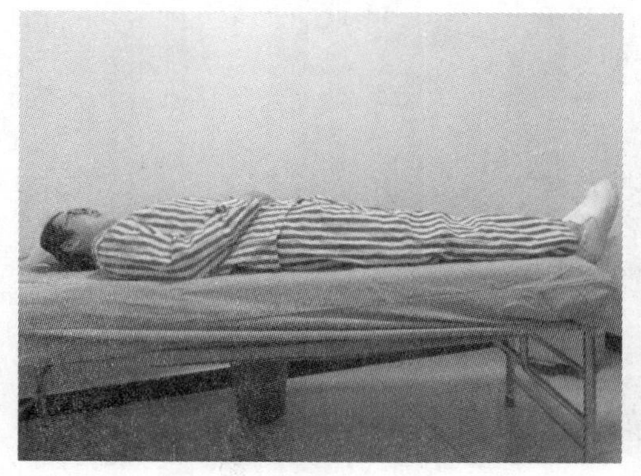

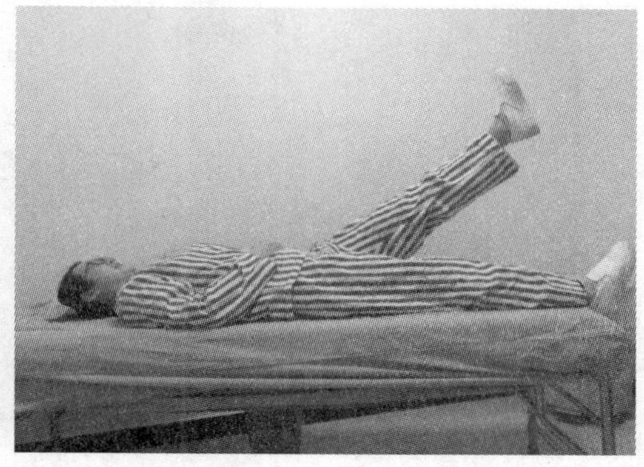

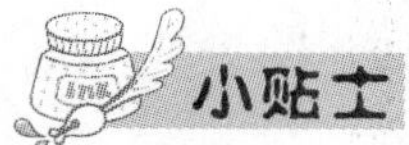

如术后出现原疼痛区疼痛加重，提示有发生神经根粘连的可能。因此，应鼓励患者尽早进行双下肢功能锻炼、尽早下床活动。

2. 第二阶段（术后 1～8 周，主要做腰背肌锻炼）

（1）抱膝触胸（术后 1 周）：患者取仰卧位双膝屈曲，手抱膝使其尽量靠近胸部，然后放下。（如下图）

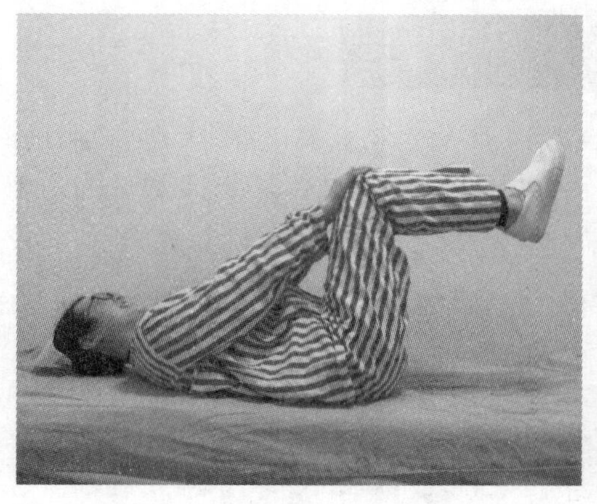

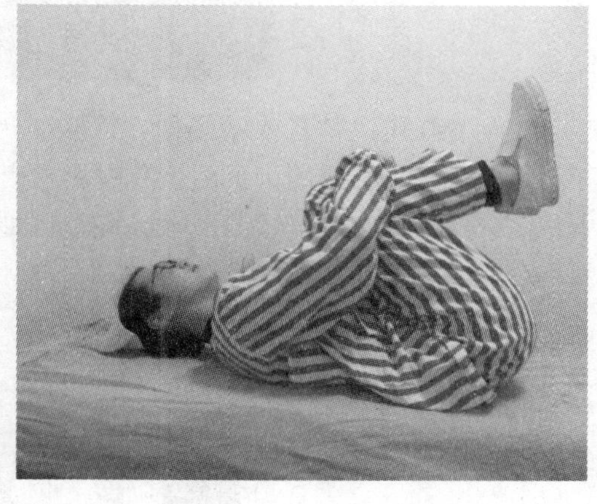

（2）五点支撑法：患者仰卧在床上，去枕屈膝，依靠头部、双肘及双足五点支撑起全身，使腰中部尽力腾空后伸，保持 10～15 秒，然后腰部肌肉放松，放下臀部休息，每日 10 次。一般伤后 1 周左右可开始练习。（如下图）

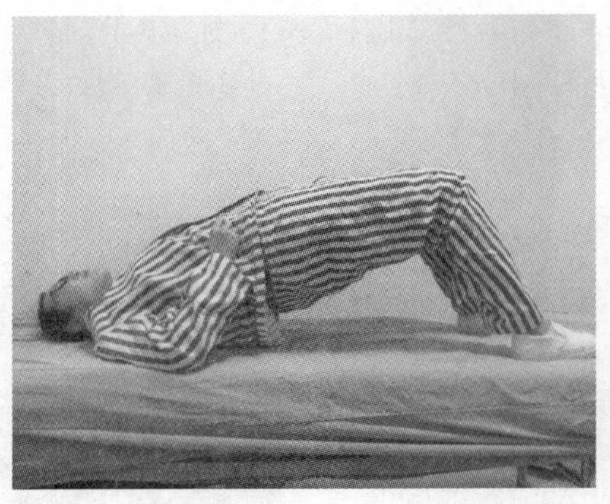

（3）三点支撑法：患者取仰卧位，双肘屈曲贴胸，以头部及双足为支点，使全身腾空后伸，坚持 10～15 秒，每日 10 次。一般伤后 2～3 周可开始练习。（如下图）

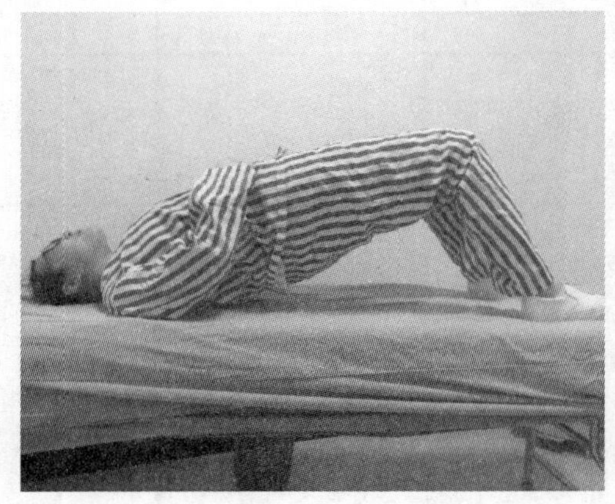

（4）飞燕式：患者取俯卧位，以胸腹为支撑点，将头、腿上举，胳膊后伸，肘、膝关节要伸直，两大腿用力向后。保持此姿势 3～5 秒，再放松肌肉休息 3～5 秒，为一个周期。一般术后 10～15 天可开始练习。（如下图）

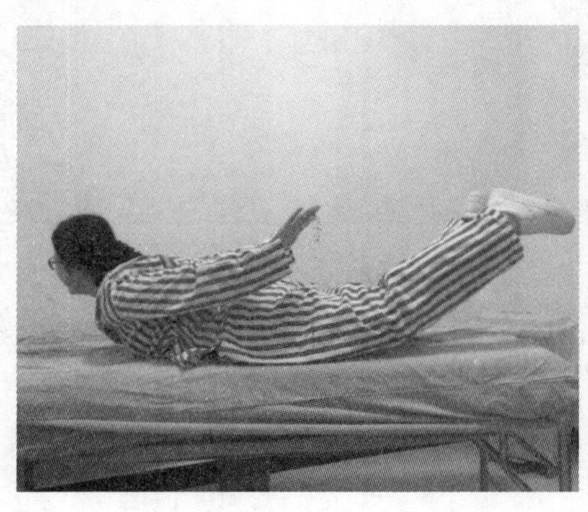

注意事项：

（1）对于腰肌力量弱或肥胖的患者来说，“飞燕式”可能比较费力，可采用“五点式”的方法开始。患者可根据实际情况选择锻炼方法。

（2）腰背肌锻炼次数及强度因人而异，应当循序渐进，每天逐渐增加锻炼量。

（3）锻炼时不要突然用力过猛，以防因锻炼腰肌而扭伤。

（4）如锻炼后感到腰部酸痛、不适、发僵等，应适当减少锻炼强度和频度，或停止锻炼，以免加重症状。

（5）在腰腿痛急性发作时应当及时休息，停止练习，否则会使症状加重。

3. 第三阶段（术后 2～9 周）

（1）下床活动：

①正确佩戴腰带，目的是限制腰椎活动，减少腰背部肌肉的劳损、缓解局部疼痛。保持正确站立姿势、挺胸收腹、避免躯体扭转。遵医嘱行保护性屈伸脊柱练习。（如下图）

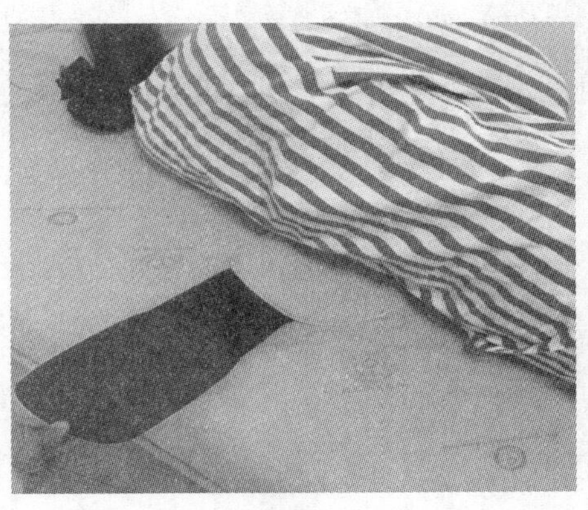

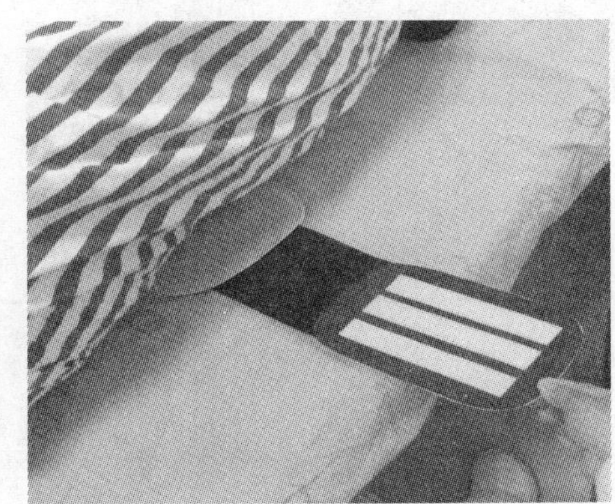

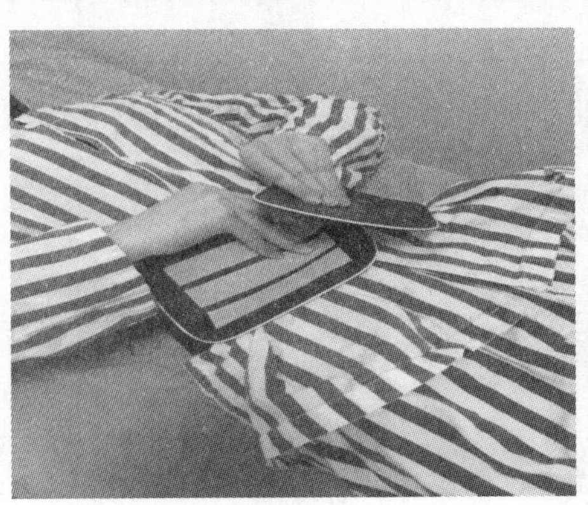

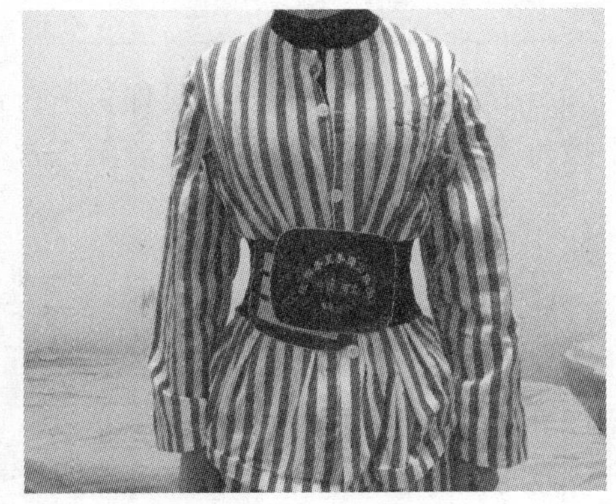

②正确上下床方法：待穿戴好腰带做侧身坐起。下床时先翻身侧卧，再以手肘及另一侧的手掌将上身撑起，同时双脚垂放床沿坐起，再慢慢站起下床活动。（如下图）

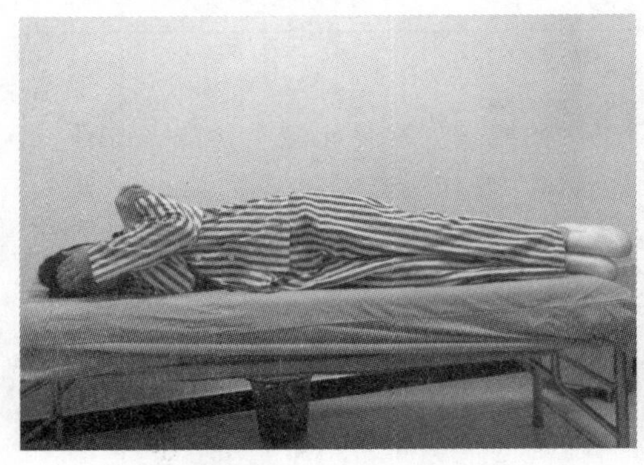

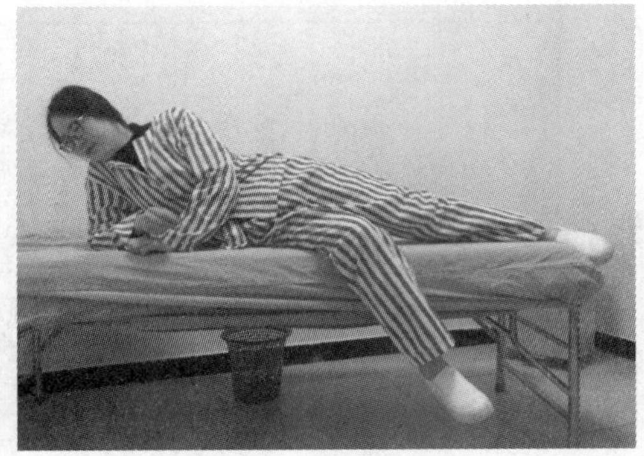

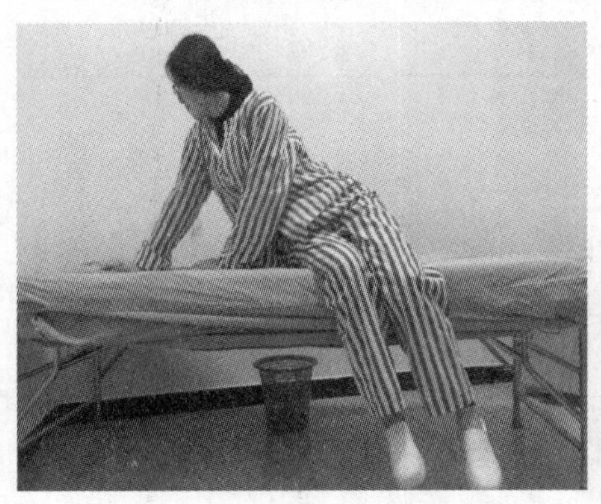

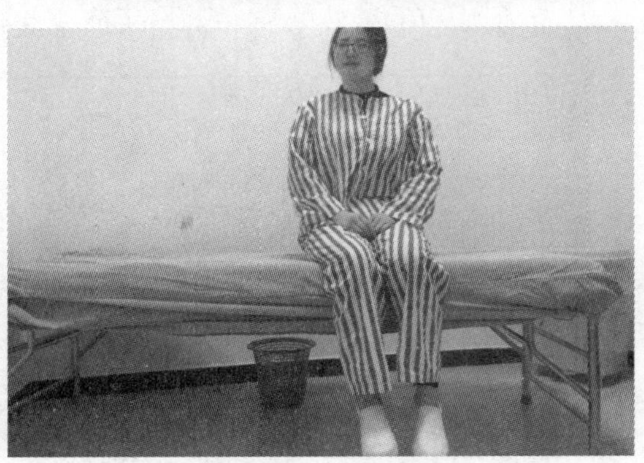

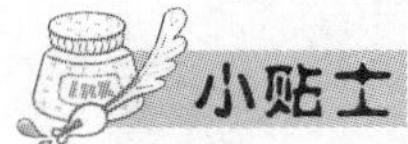

刚开始起坐下床行走，需要遵循循序渐进的原则，预防直立性低血压和意外事故的发生。

侧身起坐步骤：摇高床头→床边坐立→床边站立→床边行走，需有专人指导并保护。

（2）行走锻炼：在腰背支具保护下行走，步态平稳缓慢。先从平路行走练习过渡到上下坡行走练习，再逐步加量过渡至正常活动。

（四）健康教育

（1）视病情卧床休息3个月左右，下床活动时，应注意保持腰部挺直，避免弯腰动作。

（2）半年内避免重体力劳动。

（3）下床活动应佩戴腰带。卧床时避免使用，以防形成腰背肌无力。

(4) 加强腰背肌及腹肌锻炼，增加腰椎稳定性，防止退行性改变。腰背肌锻炼应持续 6～12 个月以上。

(5) 超重或肥胖者应当控制体重，减轻腰部负荷。

(6) 3 个月后可去除腰带活动，活动幅度应循序渐进。

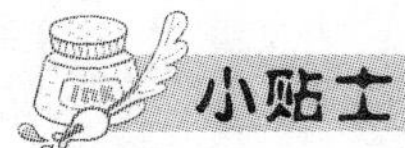

为预防肌肉萎缩、神经根粘连等并发症，应向患者强调术后自觉进行锻炼。若腰椎有破坏性改变、感染性疾病、年老体弱、心肺功能不佳、有内固定物植入，术后早期不宜锻炼，锻炼后症状加重者也应终止进行。

知识拓展

疼痛是组织损伤或潜在组织损伤所引起的不愉快感觉和情感体验。国际上，疼痛已成为继体温、脉搏、呼吸、血压之后的第五大生命体征。如果在初期未对疼痛进行有效控制，疼痛可引起机体各系统发生相应的改变和损害，发展为慢性疼痛。为了更及时、有效地控制疼痛，对疼痛评估尤为重要。

以疼痛评估工具为标准，综合评估患者静息状态时、深呼吸时、说话时、咳嗽时、是否能下地行走或下地行走时的疼痛评分，以及评估患者关节活动角度和疼痛对睡眠影响程度等。

为了适应加速康复外科及医护一体化的需求，创建了“无痛病房”。“无痛病房”是一种先进的疼痛管理体系，指在医护人员与患者进一步合作的基础上，根据规范化疼痛管理流程，完善评估体系，制定个体化镇痛方案，将疼痛控制在微痛，甚至无痛范围内，使患者舒适度过围手术期。

目前，全国已经有 40 多家医院率先在临床实践中采取了疼痛规范管理（无痛病房），通过手术患者实施了疼痛规范管理前后的各项数据对比，发现在减少住院天数、降低术后并发症发生率和提高患者满意度等方面，均取得了令人满意的结果。

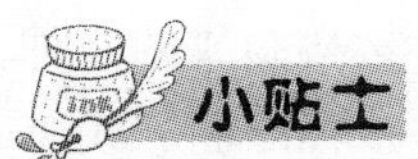

在 1995 年，时任美国疼痛学会主席 James Campbell 教授提出将疼痛列为第五大生命体征。2001 年亚太地区疼痛论坛提出了“消除疼痛是患者的基础权利”。2002 年国际疼痛大会达成共识，将疼痛列为“第五大生命体征”。

“无痛病房”，又称“疼痛关爱病房”，并不是让患者在住院后就一定会一点疼痛都没有，而是医护人员会非常关注患者的疼痛，采取各种方式使患者尽量达到微痛或无痛，获得心理上的慰藉。它体现的是新时代医务工作者更完善的技术境界和对患者强烈的人道主义关怀。

疼痛程度的评估工具：数字评分法、文字描述评定法、视觉模拟评分法、面部表情法、Prince—Henry评分法。

案例与思考

吴女士，48岁，在气管插管全麻下行腰5骶1椎间盘髓核摘除术，术后伤口留置硅胶引流管一根。

请思考：

(1) 该患者术后可能出现哪些护理问题？

(2) 针对该患者，应采取哪些护理措施？

第二十六节　人工全髋关节置换患者的护理

髋关节由髋臼与股骨头构成，属多轴的球窝关节。髋臼的周缘附有纤维软骨构成的髋臼唇，以增加髋臼的深度。髋臼窝内充填有脂肪组织。髋关节可做三轴的屈、伸、展、收、旋内、旋外以及环转运动。由于股骨头深藏于髋臼窝，关节囊相对紧张而坚韧，又受多条韧带限制，其运动幅度远不及肩关节，而具有较大的稳固性，以适应其承重和行走的功能。髋关节囊的后下部相对较薄弱，脱位时，股骨头易向下方脱出。

一、概述

人工全髋关节置换术是指采用由生物相容性和机械性能良好的金属材料制成的一种类似人体骨头的假体，通过手术置换掉人体病损的关节，以清除病灶、减轻疼痛、改善关节功能。该手术是治疗各种髋关节重度病变的标准技术。

二、适应证

人工全髋关节置换术效果有一定时限性，因此老年人是最佳的治疗群体。老年人群的骨性关节炎发生率极高，严重影响着他们的生活质量。对患骨关节炎，并伴有症状的老年患者，只要全身状况良好，均可考虑施行人工全髋关节置换术以缓解症状。主要应用于以下疾病：

（1）陈旧性股骨颈骨折；

（2）股骨头缺血性坏死；

（3）髋臼、股骨头、股骨颈粉碎性骨折；

（4）退行性关节炎；

（5）类风湿关节炎；

（6）髋关节强直；

（7）慢性髋关节脱位；

（8）关节畸形。

三、禁忌证

（1）局部或全身有活动性感染。

（2）局部皮肤、软组织和血供条件很差，术后可能导致切口闭合困难或切口部软组织和皮肤坏死。

（3）严重骨质疏松。

（4）神经源性关节病。

（5）关节周围肌肉麻痹，难以保持手术后关节稳定或难以完成关节主动活动。

（6）严重的全身器质性病变（如严重冠心病，未经系统治疗的高血压或糖尿病等）。

（7）过度肥胖。

四、护理评估

（一）术前评估

（1）健康史：评估患者的一般情况、外伤史、既往史、家族史。

（2）身体状况：评估患者是否有行走疼痛、关节僵硬、短缩畸形、局部肿块、髋部屈曲畸形、关节功能障碍等症状。

（3）评估实验室检查结果。

（4）评估患者是否有恐惧、紧张情绪，以及其对手术的配合情况。

（二）术后评估

（1）评估患者术中手术部位、麻醉方式、失血情况等。

（2）评估患者生命体征、疼痛情况、手术切口及患肢循环、感觉、运动情况。

五、护理诊断

（1）疼痛：与髋关节受损、手术有关。

(2) 知识缺乏：与缺乏疾病的相关治疗、康复知识有关。
(3) 焦虑、恐惧：与患者对手术的恐惧、担心预后有关。
(4) 睡眠形态紊乱：与疼痛等有关。
(5) 自理能力下降：与术后体位及疾病影响有关。
(6) 潜在并发症：髋关节脱位、假体松动、深静脉血栓等。

六、护理目标

(1) 患者主诉疼痛缓解，舒适感增强。
(2) 患者能了解治疗方案及康复训练方法。
(3) 患者焦虑、恐惧程度减轻，配合治疗及护理。
(4) 患者住院期间持续性睡眠时间在 6 小时以上。
(5) 患者在卧床期间，主诉基本生活需要得到满足。
(6) 术后未发生相关并发症，或并发症发生后能得到及时治疗。

七、护理措施

（一）术前准备

1. 心理准备

了解术后的长期疗效并不意味着能完全恢复所有的跑跳动作，调整患者及其家属对手术的期望值。

2. 生理准备

调整身体状况至能承受手术范围内；戒烟酒 2 周以上；治好体内其他感染病灶（如鼻窦炎、牙龈炎、手足癣）；停服阿司匹林和非甾体类抗炎药 1 周以上；训练床上大小便。

3. 术前功能锻炼

加强心血管有氧训练如呼吸训练等和拐杖和助行器的使用练习。

（二）术后护理

1. 体位

(1) 患肢制动，将患肢置于外展 30°中立位，两腿间夹梯形垫。
(2) 卧硬板床休息，宜向健侧翻身。但更换体位时，应避免患肢内收、外旋或髋部屈曲，防止骨折移位。
(3) 搬运患者时，注意要将髋关节与患肢整个托起，防止造成新的损伤。

2. 疼痛护理

(1) 抬高患肢，局部冰敷，缓解肿胀。

（2）遵医嘱给予止痛药，可遵循多模式镇痛、超前镇痛、阶梯式镇痛这几种镇痛模式。

（3）加强心理护理，凡涉及患部的操作及检查需轻柔。

3. 皮肤护理

（1）指导患者进行主动、被动的双上肢及健侧下肢的功能锻炼，协助更换体位，受压处可用减压贴预防压疮发生。

（2）保持皮肤清洁卫生（注意勤翻身、勤擦洗、勤整理、勤更换、勤按摩、勤观察）。

（3）避免护理误区。避免频繁、过度地清洁皮肤，以防损伤皮肤及黏膜。

（4）营养支持。

4. 术后常见并发症的观察及预防

（1）感染：是人工全髋关节置换术后最严重的并发症，表现为：发热，髋关节或大腿疼痛，关节红肿，皮肤温度高，渗液。所以，要做到正确观察及评估伤口情况，遵医嘱应用抗生素，注意体位，防止压疮，控制术前感染。

（2）髋关节脱位：

①术后向患者说明为防假体脱位要采取正确的体位，避免患侧卧位，患肢保持外展中位。

②放置便盆时，嘱患者健侧下肢屈膝用力，双上肢上撑，抬起臀部。

③在做各种操作和治疗时，应将整个关节托起，不可单纯牵拉抬动患肢。一旦发生脱位，应立即制动以减轻疼痛和防止发生血管、神经损伤，并及时告知医务人员处理。

（3）下肢深静脉血栓：

①评估和观察患肢疼痛、肿胀、麻木、肤色及皮肤温度、感觉、足背动脉搏动等情况。

②指导患者进行健侧下肢功能锻炼，协助按摩患肢末梢，根据具体情况活动关节。

③遵医嘱使用预防血栓的仪器及药物。

（三）功能锻炼

（1）手术当日：维持患肢外展中立位，两腿间放置梯形枕。麻醉苏醒后即指导患者进行患肢股四头肌等长收缩锻炼，嘱患者行踝泵运动（每小时 10～20 次）。

（2）术后 1～3 天：肌力训练+关节训练。

维持患肢外展中立位，两腿之间放置厚枕，指导患者加强伸膝、屈髋（<90°）和髋外展，以及健侧屈膝抬臀训练（每小时 5～10 次）。

（3）术后 3～5 天：根据患者病情可指导患者下地，扶助步器负重行走锻炼，促进关节功能恢复。患者行走时注意预防跌倒。

助行器的使用：助行器先向前移动，再迈出患肢，然后迈出健肢。（如下图）

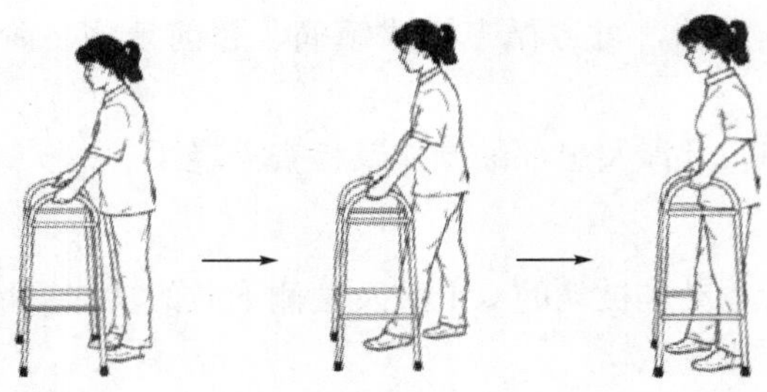

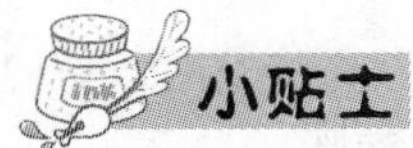

注意事项：

①每次使用助行器前，应检查助行器是否稳定；使用助行器时，注意地面平整干燥；行走时，注意保持平衡，预防患者跌倒。患者应穿着长度适宜的裤子以及防滑的鞋子，不宜穿拖鞋。

②患者下床前应双腿下垂，在床边坐 15～30 分钟后方可下床行走，以免发生直立性低血压导致跌倒。

③应循序渐进地增加行走的活动量，助行器不适合上下楼梯时使用。

拐杖的使用：三步走法，适用于某一腿无法支持身体重量，但另一腿及双臂正常者。双拐 → 患肢 → 健肢。（如下图）

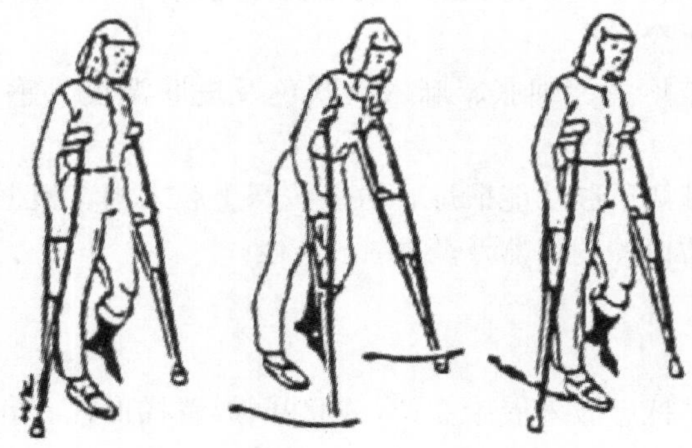

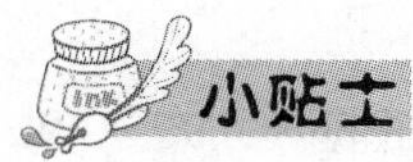

注意事项：

①拐杖的高度应根据患者的身高调试，一般是患者双手持拐，拐顶距离腋窝 5～10cm 或 2～3 横指，或身高减 41cm。

②身体的重量应压在手掌上，以手为支撑点而不是腋窝。

③确保使用拐杖时的周围环境安全，消除可能造成跌倒的因素，不在湿滑路面或地毯上行走。

④头晕无力、身体异样时，不要使用拐杖，可寻求周围人帮助。

⑤上楼梯的顺序为：健肢→双拐→患肢；下楼梯的顺序为：双拐→患肢→健肢。

⑥站立起身前，确保座椅稳定牢固，身体移到座椅边缘处，患侧手握拐杖，另一手握座椅扶手，双手、健侧腿同时发力站起。

（四）健康指导

（1）告知患者避免髋关节屈曲超过 90°、内收超过中线、内旋超过中立位（如弯腰拾物、急转身、患侧卧位、跷二郎腿等动作）。

（2）告知患者不坐沙发或矮椅，排便时使用坐便器，坐位时不要前倾；3 月内避免患侧卧位，无需长时间保持下肢垫枕，保持髋屈曲位放置，防止髋屈曲畸形。

（3）告知患者扶拐行走 4～6 周，注意避免长距离行走、剧烈运动，避免在不平的路面上行走，鞋底不要过滑以防跌倒；避免疼痛下进行治疗性训练及功能性活动；避免双腿交替性爬楼梯，直至上下台阶练习均已顺利完成。

（4）告知患者禁止高处跳落，以免假体受到撞击而松动。

（5）告知患者进行适当的家居环境改造，如加高床、椅、坐厕的高度，座椅两边最好有扶手以方便患者坐立，患者最好睡硬床，穿松紧鞋和宽松裤，以方便患者完成动作。

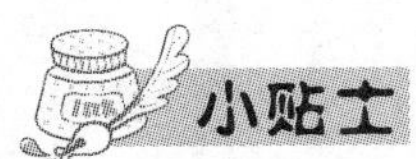

“五禁一防”：

禁止跷二郎腿、两腿交叉；禁止侧卧于患侧；禁止坐低沙发和矮板凳；禁止弯腰拾物；禁止做盘腿动作；严防摔倒。

案例与思考

患者，男性，70 岁，10 年前无明显诱因出现双侧髋关节疼痛，与活动有关，休息可缓解。2 年前疼痛加重伴活动受限，下蹲、上下楼困难，步行小于 200 米。11 月 3 日，以“股骨头缺血性坏死”收入我院骨科进一步治疗。

体格检查：体温 36.2℃，脉搏 80 次/分，呼吸 18 次/分，血压 133/75mmHg；患者自发病以来精神、食欲良好，因疼痛出现失眠、易醒，大小便正常，生活自理。

既往史：既往患者患糖尿病 1 年，否认高血压、冠心病等慢性疾病史，否认肝炎、结核等传染病史。无输血史，无药物过敏史。

专科查体：跛行入病房，骨盆向左倾斜，左髋关节短缩、屈曲畸形，未见关节红肿，无皮肤溃烂，皮温不高。左髋关节大粗隆区有压痛，有明显活动受限，双下肢未见水肿，无感觉减退，双侧足背动脉搏动可触及。

11 月 10 日，在全麻下进行了“双髋关节置换术”。

请思考：

(1) 针对患者睡眠障碍，应该给予怎样的护理措施？

(2) 术后应怎样指导患者进行功能锻炼？

第二十七节　白内障患者的护理

晶状体位于虹膜和玻璃体之间，呈双凸透镜状，前面曲度较小，后面曲度较大，无色透明、富有弹性、不含血管和神经。晶状体的外面包有高度弹性的薄膜，称为晶状体囊。晶状体是眼屈光系统的主要装置，其曲度随所视物体的远近不同而改变。

一、概述

白内障是指晶状体透明度降低或者颜色改变所致的光学质量下降的退行性改变。年龄相关性白内障是最为常见的白内障类型，由于多见于老年人，又称老年性白内障，但部分发生于中年，随着年龄增加，患病率明显升高。晶状体混浊可分为核性混浊、皮质性混浊和后囊下混浊。

二、病因与发病机制

年龄相关性白内障病因较为复杂，其是多种因素长期综合作用导致的晶状体退行性改变。晶状体处于眼内液体环境中，任何影响眼内环境的因素，如老化、遗传、代谢异常、外伤、辐射、中毒、局部营养障碍以及全身代谢性或免疫性疾病，都可直接或间接破坏晶状体组织结构，干扰其正常代谢而使晶状体混浊。流行性病学研究表明，紫外线照射、过量饮酒、吸烟、机体外伤、糖尿病、高血压、心血管疾病等均与白内障形成有关。

三、临床表现

（一）症状

（1）视力下降。
（2）对光敏感度下降。
（3）屈光改变。
（4）单眼复视或多视。
（5）眩光。
（6）色觉改变。
（7）视野缺损。

（二）体征

晶状体混浊可在肉眼、聚光灯或裂隙灯显微镜下观察并定量。

四、治疗要点

手术治疗是主要治疗方法。手术治疗有白内障囊外摘除术联合人工晶体植入术、超声乳化白内障吸除术联合人工晶体植入术、激光乳化白内障吸除术联合人工晶体植入术等。

五、护理评估

（一）健康史

评估患者视力下降的时间、程度、发展的速度和治疗经过，有无糖尿病、高血压、心血管疾病和家族史。

（二）身体状况

症状：渐进性、无痛性视力下降；体征：晶状体混浊可在肉眼、聚光灯或裂隙灯显微镜下观察并定量。

（三）辅助检查

眼电生理检查、角膜曲率及眼轴长度检查。

（四）心理－社会状况

患者可能会因视力障碍影响工作、生活，产生心理不适感，对手术产生恐惧，应及时评估患者心理状况和视力障碍患者生活自理能力，给予相应的照顾。

六、护理诊断

(1) 感知紊乱：与晶状体混浊有关。
(2) 有受伤的危险：与视力障碍有关。
(3) 舒适的改变：与白内障手术切口有关。
(4) 焦虑：与担心疾病预后有关。
(5) 潜在并发症：急性闭角型青光眼、术后眼内炎等。
(6) 知识缺乏：与缺乏疾病相关知识有关。

七、护理目标

(1) 视力得到提高，适应正常生活。
(2) 术后未出现并发症，或发生并发症得到及时治疗。
(3) 患者对疾病相关知识有相应的了解。

八、护理措施

(一) 术前护理

(1) 配合医生做好眼部专科检查和全身检查。

(2) 让患者及其家属充分了解术前准备，术中及术后的并发症及可能出现的异常情况。

(3) 让患者注意休息，调整饮食，有高血压、糖尿病的患者要在专科医生指导下做好调整。

(4) 术前常规给予患者滴抗生素眼药水，并指导用法。
(5) 术前可以正常饮食，但不宜过饱。
(6) 给予患者心理支持，做好患者的安全教育。
(7) 长期服用阿司匹林者，术前至少停药10天。

(二) 术后护理

(1) 密切监测生命体征。
(2) 手术当天卧床休息，可适当抬高床头，观察术眼有无疼痛。
(3) 健康指导：
①告知患者不要用手揉擦眼睛，洗头、洗澡避免水进入眼睛；
②告知患者不要做大幅度地低头弯腰动作；
③告知患者一周内避免剧烈运动；

④告知患者预防感冒，避免咳嗽或打喷嚏等剧烈动作；

⑤告知患者饮食清淡，不要吃刺激性食物，保持大便通畅，避免用力排便；

⑥告知患者保持心情愉快，保证充足睡眠，适当锻炼；

⑦老年性白内障患者大都年老体弱，全身并发多种疾病，要给予适当用药指导，必要时请专科医生协助治疗；

⑧告知患者遵医嘱用眼药，给予用法指导；

⑨告知患者定期门诊随访，随访时间为：出院 1 周，2 周，1 个月，3 个月，半年。

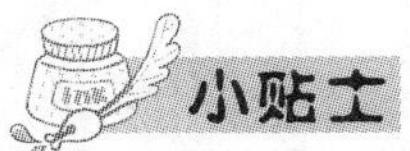

滴眼药水操作方法

洗手→患者头向后仰→拉开下眼皮→眼药水瓶口距离眼睑 2cm→滴 1～2 滴，避免滴在黑眼球表面→松开下眼皮，闭眼 3～5 分钟。

案例与思考

龚某某，男性，81 岁，家属陪同下入病房。主诉左眼视力进行性下降 3 年。患者入院前 3 年无明显诱因出现左眼视物模糊，不伴有畏光，无视物变形等，今日门诊以“左眼老年性白内障”收入我科。

查体：T 36.5℃，P 86 次/分，R 18 次/分，BP 130/78mmHg。一般情况良好，皮肤黏膜无黄染，淋巴结无肿大等，协助完善术前检查。入院后第 3 天在局麻下行左眼超声乳化白内障吸除术联合人工晶体植入术，手术顺利，术后安返病房，左眼敷料包扎好。术后第 1 天拆开敷料，清洁外眼，查视力明显恢复，嘱妥布霉素地塞米松滴眼液每日 4 次滴左眼。术后第 2 天顺利出院，嘱术后第 1 个月每周门诊复查。

请思考：

(1) 针对该患者如何进行术前及术后护理?

(2) 应该如何进行出院健康教育?

第二十八节　慢性鼻窦炎患者的护理

鼻旁窦含气颅骨开口于鼻腔的骨性腔洞，分别位于额骨、筛骨、蝶骨和上颌骨内；窦壁内衬黏膜并与鼻腔黏膜相移行；有温暖、湿润空气及对发音产生共鸣的作用，又称副鼻窦。

一、概述

慢性鼻窦炎多由急性鼻窦炎反复发作未彻底治愈迁延所致，可单侧或单窦发病，但双侧或多窦发病极常见。

二、病因与发病机制

鼻窦炎可分为急性鼻窦炎、慢性鼻窦炎两种。

（一）急性鼻窦炎

急性鼻窦炎多由上呼吸道感染引起，细菌与病毒感染可同时并发，常见的有肺炎链球菌、溶血性链球菌和葡萄球菌等多种化脓性球菌，其次为流感嗜血杆菌和卡他莫拉菌属，后者常见于儿童。其他致病菌还有链球菌类、厌氧菌和金黄色葡萄球菌等。由牙病引起者多属厌氧菌感染，脓液常带恶臭。真菌及过敏也可能是致病因素。

（二）慢性鼻窦炎

（1）由急性鼻窦炎转变而来，多因对急性鼻窦炎治疗不当，或对其未予彻底治疗致反复发作，迁延不愈。此为本病之首。

（2）阻塞性病因，如鼻息肉、鼻甲肥大、鼻腔结石、鼻中隔偏曲、鼻腔肿瘤、鼻腔填塞等阻碍鼻腔鼻窦通气引流，是本病的重要病因。

（3）致病菌毒力强。

（4）牙源性感染。

（5）外伤和异物。

（6）鼻窦解剖因素。

（7）全身性因素，包括各种慢性疾病、营养不良、疲劳过度而导致的抵抗力低下，同时还有各种变应性因素及支气管扩张所诱发的病因。

三、临床表现

全身症状：轻重不等，时有时无，常表现为精神不振、易倦、头昏头痛、记忆力减退、注意力不集中等。

局部症状：流脓鼻涕（主要症状）、鼻塞、头痛、嗅觉减退或消失、视觉功能障碍（并发症之一）。

四、治疗要点

（1）鼻腔冲洗，每天 1～2 次，可用 0.9％氯化钠溶液冲洗，以清除鼻腔内分泌物。

（2）鼻部激光治疗，以对局部消炎、消水肿。

（3）鼻腔内用减充血剂和糖皮质激素，以改善鼻腔通气和引流。

（4）经规范的保守治疗无效后选择鼻窦手术，功能性内镜鼻窦手术已成为慢性鼻窦炎治疗的主要手术方式。

五、护理评估

（一）健康史

评估患者有无急性鼻窦炎反复发作史或牙源性上颌窦炎病史，是否为特应性体质。

（二）身体状况

全身症状：轻重不等，时有时无，常表现为精神不振、易倦、头昏头痛、记忆力减退、注意力不集中；

局部症状：流脓鼻涕（主要症状）、鼻塞、头痛、嗅觉减退或消失、视觉功能障碍（并发症之一）。

（三）辅助检查

前鼻镜检查、鼻内镜检查、口腔和黏膜检查、影像学检查（鼻窦CT扫描）。

（四）心理一社会状况

病程长且反复发作，流脓鼻涕、鼻塞、头痛、记忆力减退等影响正常的工作及生活，患者极易焦虑，对疾病治疗失去信心。应多关心患者，讲解治疗成功的案例，帮助患者树立战胜疾病的信心。

六、护理诊断

（1）舒适的改变 ：与鼻塞、头痛有关。

（2）疼痛：与术后鼻腔填塞、伤口充血、肿胀有关。

（3）感知改变：嗅觉减退，与鼻腔填塞有关。

（4）焦虑：与担心疾病预后有关。

（5）睡眠形态紊乱：与术后伤口疼痛有关。

（6）潜在并发症：手术后出血、感染、眶蜂窝组织炎、脑脊液漏、球后视神经炎。

（7）知识缺乏：与缺乏该病相关知识有关。

七、护理目标

（1）鼻塞、头痛症状减轻或消失。

（2）术后未出现并发症，或发生并发症得到及时治疗。

（3）患者对疾病相关知识有相应的了解。

八、护理措施

（1）遵医嘱正确使用抗生素，观察用药后反应。

（2）术前常规护理：

①心理护理：了解患者心理状况、文化程度、社会背景等，介绍手术目的及注意事项。

②查看术前检查结果及各项检验报告是否齐全，检查结果是否正常。

③遵医嘱完成药物皮肤敏感试验。

④交代患者做好个人卫生，如剪指甲、沐浴等。

⑤全麻手术交代患者术前至少禁饮禁食 6 小时。

⑥术前禁烟酒及辛辣刺激性食物，以减少对鼻黏膜的刺激。

⑦术晨着宽松衣物，全身不得带任何金银首饰，活动性义齿要取下，不化妆及涂指甲油，不戴隐形眼镜。

⑧术前遵医嘱用药，做好手术准备。

（3）术后常规护理：

①全麻清醒后送至病房进行持续心电监护及氧气吸入，去枕平卧休息 6 小时。

②术后密切监测生命体征，有无剧烈头痛、恶心、呕吐，有无视力障碍或眼球运动障碍等，警惕并发症的发生。

③做好基础护理。

④健康指导：教会患者正确滴鼻、冲洗鼻腔等；出院后坚持用药，定期随访；加强锻炼，增强抵抗力，预防感冒；生活要有规律，劳逸结合，加强室内通风换气。

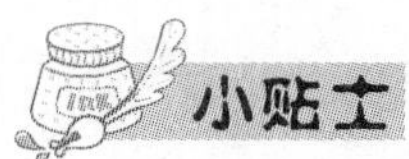

鼻腔滴药指导

洗手→患者取侧卧位→距鼻孔约 2cm 处滴 2～3 滴→轻捏鼻翼→保持体位 2～3分钟。

案例与思考

李某某，男性，54 岁，自行步入病房，主诉反复鼻塞、流涕不适半年。患者入院前半年，无明显诱因出现鼻塞、流涕，曾于当地卫生院就诊，症状稍缓解，但反复发作，为求进一步治疗，今日由门诊以“慢性鼻窦炎”收治入科。

查体：T 36.6℃，P 81 次/分，R 18 次/分，BP 146/97mmHg。一般情况良好，皮肤黏膜无黄染，淋巴结无肿大等。电子鼻咽喉镜显示鼻黏膜充血、水肿，鼻道可见脓性分泌物。行鼻腔冲洗每日 2 次以清洁鼻腔，行鼻腔激光治疗每日 2 次以局部消炎。协助完善术前检查，入院后第 2 天在全麻下行经鼻内镜鼻窦手术，术后第 5 天顺利出院。

请思考：

(1) 该患者的主要护理问题有哪些？应该怎么护理？

(2) 如何做好出院指导？

第二十九节　急性会厌炎患者的护理

会厌软骨是一个薄而具有弹性的树叶状软骨板，位于舌骨体后方。会厌软骨被覆黏膜构成会厌，为喉口的活瓣，吞咽运动时，喉随咽上提并向前移动，会厌封闭喉口，阻止食物入喉并引导食团进咽。

一、概述

急性会厌炎是以会厌为中心的急性喉部炎症，为喉科急重症之一，起病急，发展迅速，严重时可因会厌肿胀堵塞气道而引起窒息死亡。

二、病因与发病机制

（一）感染

感染为急性会厌炎最常见病因，致病菌以 B 型嗜血流感杆菌多见，其他常见的有金黄色葡萄球菌、链球菌、肺炎双球菌、类白喉杆菌等，也可混合病毒感染。各种致病菌可经呼吸道吸入，也可经血行感染，或由邻近器官感染如急性扁桃体炎、口腔炎、咽炎等蔓延而侵及声门上黏膜。身体抵抗力降低、喉部创伤、年老体弱均为危险因素。

（二）变态反应

接触某种变应原而引起全身性变态反应，会厌也会发生变态反应性炎症而高度肿胀，又称急性变态反应性会厌炎。变应原多为药物、血清、生物制品或食物。药物中以青霉素最多见，其次就是阿司匹林和碘制剂；食物中主要是虾、蟹等海鲜，多发于成年人，常反复发作。

（三）其他

异物、外伤、吸入有害气体、放射线等均可致声门上黏膜的炎性病变。

三、临床表现

（一）全身症状

起病急，常伴畏寒、乏力、发热等症状。

（二）局部症状

咽喉疼痛，吞咽困难。会厌肿胀可引起不同程度的吸气性呼吸困难，严重可致窒息。

四、治疗要点

（1）控制感染，消除水肿。
（2）急性变态反应性会厌炎患者应首先进行抗变态反应治疗。
（3）喉头水肿气道阻塞致呼吸困难者，必要时行气管切开术。
（4）会厌脓肿形成，必要时行切开引流。

五、护理评估

（一）健康史

评估患者有无呼吸道感染，有无邻近器官感染，有无外伤、接触变应原等发病原因。评估发病时间，起病的缓急，有无呼吸困难。

（二）身体状况

评估全身症状和局部症状。

（三）心理－社会状况

起病急，咽喉部剧烈疼痛，严重者呼吸困难，因此患者和其家属会非常焦虑、恐惧，应注意评估这些情绪反应。对无呼吸困难的患者，也不要掉以轻心，注意评估患者的文化程度及对疾病的认识度，防止意外的发生。

六、护理诊断

(1) 疼痛：与会厌炎症引起充血肿胀有关。
(2) 有窒息的危险：与会厌高度肿胀阻塞气道有关。
(3) 营养失调：营养提供低于机体需要量，与会厌肿胀致吞咽困难有关。
(4) 焦虑：与疼痛、吞咽困难及担心疾病预后有关。
(5) 体温过高：与会厌感染有关。
(6) 舒适的改变：与会厌肿胀疼痛有关。
(7) 睡眠障碍：与会厌肿胀疼痛有关。
(8) 知识缺乏：与缺乏相关医学知识有关。

七、护理目标

(1) 患者呼吸道通畅，呼吸平稳。
(2) 患者炎症消退，疼痛缓解。
(3) 患者体温恢复正常。
(4) 患者对疾病相关知识有相应的了解。

八、护理措施

(1) 严密观察患者生命体征，遵医嘱持续进行心电监护及氧气吸入，床旁备气管切开包，必要时行气管切开术。
(2) 按医嘱准确及时给药，严密观察用药后效果。
(3) 密切观察患者呼吸形态，发现异常，立即汇报医生。
(4) 做好患者心理护理，跟患者讲解疼痛的原因及疾病过程，鼓励患者树立信心。
(5) 嘱患者卧床休息，进食流质或半流质食物，进食后漱口，保持口腔清洁。
(6) 保持室内空气流通，定时通风换气。
(7) 给患者讲解疾病相关知识，如出现咽喉剧痛、吞咽困难等要引起高度重视，立即就近治疗。

案例与思考

鲁某某，女性，45 岁，自行步入病房。主诉咽喉疼痛不适半天。患者入院前半天，无明显诱因出现咽部疼痛不适，吞咽时加重，于当地诊所就医后逐渐加重，出现呼吸困难不适，为求进一步治疗，今日凌晨 02：55 急诊以“急性会厌炎”收治入科。

查体：T 36.6℃，P 81 次/分，R 26 次/分，BP 146/97mmHg。一般情况欠佳，急性面容，呼吸困难，皮肤黏膜无黄染，淋巴结无肿大等。电子鼻咽喉镜：会厌充血、水肿，呈球形。立即半卧位休息，持续心电监护及氧气吸入，建立静脉通道，静滴消炎、消水肿等对症支持治疗。备气管切开包于床旁。行雾化吸入每日 2 次局部消炎消水肿。住院第 5 天顺利出院。

请思考：

（1）针对该患者的观察及护理要点是什么？

（2）针对该患者如何做好饮食指导？

第三十节　急诊护理学

一、概述

急诊护理学是与急诊医学同步成长的一门新学科，也是护理学专业化的产物。随着急诊医学的发展和仪器设备的不断更新，急诊护理学的研究范畴也在日益扩大，内容也更加丰富，包括：院前急救、院内抢救和危重病医学、创伤急救、急性中毒、灾害护理、复苏学、急诊医疗服务体系管理、急诊护理教育、科研和人才培训等。

二、分诊

（一）分诊定义

急诊护士对每一位来诊患者进行简单迅速的评估，了解其医疗需求，判断就诊的紧急程度，使其在恰当时机、恰当的治疗区域获得恰当的治疗与护理的过程，称为分诊。

（二）分诊程序

（1）S（Subjective，主诉）：收集患者所有资料及信息，了解患者发病情况。

（2）O（Objective，主动感知）：查看患者面色、意识、伤口、特殊气味等。

（3）A（Assess，评估）：对主观、客观信息进行整理分析，判断患者严重程度，决定优先就诊等级。

（4）P（Plan，优先分类处理）：对非常紧急情况者，立即送入抢救室处理；对非紧急情况者，安排患者于候诊区候诊。

（三）五级分诊

（1）Ⅰ级（急危症）：有生命危险，如不立即抢救，危及生命，例如：心跳呼吸停止、急性呼吸窘迫综合征。

（2）Ⅱ级（急重症）：有潜在的生命危险，病情随时可能变化，需要紧急处理及密切观察，例如：脑血管意外、开放性骨折。

（3）Ⅲ级（紧急）：生命体征目前稳定，但有可能病情恶化，紧急症状（如高热、呕吐等）持续不缓解。

（4）Ⅳ级（亚紧急）：病情稳定，可以等候一段时间再就诊。

（5）Ⅴ级（非急诊）：不属于急诊的患者，可以长时间等候或转到门诊就诊。

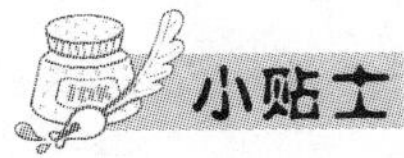

国际上通用五级分诊系统，国内使用的三级分诊系统的原理是将五级分诊系统中的Ⅰ级和Ⅱ级合并为危重（红色）、Ⅲ级和Ⅳ级合并为急症（黄色）、Ⅴ级为非急症（绿色），见下表。

国内使用的三级分诊系统

分诊级别	医务人员看视时间（min）	就诊区域
危重（红色）	0～10	抢救区
急症（黄色）	3～60	诊断区
非急症（绿色）	5～120	专科诊断室

三、基础生命支持

（一）定义

基础生命支持（basic life support，BLS）是心脏骤停后挽救生命的基础，主要是指实施心肺复苏（cardio pulmonary resuscitation，CPR）、除颤，包括：

（1）突发心脏骤停的识别。

（2）紧急反应系统的启动。

（3）早期心肺复苏。

（4）迅速使用自动体外除颤仪（automated external defibrillator，AED）除颤。

（二）突发心脏骤停的识别

（1）突发意识丧失。

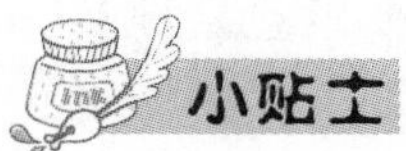

判断患者意识时要注意轻拍重呼，双耳呼叫，避免用力拍打对患者造成损伤。

（2）呼吸停止或仅有喘息、扪不到大动脉搏动（要求在5～10秒内完成判断）。

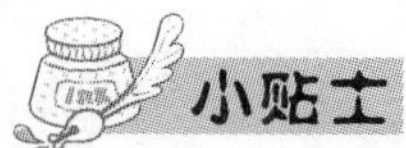

成人常检查颈动脉，婴儿常检查肱动脉。颈动脉位置：用一手食指和中指置于颈中部（甲状软骨）中线，手指从颈中部滑向甲状软骨和胸锁乳突肌交界处，稍用力可触摸颈动脉。

（三）紧急反应系统的启动

现场救助者用通讯设备通知急救人员，并取得AED。

（四）早期心肺复苏

（1）胸外心脏按压的原理：胸泵机制学说和心泵机制学说。

①胸泵机制学说：对胸腔按压时，心脏仅是一个被动的管道。挤压胸腔增加了胸腔内静脉、动脉的压力，与胸腔外动脉、静脉形成压力梯度，使血流产生流动。同时由于静脉瓣的作用，血液只能单向流动。

②心泵机制学说：对胸腔挤压时，位于胸骨与脊柱之间的心脏被挤压，并推动血液向前流动。而当胸腔挤压解除时，心室恢复舒张状态，产生吸引作用，使血液回流，充盈心脏。

（2）胸外心脏按压的操作流程：C－A－B。

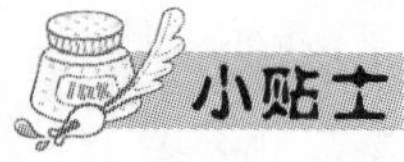

溺水患者的CPR流程：A－B－C，应先控水，清理呼吸道，再行胸外心脏按压。

正确的按压姿势：救护者跪于患者的右侧，救护者的上半身前倾，双手手指重叠相扣，掌跟紧贴按压部位，双肩位于双手的正上方，肘关节伸直，两手手指翘起离开胸壁垂直向下用力，借助自身上半身的体重使掌根部受力，按压胸骨。（如下图）

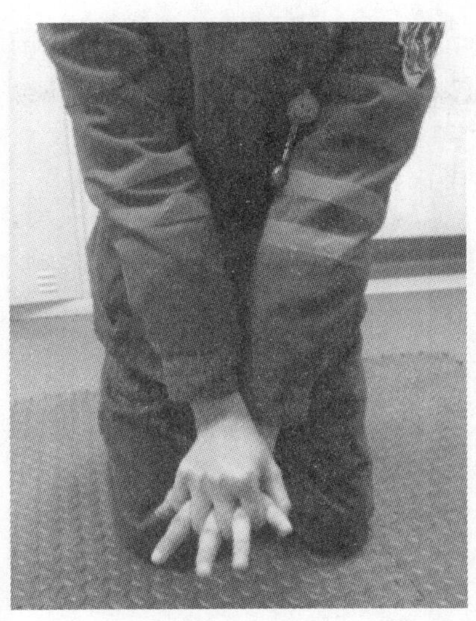

①清除口腔异物及假牙：将患者的头侧向一边，用手指探入口腔清除分泌物及异物。

开放气道：压额抬颏法（最常用的方法）和托下颌法（保护颈椎的方法），如下图所示。

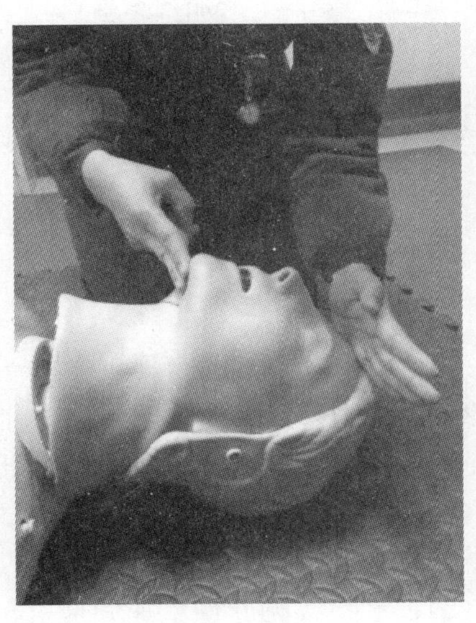

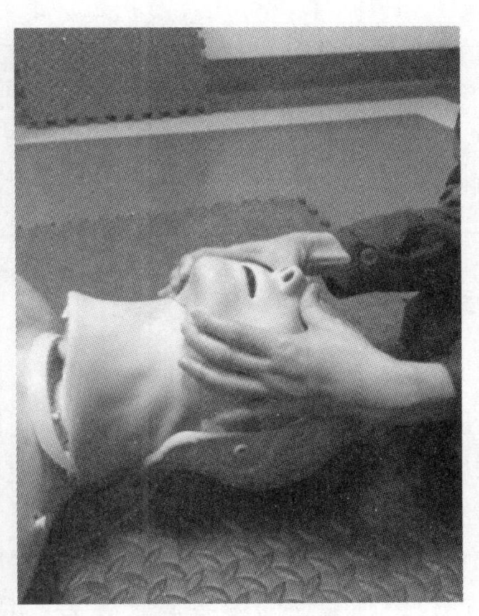

②每次通气时间：成人心脏按压与球囊通气比例为 30∶2，直至高级气道建立，1~2 秒，成人通气次数则应保持在 10 次/分（即每 6 秒通气一次）。儿童按压通气比例，单人 30∶2，双人 15∶2，儿童 12~20 次/分。

③胸外按压。

（3）高质量的心肺复苏：

①100 次/分≤按压速率≤120 次/分。

②5cm≤成人按压幅度≤6cm。

③儿童按压幅度大约5cm（但最多不超过6cm或胸廓前后径的1/3）。

④10岁以上青春期儿童按压标准等于成人，即5~6厘米。

⑤保证每次按压后胸廓完全回弹。

⑥尽可能减少胸外按压的中断。

⑦避免过度通气。

（4）心肺复苏成功的有效指征：

①能扪及大动脉搏动，收缩压至少大于60mmHg。

②散大的瞳孔开始回缩。

③自主呼吸恢复。

④面色、口唇由发绀变为红润。

⑤昏迷变浅，出现反射或挣扎。

腹部提压CPR：是一种突破传统复苏理念，由我国自主研发的创新性复苏技术。该技术依据“腹泵”“心泵”“肺泵”和“胸泵”的原理，采用腹部提压心肺复苏仪对腹部进行提拉与按压，通过使膈肌上下移动改变胸腹内压力，建立有效的循环和呼吸支持。

适用范围：有胸部按压禁忌证，如开放性胸外伤或心脏贯通伤、连枷胸、胸壁肿瘤、胸廓畸形等，腹部外伤、腹主动脉瘤、膈肌破裂、腹腔器官出血、腹腔巨大肿物。

（五）迅速使用AED除颤

（1）电击除颤：利用除颤仪瞬间释放的大功率的电脉冲通过胸壁或直接通过心脏，在短时间内使全部或大部分心肌组织瞬间同时除极化，导致心脏各部分心肌在瞬间全部处于相同的兴奋状态，从而迅速消除异位心律，阻断折返激动，终止快速性心律失常，使窦房结重新发起冲动恢复窦性心律。

（2）电击除颤的时机：在每30次胸外心脏和2次人工呼吸的循环过程中，一旦准备好除颤仪，则需立即检查心律，若心律为室颤、室扑或无脉性室速则应立即尝试除颤。

（3）电击除颤的能量选择：成人单向波360J，双向波150~200J（儿童1~8岁首次每千克体重2J），即使除颤能够消除室颤，但很多患者会转为无脉的心电活动或停搏，心脏会因血流灌注不足导致收缩无力，故每次除颤后，立即实行5个循环的CPR，增加心脏血流灌注，使心肌有能量进行有效的收缩和泵血。

（4）电击除颤的电击部位：前一侧电极位置是最常用的电极片位置。

S放在胸骨右缘锁骨中线第2~3肋间，A放在心前区左腋前线第4~5肋间，两电极板至少相隔 10～15cm。

前后位：一个电极板放胸骨右缘第 2 肋间，另一电极板放左肩胛下面。下图表示电击除颤时前一侧电极位置。

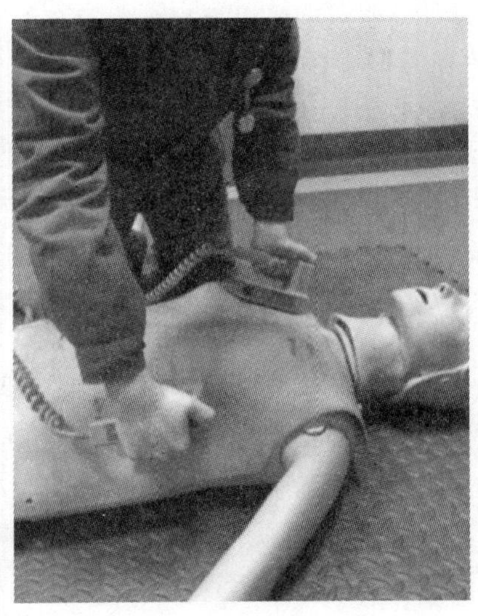

（5）电击除颤的注意事项：

①避开金属物品（如起搏器）、皮肤病变或伤口部位，保持两电极板之间的皮肤干燥，不使导电胶或盐水外溢而相互沟通，以免放电时发生短路造成皮肤灼伤而导致穿越心脏的电流减小引起复律失败。

②再次确认心律为室颤心律。

③按充电按钮时，提醒周围的人，避免接触患者。

④皮肤压紧：使电极板与皮肤紧密连接，不能有空隙，避免灼伤。

⑤放电时确定无人与患者或病床接触，没有监护电缆或导联、床档等其他可能使电流通过的路径接触后，同时按电击按钮放电，此时可见患者胸肌及上肢抽动。

⑥除颤后立即行 5 个循环 CPR，检查是否恢复窦性心律。

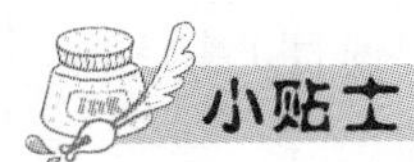

团队式心肺复苏：强调以团队形式给予心肺复苏，由不同的施救者同时完成多个操作。第一名施救者启动急救系统，第二名施救者开始胸外按压，第三名施救者则提供通气或准备好球囊面罩以进行人工通气，第四名施救者准备好除颤仪。

四、危重患者抢救的医护配合

（一）危重患者的定义

危重患者是指生理功能处于不稳定状态的患者，体内重要器官功能任何微小改变，即可导致机体器官系统的不可逆的功能损害或死亡，如脑出血昏迷、肝硬化消化道大出血、心肌梗死、呼吸衰竭的患者等。衰竭的数目越多，说明病情越严重。同时，对于危重患者，难辨别，难诊治。

（二）危重患者抢救的流程

（1）第一目击者发现患者呼之不应，判断脉搏、呼吸，若未扪及大动脉搏动，立即行胸外心脏按压，同时呼救。

（2）接到呼救，立即推抢救车及除颤仪到床旁，畅通呼吸道，连接简易呼吸器辅助或控制通气，正确安置心电监护，建立静脉通路，遵医嘱用药。若患者出现室颤，协助医生除颤，若需要气管插管，协助配合，正确连接呼吸机。认真准确及时记录。

（3）清理用物。

（三）危重患者抢救时医护人员的站位

一名护士配合抢救的站位（如下图）：

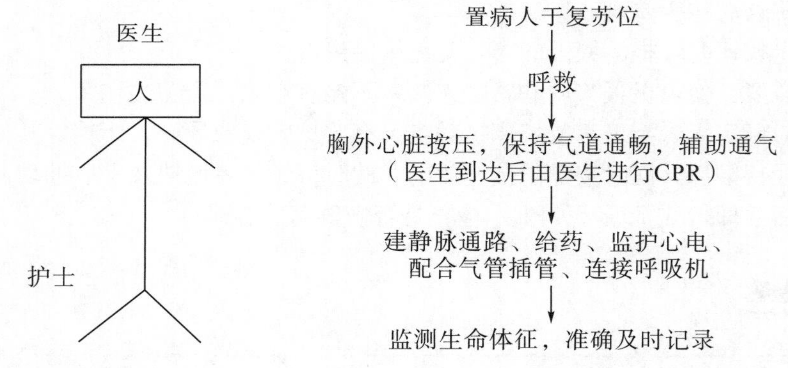

两名护士配合抢救的站位（如下图）：

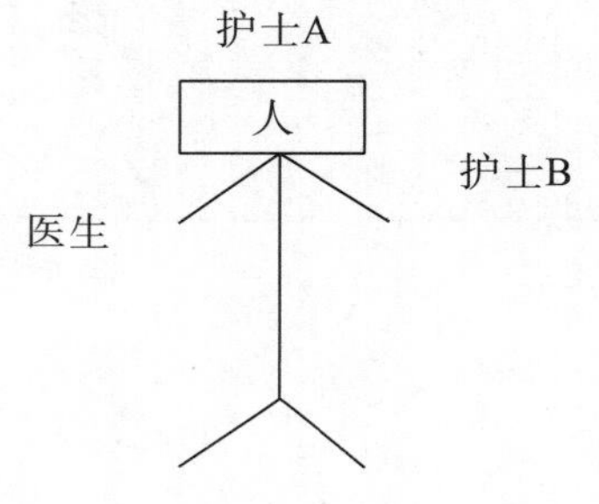

护士B作为第一目击者，首先进行胸外心脏按压，医生和护士A到达后，护士A协助医生进行气管插管，并配合气道的管理。插管完毕后由医生进行CPR，护士B负责建立静脉通路、给药，安置心电监护，进行生命体征的监测，并负责记录

三名护士配合抢救的站位（如下图）：

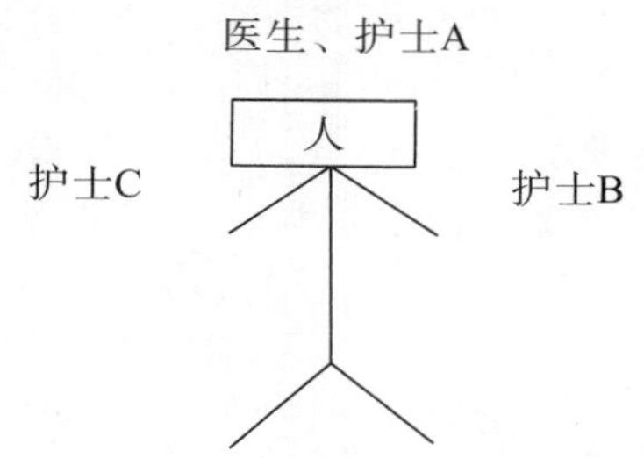

护士A：气道管理、呼吸支持、吸痰；

护士B：安置心电监护、建立静脉通路、给药；

护士C：胸外按压、除颤、做好记录、联络

五、危重患者的安全转运

（一）转运的目的

患者能否转运，取决于转运利益与风险的综合评估。转运的目的是为患者提供更好的诊治措施，使之得到更好的救治。

（二）转运的风险因素

（1）人员因素：如专业技能不熟练，责任心不强，对风险没有预见性，不能及时有效处理意外情况。

（2）病情因素：如低通气、低氧、低血压，最严重的是心搏骤停等危及生命的情况。

（3）物品设备因素：如氧气不足、设备电量不足、缺少急救设备等。

（4）药品因素：缺少相对完善的急救药品。

（5）交流沟通因素：如未向患者及其家属做好转运目的和风险的告知，与接收科室的沟通不完善导致接收科室准备不充分。

（6）系统因素：如搬运工具不当、转运中缺乏人性化设计、转运等待、转运路线拥堵、无障碍设施少。

（三）转运的流程

（1）决定：主管医生要评估转运的必要性、相关危险因素，取得患者的知情同意。

（2）计划：人员、设备及药品、交流沟通。

①人员：参与危重患者转运的人员均应接受过相应的专业培训。

②设备及药品：危重患者的转运需配备监护治疗设备及抢救药品。

③转运前应与接收方及相关人员进行沟通，做好充分准备。

（3）准备：患者、设备、药品。

①患者的准备：转运前应保持患者呼吸、循环功能稳定，并有针对性地对原发疾病进行处理。

②设备的准备：保证转运中仪器设备处于功能状态。

③药品的准备：携带抢救药品，并针对病情配备相应药物 。

（4）核对：患者信息的核对（姓名、年龄，2 种以上方式核对信息）。

（5）监测：需全程记录转运过程中患者的情况及医疗行为。

（6）交接：共同安置患者、详细地进行床边交接、双方记录。

六、气管插管及气管切开患者的护理

（一）气道吸痰及负压调节

（1）吸痰目的：保持患者呼吸道通畅，保证有效的通气。

（2）吸痰时间：按需吸痰，适时吸痰，一次吸痰不应超过 15 秒。

（3）吸痰顺序：气管插管→鼻腔→口腔；气管深部→气管切开处→口鼻部。

（4）吸痰时负压的调节：一般成人吸痰负压为 40.0～53.3kPa；儿童吸痰不超过 40.0kPa 。

（5）吸痰程序：一雾二拍三吸。

（6）吸痰方法：旋转向上提管。

①当分泌物黏稠时可注入 5～10mL 无菌 0.9%氯化钠溶液再吸。

②为便于吸痰管充分进入气道，可用凡士林或液体石蜡润滑管道。

③雾化吸入后行吸痰效果好，吸痰前后给予高浓度吸氧 1～2 分钟。

（二）气管导管气囊的管理

1. 气囊的作用

机械通气时，保证潮气量；防止口腔分泌物及胃内容物误吸；协助气管导管的固定；保护气道黏膜。

2. 测压方法

（1）手指捏感法：以用手捏压气囊的压力感觉“比鼻尖软，比口唇硬”为宜。

（2）定量充气法：机械通气患者的气囊充气一般为 5～10mL，保持气囊压力为 25～30cmH_2O。

（3）气管导管气囊的管理是控制呼吸机相关性肺炎的关键。

（4）临床上比较确切有效的清除囊上积液的方法是使用声门下吸引技术。

（5）气道损伤的严重程度取决于插管的时间和作用于气管壁压力的乘积。

（三）气道的湿化

1. 湿化满意

分泌物薄稀，能顺利通过吸引管，导管内没有结痂，患者安静，呼吸道通畅。

2. 湿化不足

分泌物黏稠（有结痂或黏液块咳出），吸引困难，患者可有突然的呼吸困难，发绀加重。

3. 湿化过度

分泌物过分稀薄，患者咳嗽频繁，需要不断吸引，听诊肺部和气管内痰鸣音多，患者烦躁不安，发绀加重。提供温度为32℃～35℃，绝对湿度为33mg/ L的吸入气即可。

（四）预防意外拔管

（1）每日检查并及时更换固定胶布和固定带，保持患者脸部的清洁，保持胶布的黏附度。

（2）每日检查气管插管的深度，对于烦躁或意识不清的患者，应适当约束。

（3）呼吸机管道不宜固定过牢，拔管应先将呼吸机管道从固定架取下。

（五）气管切开导管脱出的处理

（1）窦道未形成前，如果导管脱出应及时通知专科医生处理，不可擅自将导管插入。

（2）窦道形成后，若导管脱出，吸痰后，气囊放气，更换导管后将导管插回，重新固定。

（六）气管插管脱出的处理

（1）导管脱出小于8cm，吸净口、鼻腔及气囊上滞留物后，气囊放气，将导管插回原刻度，检查双肺是否有对等呼吸音。

（2）若导管脱出大于8cm，应拔出导管，经鼻导管或面罩给氧，密切观察病情变化，必要时再重新插入。

（七）呼吸机相关性肺炎的预防

（1）避免污染管路的操作，定时更换湿化罐内的无菌水，及时倾倒集水杯的积水。

（2）注意吸痰的无菌操作。

（3）避免手指、器具的接触感染。

（4）定期更换呼吸机管道。

（5）简易呼吸器在不同患者间使用时，要进行灭菌或消毒处理。

（6）接触气管插管或气管切开患者前后洗手。

（八）心理护理

对于神志清醒的患者，人工气道的建立使患者不能发声，影响语言交流，常使患者感到孤独和恐惧。此时应采取一些有效的交流方式和示意方法，促进交流，常见交流方式有对话、书写、唇语、手语、眼神交流和面部表情等。观察患者要细心，询问患者要耐心，帮助患者建立自信心和充分的信任感，尽量满足患者的要求，使其主动配合医疗和护理工作。做好患者探视工作，满足双方对安全、关爱、归属等层面的需要，以缓解患者的焦虑与恐惧等心理反应，从而配合治疗早日康复。